Marlene Bierwirth

Meine Medizin seid ihr!

Gemeinsam sind wir stärker als der Krebs

W0189956

Marlene Bierwirth

MEINE MEDIZIN SEID IHR!

GEMEINSAM SIND WIR STÄRKER ALS DER KREBS

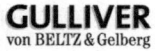

GULLIVER
von BELTZ & Gelberg

Ebenfalls lieferbar:
»Meine Medizin seid ihr!« im Unterricht – in der Reihe
Lesen – Verstehen – Lernen
ISBN 978-3-407-72021-4
Beltz Medien-Service, Postfach 10 05 65, 69445 Weinheim
Kostenloser Download: www.beltz.de/lehrer

Einige der Personen im Text sind aus Gründen
des Persönlichkeitsschutzes anonymisiert.

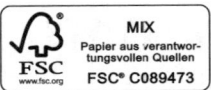
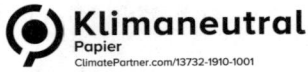

Dieses Buch ist erhältlich als:
ISBN 978-3-407-81284-1 Print

© 2022 Gulliver
in der Verlagsgruppe Beltz • Weinheim Basel
Werderstraße 10, 69469 Weinheim
Alle Rechte für diese Ausgabe vorbehalten
Die Originalausgabe erschien unter dem Titel
Meine Medizin seid ihr! Warum man den Krebs nicht allein besiegt
© 2019 Eden Books – Ein Verlag der Edel GmbH
Lektorat: Nina Schnackenbeck
Neue Rechtschreibung
Einbandgestaltung: Cornelia Niere, München
unter Verwendung eines Fotos von Christoph Gellert
Druck und Bindung: Beltz Grafische Betriebe, Bad Langensalza
Beltz Grafische Betriebe ist ein klimaneutrales Unternehmen
(ID 15985-2104-100).
Printed in Germany
1 2 3 4 5   26 25 24 23 22

Weitere Informationen zu unseren Autor_innen und Titeln
finden Sie unter: www.beltz.de

Inhalt

Mehr will ich doch gar nicht   7

Ich bilde mir das alles nur ein   14

Ihre Augen sind in Ordnung   30

Schnitzel auf einer Insel   53

Diese Gesichter   83

Ich will schreien   98

Das allererste Mal   110

Braucht jemand *Extensions*?   128

Einfach nur lachen   140

Millionen Schlafanzüge   154

Es sind die kleinen Augenblicke, die zählen   171

Ganz normal schöne Tage   182

Ich bin immer noch 18 Jahre alt   201

Ich bin wie ihr   243

In der Hauptrolle: ein Geburtstagskind   251

Leuchten wie Glühwürmchen   256

So tief gesunken   265

Normalität, bist du das?   278

Nachwort   288

Mehr will ich doch gar nicht

Ich will einfach nur mein Abitur machen.«
Das ist das Erste, was ich mich sagen höre. Und auf
» einmal bin ich ganz weit weg, nicht mehr in diesem
Raum mit der typischen Untersuchungsliege. Weit weg von
dieser bizarren Situation.

Nie im Leben hätte ich mir vorstellen können, dass mir
so etwas passiert. Daran denkt man doch nicht mit 18 Jahren: *Und was ist, wenn ich eines Tages ...? Na, ich plane mal
lieber nicht so weit im Voraus ...* Und doch scheine ich jetzt
mittendrin zu sein. Ich möchte weglaufen, alles hinter mir
lassen, so, als hätte es diesen Tag heute nicht gegeben. Ich suche den Resetknopf und lasse den Tag innerlich neu starten.
Zu Hause an meinem Schreibtisch: Ich versuche zu lernen,
schlage mich mit der Proteinbiosynthese herum und frage
mich, ob ich in Bio wohl über die fünf Punkte komme ...
Typischer Abi-Lernstress eben, so wie für alle anderen aus
meinem Jahrgang.

Wieso konnte mein Tag nicht einfach ganz normal weiterlaufen? Wieso höre ich schlecht und wieso sehe ich nicht
richtig? Bilde ich mir das alles durch den Lernstress vielleicht doch nur ein?

Tausend Gedanken und Fragen wirbeln in meinem Kopf
durcheinander. Unmöglich, mich zu konzentrieren. Mein
Magen fährt wie wild Achterbahn. Ich spüre, wie die beiden
Männer in ihren weißen Kitteln mich mitleidig anschauen,

wie mein Papa mich in den Arm nimmt und mir Sätze wie »Wir stehen das gemeinsam durch« und »Wir sind immer für dich da« ins Ohr flüstert und dabei selbst den Tränen nahe ist. Ich kann nur noch weinen.

Anschließend starre ich wie in Trance ins Nichts und fühle mich auf einmal auf der einen Seite völlig leer und auf der anderen komplett überfordert mit den ganzen Informationen. Aber dennoch weiß ich tief in mir drin eines ganz genau: Ich will das nicht. Ich will kein Mitleid, nicht diese ganze Aufmerksamkeit, ich will meinen Papa diese Worte nicht sagen hören. Ich würde mich am liebsten in Luft auflösen und komme mir plötzlich ganz klein und hilflos vor.

Der Arzt, der neu dazugekommen ist, kommt mir am schlausten vor, er scheint den Überblick über meine Situation zu haben. Er ist Neurochirurg. Er fängt an zu sprechen. Ich kann nicht wirklich folgen, bemühe mich aber auch nicht. Meine Gedanken fliegen mir im Kopf herum und dabei bleiben sie an den Wörtern »Operation« und »Tumor« hängen. Dabei zeigt der Arzt uns auf dem Computerbildschirm die Aufnahmen von dem MRT, das ich eine Stunde zuvor über mich ergehen lassen musste. Ich sehe nichts durch meine tränennassen Augen, bin aber sowieso nicht mehr aufnahmefähig. Mein Papa versucht, dem Arzt zu folgen, doch ich merke, dass auch er mit seinen Gedanken ganz woanders ist.

Der Neurologe, der mich als Erstes untersucht hat, sitzt mittlerweile hinter uns und sagt keinen Ton mehr. Erst denke ich, er hat ein schlechtes Gewissen – aber so fühlt sich wohl Mitleid an. Er hatte sich alle Mühe gegeben, meine

Prüfungstermine in der nächsten Woche zu notieren, um mich die Arbeiten vielleicht noch schreiben zu lassen. Doch es war wohl von vornherein klar: Sollte irgendetwas auf den Aufnahmen zu erkennen sein, das da nicht hingehört, würde ich mein Abitur erst einmal vergessen können. Der Zeitpunkt für schlechte Neuigkeiten könnte ungünstiger nicht sein. Oder ist das hier vielleicht eine »Versteckte Kamera«-Situation? Und gleich kommt jemand um die Ecke und sagt mir, dass das alles nur erfunden ist ...? Aber leider macht niemand Witze über so ein ernstes Thema. Das weiß ich natürlich selbst.

Nach dem Gespräch steht fest: Marlene bleibt im Krankenhaus. Wie lange und was genau als Nächstes geschieht, erfahren wir noch nicht. Eine Schwester nimmt die Anweisungen der Ärzte, dass ich ein Bett und ein Zimmer bekommen soll, entgegen, und ich verliere gleichzeitig die Kontrolle über mein Leben. Würde es nach mir gehen, würde ich gern erst mal nach Hause fahren, um wenigstens meine Sachen zum Übernachten zu packen. Dafür ist aber keine Zeit, und mich fragt auch gar keiner mehr. Meine Selbstbestimmung ist damit also komplett weg.

Mein Papa und ich sitzen wie bestellt und nicht abgeholt im Wartebereich der Ambulanz herum, bis mein Bett fertig ist. Unsere momentane Situation ist schrecklich und komisch zugleich: Wir sitzen hier mit *solchen* Nachrichten im Gepäck und können rein gar nichts tun, außer zu warten. Ich klebe an meinem Papa, hänge in seinem Arm, und er versucht mich mit Tränen in den Augen aufzubauen, mir Mut zu machen, aber ich merke, wie fertig ihn diese Situation selbst macht.

»Wir schaffen das!« – Worte, die mich aufbauen sollen, jagen mir einen Schauer über den Rücken. Ich möchte das nicht hören, die Worte sind mir richtig körperlich unangenehm, mir stellen sich die Nackenhaare auf, mir wird ganz kalt, und ich zittere. Von der einen auf die andere Sekunde bin ich zu einem schwerkranken Mädchen geworden, das Unterstützung und Hilfe braucht.

Ich bin 18 Jahre alt, meine Hobbys sind: Reiten, Singen, sogar richtig im Chor, Schauspielern, Fotos machen und mit meinen Freunden ins Kino gehen, ich höre gern Deutsch-Pop und House-Musik und schwärme für Tage ohne Verpflichtungen. Ich bin 18 Jahre alt, das Leben geht los, ich werde erwachsen. Ich bin 18 Jahre alt – und plötzlich bleibt meine Zeit einfach stehen und mit ihr das gerade erst entdeckte starke Gefühl der Eigenständigkeit und die so große Lust darauf.

Um uns herum sind ein paar Plätze besetzt, ich sehe Mädchen in meinem Alter und überlege kurz, wie peinlich es sein könnte, vor ihnen zu weinen. Doch dann entscheide ich für mich: Ich darf weinen. Ich würde am liebsten laut schreien, allen Leuten, die gucken, mitten ins Gesicht, doch ich lasse meinen Gefühlen lieber versteckt im Arm meines Papas freien Lauf. Ein Mädchen direkt neben uns hält mir ein Taschentuch hin, und ich nehme es dankbar an. Ich bin froh, dass sie nichts weiter sagt und nur zaghaft lächelt. Dann lässt mich Papa kurz allein, um Mama anzurufen und ihr die schlechten Nachrichten zu überbringen. Oh, meine arme Mama! Das hier muss das Horrorszenario für jede Mutter sein. Meine Mama hat ihre eigene Mutter an Krebs verloren und darum bei uns, ihren Kindern, immer darauf geachtet, dass wir gesund leben. Und jetzt hat das eigene Kind einen Tumor, um genau zu sein: ein Medulloblastom. Ein bösartiger embryonaler Tumor des Kleinhirns.

Eine Weile später bekomme ich ein Zimmer auf der Neurologiestation. Ich teile es mir mit einer älteren Dame. Ich war noch nie im Krankenhaus und bin deshalb sogar etwas neugierig auf das, was mich erwartet. Auf meinem Zimmer angekommen, schließt mich die Schwester zur Überwachung gleich an einen Monitor an. Über drei selbstklebende Einweg-Elektroden, an denen Kabel stecken, wird die elektrische Aktivität meines Herzens gemessen, auch EKG genannt, und alle 15 Minuten bläst sich die Blutdruckmanschette auf, was alles andere als angenehm ist. Ich bekomme meinen ersten Zugang über den Handrücken gelegt. Au, das tut weh! Jetzt hängen gefühlt tausend Kabel an mir, und mir ist gar nicht gut.

Kurze Zeit nachdem Papa und ich es uns zusammen mit meinem Kabelsalat »bequem« gemacht haben, ich in meinem Bett und er auf einem Stuhl daneben, kommen meine Mama und mein drei Jahre älterer Bruder Pinkus an. Meine jüngere Schwester Ira, sie ist 15 Jahre alt, ist mit meinen Pflegebrüdern Jan, elf Jahre, und Aaron, 18, zu Hause geblieben, denn es ist schon spät, und sie müssen trotz der ganzen Panik ja ins Bett. Meine Eltern sind ausgebildete Pädagogen und nehmen im Rahmen der Jugendhilfe Pflegekinder auf, sie sind eine sogenannte Erziehungsstelle. Das ist genau genommen ihr Job. Er ermöglicht meiner Mama die Arbeit von zu Hause aus und schenkt ihr zusätzliche Zeit mit den Pferden. Mein Papa ist außerdem noch bei einer sozialen Einrichtung angestellt. Als Aaron und ich sieben Jahre alt waren (er ist tatsächlich nur acht Tage jünger als ich), zog er bei uns ein, etwa fünf Jahre später kam dann noch Jan dazu. Aaron und Jan leben bei uns wie Familienmitglieder, sind aber eben nicht adoptiert. Die Jungs sind schon so eine lange Zeit fester Teil unseres Lebens, unsere Brüder eben, dass sie einfach dazugehören. Darum kann ich die oft gestellte Frage: »Fühlst du dich nicht vernachlässigt?«, ganz klar mit Nein beantworten. Klar, sie brauchen mehr Betreuung und Aufmerksamkeit, weil sie es nicht leicht hatten bei ihrem Start ins Leben, aber dadurch lieben meine Eltern mich ja nicht weniger. Jeder hat eben seinen ganz eigenen, individuellen Platz in unserer Familie.

Eigentlich darf man nur bis 18 Uhr Besuch bekommen, und über diese Uhrzeit sind wir schon lange hinaus. Weil es sich um eine Ausnahmesituation handelt. Das sieht das Krankenhauspersonal ein. Ich bin richtig ängstlich vor unserem Aufeinandertreffen. Ich hoffe, sie sind nicht allzu traurig und verzweifelt, denn ich weiß, wenn ich ehrlich bin, nicht, wie ich damit umgehen soll. Als Mama und Pinkus den Raum betreten, spüre ich ihre Unruhe, aber auch irgendwie ihre Erleichterung, mich lächelnd und einigermaßen wohlauf auf meinem Bett sitzen zu sehen. Ich habe mich mittlerweile etwas beruhigt und bin einfach nur noch froh, die beiden zu sehen und ein paar Klamotten zum Umziehen zu bekommen. Mama hat meine Sachen erst mal für ein paar Tage Krankenhaus gepackt. Sie gibt mir zur Begrüßung einen Kuss auf die Wange, und von meinem Bruder bekomme ich eine dicke Umarmung. Ich merke: Sie sind total unsicher. Sie versuchen für mich stark zu sein, sich zusammenzureißen und nicht angespannt und ängstlich rüberzukommen.

Ich selbst fühle mich momentan eigentlich ganz gefasst. Ich kann einfach nicht mehr weinen, wobei mir bei ihrem Anblick doch wieder danach zumute ist. Die eigenen Eltern und den eigenen Bruder wegen einem selbst so traurig zu sehen, ist grauenvoll, ich fühle mich absurderweise schuldig. Doch die liebevolle Art und der vorsichtige, zärtliche Umgang von Mama, Papa und Pinkus tun mir gut und geben mir Kraft und das Gefühl, das hier durchhalten zu können. Zumindest erst mal die Nacht zu überstehen.

Als Mama, Papa und Pinkus sich irgendwann losreißen können und müssen, weil uns nun doch eine Schwester daran erinnert, dass Bettruhe ist, weiß ich erst nicht, was ich tun soll. Aber ich bin offenbar so sehr erschöpft von der ganzen Aufregung, dass ich bald einfach einschlafe. Meinen letzten Gedanken nehme ich mit in eine traumlose Nacht:

Wieso passiert mir so etwas?

Ich bilde mir das alles nur ein

Samstag, sechs Uhr dreißig, acht Monate vor der Diagnose. Ich laufe schwankend, als wäre ich betrunken, über das unebene Kopfsteinpflaster unseres Hofs. Huch, da ist mein Kreislauf wohl noch nicht auf Touren. Passiert mir immer öfter in letzter Zeit. Ich muss mehr trinken. Es riecht nach Sommer, und ich weiß, heute wird ein warmer Tag. Ich versuche so leise wie möglich das Hoftor zu öffnen, damit ich niemanden wecke. Meine Eltern haben einen leichten Schlaf und hören immer alles. Währenddessen gehe ich in Gedanken den Tag und meine Sachen durch: Ich müsste alles dabeihaben. Ich steige in das Auto meiner Kollegin und hoffe, dass ich sie nicht zu lange habe warten lassen. Um diese Uhrzeit bin ich immer knapp dran, aber meist schaffe ich es trotzdem gerade so, pünktlich zu sein. Wir unterhalten uns über das Wetter, die Schule, und ich frage mich die ganze Zeit, wie sie es schafft, so wach auszusehen.

Wir halten auf dem Parkplatz des Supermarktes und laufen gemeinsam Richtung Eingang. Es stehen schon Leute davor und warten ungeduldig, dass wir öffnen und sie alles Überlebenswichtige für den nächsten freien Tag kaufen können. Ob ich selbst später auch so sein werde? Ich hoffe inständig, nicht. Aber schließlich habe ich mein Leben selbst in der Hand und damit auch, wie ich mich verhalte und was mir wichtig ist.

Nachdem wir uns in dem Raum mit den Spinden umgezogen haben, gehen wir in voller Arbeitsmontur, einem grauen T-Shirt, an dem mein Namensschild hängt: »M. Bierwirth«, und einer schwarzen Schürze über unserer privaten Hose, an die Kassen. Ich bedanke mich innerlich bei meinem Chef, dass wir bei diesen Temperaturen T-Shirts tragen dürfen anstelle zugeknöpfter Hemden mit Schlips.

»Normalerweise mag ich den Sommer, aber dieses Jahr ist es doch wirklich viel zu heiß!«, höre ich mir bei jedem zweiten Kunden an und antworte mit einem meist nickenden Lächeln. Ich sitze also dauerlächelnd und mit wirklich guter Laune dort und bringe die Kasse zum Piepen.

Ich hatte mir den Job schlimmer vorgestellt. Aber ich habe tolle Kollegen, einen netten Chef, und ich muss nicht weit fahren.

Während ich irgendwann im Laufe des Vormittags fast schon mechanisch meinen Job mache, taucht ein mir sehr bekanntes Gesicht in meinem Augenwinkel auf. Es ist meine Mutter, sie macht ihren Großeinkauf der Woche und freut sich jedes Mal, mich bei der Arbeit zu sehen. Weil sie Familie ist, darf ich sie aber nicht an meiner Kasse abscannen, weil dann »aus Versehen« mal etwas durchrutschen könnte. Während ich die Lebensmittel einer Kundin abscanne, spricht sie also von der Kasse nebenan über deren Kopf hinweg kurz mit mir über später:

»Wann genau soll ich dich denn wo abholen?«

Wir werden es nämlich etwas eilig haben, und alles muss sitzen. Ich habe direkt im Anschluss an die Schicht Musical-Probe, und da die leider früher beginnt, als meine Schicht hier endet, versuchen wir so schnell da zu sein wie irgend möglich. Ich spiele die Amber von Tussle in *Hairspray*.

Ab Punkt 13 Uhr gucke ich minütlich auf diese kleine Digitalanzeige in der Ecke meines Bildschirms, während ich den blöden Barcode bei einer Tüte Chips suche. Nur noch dreißig Minuten bis zum verdienten Feierabend! Ich rutsche mittlerweile ungeduldig auf meinem Drehstuhl hin und her. Obwohl, ungeduldig bin ich ehrlicherweise bereits seit zwölf Uhr – seitdem die Probe begonnen hat und ich nicht dort sein kann. Ich weiß jetzt schon, welche Blicke ich bei meiner Ankunft ernten werde. Eine Hauptrolle, die sich ständig verspätet, kommt leider überhaupt nicht gut an. Ich habe die Rolle zugesagt, bevor ich den Job hier angenommen hatte. Das Schauspielern gehörte schon immer zu meinen Leidenschaften, schon in der Grundschule habe ich mit meinem damaligen Chor ein Musical aufgeführt und dort eine Hauptrolle gespielt. Leider kann ich mir meine Arbeitszeiten nicht immer aussuchen. Manchmal passt es dann eben nicht so gut. Blöd ist das! Und mir sehr unangenehm. Aber was soll ich machen? Mein Führerschein bezahlt sich nicht von selbst. Und außerdem bin ich mir sicher: Ich kriege beides unter einen Hut. Ich bin ganz gut im Organisieren, und genug Power habe ich auch.

Während ich da so sitze und meine Akkordarbeit ableiste, summe ich das Lied meiner Rolle Amber.

Endlich ist es halb zwei. Ich werde von einer Kollegin abgelöst und gehe zügig durch den Laden, schlängle mich an dem einen oder anderen Kunden vorbei. Plötzlich bleibe ich abrupt stehen und muss mich wirklich konzentrieren – sonst kippe ich um, merke ich. Das ist heute schon das zweite Mal, dass mir das passiert. Wieder der Kreislauf? Allerdings sitzen mir die Zeit und ein schlechtes Gewissen im Nacken. Eines Tages werde ich vielleicht einfach so ohnmächtig, denke ich. Doch heute scheint nicht dieser Tag zu sein ...

Mit meiner vollgepackten Tasche steige ich auf dem Beifahrersitz in das Auto meiner Mutter und knalle die Tür schwungvoll zu:

»Kann losgehen!«

Sie drückt mir lachend eine Bratwurst im Brötchen in die Hand, gekauft beim Grillwagen vor dem Supermarkt. Ich freue mich sehr über diese nahrhafte Überraschung und merke jetzt erst, wie ausgehungert ich bin. Das wird es wohl gewesen sein, was mich so schwach gemacht hat. Mit großem Hunger und totalem Genuss esse ich also und genieße meine paar Minuten Pause auf der Fahrt zur Probe.

»Wir proben bis um sechs, danach werde ich vom Vater von Sophie, die auch beim Musical mitspielt, zu Daniel mitgenommen. Ich komme dann morgen Vormittag mit dem Zug wieder heim. Kann mich einer vom Bahnhof abholen?«, frage ich meine Mama mampfend.

»Ja, schreib uns einfach noch mal, wann genau wir dich abholen sollen«, antwortet sie nickend, während sie auf die Fahrbahn schaut. Am Probenort angekommen, der neuen Aula meiner Schule, gebe ich ihr zum Abschied einen schnellen Kuss auf die Wange und springe aus dem Auto.

Die Probe verläuft nach anfänglich vorwurfsvollem Schweigen mir gegenüber dann zum Glück wirklich gut. Ich merke, wie der lange Tag mir in den Knochen sitzt, ziehe es aber durch. Nach der Probe fahre ich zu Daniel und bin froh, mich in den Samstagabend bei ihm fallen lassen zu können.

Daniel ist mein Freund, wir sind seit fast einem Jahr ein Paar. Ich habe ihn über einen alten Freund, mit dem ich zusammen auf der Grundschule war, zufällig kennengelernt. Er ist meine erste große Liebe, ein ruhiger, ganz lieber Typ. Seine braunen Augen haben so einen warmen Blick drauf. Er ist der Typ Mann, bei dem ich nicht viel nachdenken muss, was richtig ist, der mir bei allem hilft und mich unterstützt. Weiß ich mal nicht weiter, hat er immer eine Lösung parat.

Bei ihm angekommen, bedanke ich mich beim Vater von Sophie fürs Mitnehmen und hoffe innerlich, dass ich nicht zu viele Umstände bereitet habe. Ich kann das gar nicht leiden: dass jemand meinetwegen womöglich einen Umweg fährt. Ich steige aus und mit schweren Beinen die Treppe zum Haus hinauf. Ich klingele erschöpft, und Daniel öffnet mir strahlend die Haustür. Ich lasse mich in seine Arme fallen und hoffe, den Abend über diese nicht mehr loslassen zu müssen. Seine Mama hat gekocht, und ich ziehe mit geschlossenen Augen den köstlichen Duft ein. Nach dem Abendessen schlurfe ich die Treppen nach oben in Daniels Zimmer. Mein Ziel ist nur noch die Dusche und meine Jogginghose danach. Ich bin froh, dass wir an diesem Abend einfach nur einen Film im Bett schauen werden.

»Okay, überredet«, willige ich wenig später in einen Film ein, den Daniel ausgesucht hat. Zum Glück mögen wir größtenteils dieselben Filme. Bei ihm hört's bei Liebesfilmen auf und bei mir bei Horrorfilmen. Doch trotzdem diskutieren wir jedes Mal endlos, welchen Film wir schauen sollen. Das liegt vielleicht daran, dass er einmal einen Film ausgesucht hat, den ich total doof fand, sodass ich jetzt lieber vorsichtig bin, auch wenn er schon voll und ganz überzeugt ist von einem Streifen. Aber heute fühle ich mich einfach zu kraftlos für eine Diskussion und habe mir vorgenommen, gleich nachzugeben und den Film mit ihm zu schauen, den er ausgesucht hat.

Als der Vorspann läuft, kuschele ich mich schon an seine Schulter. Etwa zehn Minuten später sind meine Lider schon ganz schwer, ich bin auf dem besten Weg, einzuschlafen. Daniel merkt das und hält mir seine Hand vor die Augen. Das ist seine Methode, um zu prüfen, ob ich noch den Film schaue oder schon schlafe. Wenn ich die Hand wegschlage oder irgendein Geräusch von mir gebe, bin ich noch wach. Halbherzig wedele ich noch vor meinen Augen herum, doch lasse sehr bald kichernd meine Hand wieder sinken. Daniel ist gnädig mit mir und zieht mich noch näher an sich. Dann guckt er eben allein, während ich selig in seinen Armen schlafe.

Ich wache mit einem flauen Gefühl in der Magengegend auf und kann nicht mehr schlafen. Ich setze mich auf und versuche mich zu konzentrieren. Mir ist schlecht, und ich wünschte, es wäre nicht so. Ich hasse dieses Gefühl und würde am liebsten anfangen zu weinen. Plötzlich muss ich würgen und möchte mich übergeben, doch so einfach ist das am frühen Morgen leider nicht. Daniels Hände berühren meine Schultern und versuchen mich zu beruhigen. Ich schaue in sein verschlafenes, besorgtes Gesicht und verabscheue das Gefühl, dass es mir mies geht und er mich so sieht. Ich mag es nicht, Mitleid zu bekommen, ich fühle mich dann immer so schwach. Ich muss erneut würgen. Wieder weiß ich: Ich kann mich nicht übergeben, und ich will es auch nicht. Ich halte dem ekligen Gefühl stand und lasse es über mich ergehen. Nach weiteren zwei Malen ist es vorbei. Ich bin erschöpft, und obwohl es mir unangenehm ist, dass Daniel mich eben erlebt hat, hat mich seine Anwesenheit beruhigt. Ich lege mich wieder hin, er zieht mich zu sich. Ich schließe die Augen, versuche den Moment eben zu vergessen und nicht weiter darüber nachzudenken, bevor ich mich noch in etwas hineinsteigere.

Ja, zugegeben, solche »Anfälle«, wie ich sie nenne, bekomme ich des Öfteren in letzter Zeit. Wahrscheinlich bin ich einfach nur überlastet.

»Schließ bitte alle Türen richtig, es wird kalt!«, ruft mir meine Mama zu, bevor ich in die Küche komme. Es ist Herbst geworden, um genau zu sein, der zweite Sonntag im Oktober, gegen halb sieben Uhr abends. Meine Familie, Mama, Papa, Pinkus, Ira, Jan und Aaron, sitzt am Esstisch zusammen und wartet mit dem Sonntagsessen auf mich. Ich freue mich, alle in unserer kleinen Küche versammelt zu sehen. Es ist schon dunkel draußen, und meine Eltern haben Kerzen auf den Tisch gestellt, ich liebe diese Herbststimmung und die Wärme drinnen im Haus.

Alle beginnen zu essen. Was für ein schönes Beisammensein! Nur bekomme ich mal wieder nichts runter. Das Geräusch, wenn die anderen essen, löst in mir heute ein Ekelgefühl aus, und ich versuche krampfhaft-konzentriert, einfach meinen Bissen hinunterzuschlucken. Nach einer halben Portion muss ich aufhören zu essen, es geht nicht mehr, ich habe es wirklich versucht.

Stell dich nicht so an!, sage ich zu mir selbst. Doch ich weiß: Wenn ich jetzt weiteresse, bleibt es nicht lange in meinem Magen. Ich muss aufhören mir einzubilden, das Essen wäre eklig. Das war doch sonst nicht so bei mir. Irgendetwas scheint mich so sehr zu bedrücken, dass es mir auf den Magen schlägt. Wahrscheinlich ist es das. Die meisten Übelkeitsanfälle bekomme ich morgens, wenn Daniel dabei ist. Vielleicht bin ich unbewusst doch nicht so gern mit ihm zusammen, fühle mich unwohl, und mein Körper versucht mir das auf diese Art zu zeigen ...? Klar, die Schmetterlinge flattern nach einem Jahr Beziehung nicht mehr so heftig herum wie am Anfang, aber das bedeutet doch nicht gleich, dass ich nicht mehr mit ihm zusammen sein möchte. Gedanken über Gedanken. Wahrscheinlich bilde ich mir das alles sowieso nur ein. Wenn ich meinen Eltern davon erzähle, dann denken sie bestimmt, ich mache aus etwas nicht Vorhandenem ein Riesendrama. *Marlene, die kleine Dramaqueen.* Zugegeben, da ist was dran: Als kleines Kind war ich schon sehr empfindlich, ich bin gern mal umgekippt bei kleineren Verletzungen und habe mich schnell in etwas hineingesteigert. An eine Situation aus der Grundschule kann ich mich noch gut erinnern: Bei einem Handstand im Sandkasten habe ich eine Hummel platt gedrückt, die mich zur Gegenwehr gestochen hat. Damals habe ich geheult und geschrien und geriet völlig in Panik, als hätte ich mir alle Finger gebrochen. Dabei habe ich mir in meinem ganzen Leben noch nie etwas gebrochen, nur ganz gern mal verstaucht. Aber ich habe immer Stein und Bein geschworen, dass es etwas ganz, ganz Schlimmes sein musste. Ich nehme mir also fest vor, wieder ganz normal zu essen, ohne das komische Gefühl in meinem Magen.

»Bitte ein Kollege an Kasse zwei!«, sage ich durch den Lautsprecher. Es muss mich dringend jemand ablösen, ich habe das Gefühl, ich muss mich gleich auf das Band übergeben. Wie wohl die Kunden reagieren würden, wenn ich vor ihren Augen in den Mülleimer neben mir spucke? Das ist auf einmal kein Gedankenspiel mehr, sondern die Realität. Ich muss aufs Klo, sonst passiert hier gleich was. Gott sei Dank sehe ich meinen Kollegen in Richtung Kasse kommen, ich lasse den Kunden vor mir einfach stehen, springe auf und gehe, so schnell es geht, ohne zu rennen, quer durch den Laden. Im Lager angekommen renne ich an einer staunenden Kollegin vorbei in Richtung Toilette, ich muss mir schon den Mund zuhalten.

»Wir machen einfach mal einen Termin. Wer weiß, vielleicht hilft es dir ja«, sagt mein Papa. Seit meinem Zwischenfall auf der Arbeit sind drei Wochen vergangen. Wenn ich wirklich eine Essstörung habe, bin ich froh, endlich Hilfe zu bekommen. Ich möchte wieder ganz normal und mit Appetit essen können. Circa zwei Wochen später werde ich ganz herzlich von der Therapeutin begrüßt. Wir betreten einen Raum, der eher nach Wohnzimmer als nach Praxis aussieht. Ich habe mir einen Therapieraum ganz anders vorgestellt, steriler irgendwie. Das hier ist das genaue Gegenteil. Die Therapeutin fängt an zu reden, stellt mir Fragen, die ich offen und ehrlich beantworte. Ich kann ganz ungezwungen mit ihr reden und fühle mich wohl. Am Ende meiner ersten Therapiestunde fühle ich mich gut, leicht irgendwie. Aber über meine Übelkeit und meine Einstellung zum Essen haben wir nicht geredet. Na ja, vielleicht möchte sie mich erst mal kennenlernen.

In den nächsten zwei Wochen komme ich noch zweimal wieder. Es macht richtig Spaß, sich alles von der Seele zu reden, und wir haben wirklich gute Gespräche, wie ich finde. Und obwohl ich nicht wirklich daran glaube, dass sich dadurch etwas an meinem »Magenproblem« ändert, fühle ich mich besser und gesünder. Oder rede ich mir das nur ein?

Eine ganze Weile später, das neue Jahr ist bereits angebrochen: 2017, peitscht mir der kalte Februarwind um die Ohren, und ich ziehe meinen riesigen Schal noch höher. Wird es noch kälter, sieht man mich gar nicht mehr. Ich schaue nach links und dann nach rechts, die Straße ist frei, und ich kann sie mit schnellen Schritten überqueren. In unserer Kleinstadt steht ein altes Haus, darin ist die Praxis meines Hausarztes. Dorthin bin ich auf dem Weg. Ich melde mich bei der netten Sprechstundenhilfe an und setze mich ins Wartezimmer. Wow, das ist um diese Uhrzeit ja knallevoll. Irgendwie logisch, fünf Uhr nachmittags, wenn alle Feierabend haben. Jeder Platz ist besetzt. Die Rentner sind in diesem Raum auf jeden Fall in der Überzahl. Ich senke deutlich den Altersdurchschnitt. Während ich hier sitze, frage ich mich immer wieder, ob es eine blöde Idee war, herzukommen. Ich beobachte die anderen Patienten und stelle mir zu ihnen ein Leben vor. Ich beobachte gern Menschen. Mir macht Kopfkino einfach Spaß, ein anderes Leben zu haben, wenn auch nur kurz und in Gedanken, zu sehen, wie andere Menschen sich verhalten, und mir vorzustellen, wie sie ihren Tag verbringen.

»Frau Bierwirth?«, reißt mich die Stimme der Sprechstundenhilfe aus meinem Tagtraum. Nach einer gefühlten

Ewigkeit werde ich aufgerufen und in den Flur vor dem Behandlungszimmer versetzt, wo ich meine Blicke von dem Foto an der Wand nicht abwenden kann. Es zeigt ein hübsches, altes, öffentliches Gebäude der Stadt zur Weihnachtszeit. Ich erkenne es wieder, und es erinnert mich an meine Schulzeit: Ich hatte dort in der fünften und sechsten Klasse Theaterunterricht.

Ich hoffe, ich bin gleich dran, ich will noch zu Daniel fahren. Und wieder einmal freue ich mich riesig über meinen Führerschein, der mich so viel selbstständiger macht. Richtig gehört: Ich habe seit einem Monat meinen Führerschein und kann endlich selbst fahren! Gerade in so kleinen Orten wie meinem ist das ein super Gefühl der Unabhängigkeit, und es ist schön, nicht mehr auf den Bus oder die Eltern angewiesen zu sein.

Nach einer weiteren Viertelstunde werde ich ins Behandlungszimmer gerufen. Nach kurzer Untersuchung kommt der Arzt zu dem Ergebnis, dass meine Mandeln noch angeschwollen sind von einer zurückliegenden Erkältung. Ich bin froh über eine Erklärung, bekomme Medikamente und fertig. Hoffentlich lösen sich damit auch die Nackenschmerzen, die mich neuerdings plagen.

Etwa zwei Wochen später fahre ich nach der Schule dieselbe Strecke wieder, in Richtung meines Hausarztes. Die Nackenschmerzen sind nicht besser geworden, auch nicht das Ohrgeräusch – trotz der Medikamente. Ich gebe zu: Das Ohrgeräusch war beim letzten Mal gar kein Thema. Ich hatte mich nicht getraut, es meinem Arzt gegenüber anzusprechen. Ebenso wenig wie meine Übelkeit. Das tue ich auch heute nicht. Es kommt mir so vor, als würde ich da etwas aufbauschen. Das ist bestimmt nur vorübergehend. Und jemand anderes würde es vielleicht gar nicht weiter beachten.

Es ist 17.30 Uhr, das Wartezimmer wieder randvoll, und ich verfluche die Schule dafür, dass wir so lange Unterricht haben, und das so kurz vorm Abi. Also stelle ich mich auf eine längere Wartezeit ein und versuche, mich zu entspannen. Es kommt einem ja sonst nur schlimmer vor, als es ist. Nach einer ganzen Weile werde ich aufgerufen, komme eine Etappe weiter: sitze erneut vor dem Behandlungszimmer und starre wieder auf das Bild an der Wand. Ich denke über das Abitur nach und ob ich wohl genug dafür lerne.

»Frau Bierwirth?!« Ich werde wieder aus meinen Gedanken gerissen und öffne die Tür des Behandlungszimmers. Heute sitzt mir eine Ärztin gegenüber, sie kommt sehr sympathisch rüber, und ich beschließe spontan, ihr alles zu erzählen. Außer von der Übelkeit. Solange ich selbst noch nicht sicher weiß, ob es sich dabei nicht vielleicht doch um reine Kopfsache handelt. Ich erzähle ihr von meinen Verspannungen, die mittlerweile bis hinter mein rechtes Ohr gewandert sind, und spreche kurz mein Ohrgeräusch an. Eher so nebenbei. Ich füge rasch selbst hinzu, aber mit einem zaghaft mitgedachten Fragezeichen:

»Das geht mit der Zeit sicherlich von selbst wieder weg ...«

Die Ärztin schaut sich meinen Kopf an und in meine Ohren. Die Verspannung ist wohl tatsächlich vorhanden, aber mit meinen Ohren scheint alles gut zu sein. Dann kann es sich bei dem Geräusch um nichts Schlimmes handeln, bestätige ich mir selbst.

»Wenn Sie möchten, kann ich Ihnen Krankengymnastik verschreiben, damit sollten die Verspannungen besser werden«, bietet mir die Ärztin an.

»Ja, gern«, antworte ich dankbar lächelnd. Ich war noch nie bei der Krankengymnastik und stelle mir schon vor, wie ich massiert werde und sich meine Verspannungen in Nichts auflösen.

Ein paar Tage später fahre ich mit gemischten Gefühlen zu meinem ersten Termin bei der Physiotherapie. Die Erleichterung über baldige Hilfe überwiegt meine Verunsicherung. Dort angekommen, werde ich von einem Mitarbeiter freundlich empfangen, der mich in eine helle, freundliche, warme Kabine begleitet. Er leitet mich an, mit meinen Armen einige Bewegungen durchzuführen, und schaut sich dabei meine Schultern und meinen Rücken an. Danach werde ich ordentlich durchgeknetet. Weil ich mich bis auf die Unterhose ausziehen muss, fällt es mir anfangs schwer, mich fallen zu lassen, doch zum Ende hin gelingt mir das ganz gut. Der »Massagemensch«, wie ich ihn nenne, verlässt die Kabine, und ich ziehe mich wieder an.

»Bis nächste Woche!« Ich verabschiede mich einigermaßen beschwingt, verlasse das Gebäude und hetze zu meinem Auto. Ich muss wieder in die Schule zu meinem Nachmittagsunterricht. Ich steige ein und ... bleibe erst mal einfach sitzen. Von den schnellen Bewegungen dreht sich mir der Kopf und bewegt sich alles um mich herum.

Gleiche Situation, drei Wochen später: Die Massagen tun mir gut, und ich fühle mich schon nicht mehr so verspannt wie noch vor drei Wochen. Im Auto drücke ich auf »Anrufen«, und schon fängt es an zu tuten, drei, vier, fünf

Sekunden lang, und ich hoffe jede davon, dass jemand am anderen Ende der Leitung abnimmt.

»Hallo, Augenarztpraxis Schmidt, was kann ich für Sie tun?«, meldet sich eine Frauenstimme, endlich!

»Hallo, Bierwirth mein Name, ich wollte dringend nach einem Termin fragen, ich sehe plötzlich sehr schlecht«, antworte ich etwas weinerlich. Ich hoffe so sehr, dass ich schnell einen Termin bekomme, denn so kann es nicht weitergehen. Daniel ist mir zufällig vor ein paar Tagen beim Autofahren entgegengekommen und hat erzählt, dass ich beim Fahren den Kopf sehr schief gehalten hätte, fast so, als würde ich rechts aus dem Fenster schauen. Mir fällt es schwer, Dinge an der Tafel zu lesen oder beim Schminken meine rechte Gesichtshälfte gut zu erkennen.

»Es tut mir leid, aber der nächste freie Termin ist erst in drei Monaten«, reißt mich die Stimme aus meinen Gedanken. Das kann doch nicht deren Ernst sein?! – Ich beiße verzweifelt auf meiner Unterlippe herum und überlege kurz, wie ich reagieren soll.

»Es ist wirklich dringend!«, flehe ich und hoffe auf das Herz der Dame.

»Wir haben viele Patienten, bei denen es dringend ist, in drei Monaten kann ich Ihnen einen Termin machen.«

»Das ist zu spät, aber danke«, sage ich mit leicht patzigem Unterton und lege auf.

Das kann doch nicht wahr sein: Ich sehe JETZT nicht mehr richtig und brauche JETZT so schnell wie möglich Hilfe! In drei Monaten habe ich wahrscheinlich längst einen Autounfall verursacht, weil ich beim Überholen nicht richtig habe einschätzen können, wie nah das entgegenkommende

Auto schon war. Ich fahre genervt und sauer auf die Telefon-frau nach Hause und versuche, mich extra zu konzentrieren, damit ich ordentlich fahre. Zu Hause angekommen, laufe ich die Treppen zu meinem Zimmer hinauf und schmeiße mich frustriert auf mein Bett.

»Beruhige dich!«, sage ich laut zu mir selbst, während ich mich mit einem Ruck aufsetze. Ich reibe mir die Augen und blinzle ein paar Mal. Ich hoffe inständig, dass ich die Bilder von meinen besten Freundinnen Tabea und Lina und mir an der Wand normal sehen kann, nicht wieder doppelt. Doch tief in meinem Inneren weiß ich schon: Das wird nicht der Fall sein. Ich behalte recht. Das kann doch nicht sein! Wieso kann ich auf einmal so viel schlechter sehen? So etwas passiert doch nicht vom einen auf den anderen Tag. Schlech-tes Sehen ist ein langsamer Prozess, bin ich der festen Über-zeugung. Ich greife zu meinem Telefon und tippe Daniels Nummer ein. Ich erzähle ihm mit gemischten Gefühlen zum ersten Mal so wirklich davon. Irgendwie bin ich bei diesem Thema sehr unsicher, weiß nicht mehr, was ich mir vielleicht einbilde und was Realität ist.

»Wahrscheinlich brauch ich einfach nur eine Brille, aber es wäre trotzdem gut, wenn mir dazu mal jemand, der sich auskennt, etwas sagen kann«, teile ich ihm nachdenklich und mit einem fragenden Unterton mit. Aber Daniel nimmt mich zum Glück sofort ernst. Er schlägt sogar vor, gleich am nächsten Tag zu einem guten Freund seines Bruders Mathias zu gehen, der sei Optiker. In dem Laden, in dem er arbeitet, könne ich einen Sehtest machen. Gesagt, getan: Wir besu-chen besagten Bekannten im Brillenladen. Während wir auf ihn warten, schaue ich mir schon mal ein paar Brillen an.

Ich bin mir ziemlich sicher, dass ich eine brauchen werde. Das stört mich nicht, ich finde die meisten Brillen sogar ganz schick. Als Kind wollte ich unbedingt eine haben, als mein Bruder nämlich seine bekam. Ich war diese Art von kleiner Schwester, die immer genau das haben und machen will wie der große Bruder. Das hat den Armen bestimmt ganz schön genervt.

»Na, was kann ich für euch tun?«, durchdringt eine Stimme meine Erinnerungen. Ich schaue in ein nettes Gesicht und fühle mich gleich gut aufgehoben. Wir folgen dem Optiker ein paar Stufen hinunter und in einen Raum. Dort setzt er mir ein paar Gläser auf, und ich muss damit Zahlen und Buchstaben lesen, die ein paar Meter vor mir an die Wand projiziert werden. Ein ganz normaler Sehtest eben, und dann noch ein Extra-Test, um die Hornhaut zu prüfen, sagt er. Am Ende, nach Auswertung meiner Tests, eröffnet er mir, dass ich nicht ganz »gerade« sehe, sondern Dinge versetzt.

»Dafür gibt es spezielle Gläser, also kann dir eine Brille hier bestimmt helfen«, klärt er mich auf und macht mir Mut.

»Geh aber lieber noch mal zu einem Augenarzt, der kann dir das genauer und sicher sagen. Ich kenne hier in der Nähe einen, der ist ganz neu, sodass du dort schnell einen Termin bekommst.« Er gibt mir die Nummer. Daniel und ich bedanken und verabschieden uns und verlassen ein Stück weit erleichtert den Laden.

Wie mir wohl eine Brille steht? Und was die wohl kostet? Was soll's, wenn ich zum Arzt gehe, bekomme ich wenigstens die Gläser auf Rezept umsonst.

Ihre Augen sind in Ordnung

Ich übergebe mich in die Toilette. Mir ist so übel, ich kann nichts mehr essen. Es ist mir peinlich, wieder an den Abendessenstisch zurückzukehren. Bei uns ist das so: Jeden Sonntagabend isst die ganze Familie zusammen, also wir alle sieben. Das ist unser Ritual, und da steht dann auch keiner früher vom Tisch auf, sondern wir beenden die Mahlzeit gemeinsam. Und dabei reden wir gaaanz viel. Das Beisammensitzen und gemeinsame Essen bildet für mich, und ich glaube, auch für die anderen, den guten Abschluss der Woche, ist ihr kleines Highlight, wo wir alle Zeit füreinander finden.

Wenn ich jetzt zurück an den Tisch komme, werden sie sich natürlich fragen, wieso ich so plötzlich und kommentarlos aufgestanden bin. Und ich *muss* dann erklären, warum, und das möchte ich eigentlich nicht. Ich will nicht so eine sein, die sich vor Aufregung in etwas hineinsteigert und sich deshalb sogar übergeben muss. Das habe ich ja nicht mal als Kind oder Teenie getan. Aber natürlich muss ich wieder zurück in die Küche. Ich setze mich hin und erkläre, dass ich nicht weiter essen kann, dass ich zu aufgeregt bin und gestresst. Wegen morgen. Morgen schreibe ich nämlich meine allererste Abiklausur, und ich bin verdammt nervös. Ist doch auch klar, oder? Aber ich muss etwas essen, mein Körper braucht Kraft, und mein Gehirn braucht Energie.

»Stell dir vor, es ist einfach eine ganz normale, etwas längere Klausur. Du brauchst dich doch jetzt noch nicht verrückt zu machen. Und *wenn* du wirklich durchfallen solltest, ist das doch auch nicht so schlimm«, versucht mich meine Mama zu beruhigen. Jetzt fängt mein Papa auch noch an, von *seinen* Abiklausuren zu erzählen und dass er es sich viel schlimmer vorgestellt hatte, als es dann im Endeffekt gewesen ist. Um mir die Angst zu nehmen, das verstehe ich schon. Doch das kommt nicht wirklich bei mir an. Ich nehme ihre Stimmen nur noch wahr, aber höre schon gar nicht mehr zu. Ich mache mir Sorgen über die morgige Prüfung und das Durchhaltevermögen meines Körpers ohne ausreichend Nahrung.

Nach dem Essen sage ich meiner Familie gute Nacht und gehe in mein Zimmer. Ira wünscht mir viel Glück für morgen und verschwindet ebenfalls in ihrem Zimmer, während meine Mama Jan und Aaron ins Bett bringt und mein Papa mit Pinkus zusammen den Tisch abdeckt und die Spülmaschine einräumt. Ich möchte den Abend ganz entspannt ausklingen lassen und noch mal in Ruhe alles für den nächsten Tag durchgehen. Gegen 22 Uhr gehe ich schlafen, ich lege mir ein paar meiner Lernzettel unters Kopfkissen, weil ich auf den Aberglauben hoffen will, dass ich so alles Gelernte über Nacht im Traum verinnerliche.

»Wenn ihr jetzt keine Fragen mehr habt, bitte ich euch, die Vorschläge, die ihr nicht ausgewählt habt, an den Rand eures Tisches zu legen«, leitet unser Lehrer die fünfstündige Klausurenstille ein. Ich schaue noch mal über alle drei Vorschläge und lege dann die zwei nicht ausgewählten

Aufgabenbögen weg. Ich hoffe inständig, dass C die richtige Wahl für mich war. Die Aufgaben klingen machbar, und die, die die meisten Punkte bringen, kann ich auf jeden Fall beantworten. Wie ich durch Blicke wahrnehme, scheine ich nicht die Einzige zu sein, die den letzten Bogen gewählt hat. Die Zeit zum Schreiben startet, und ich beginne mit der ersten Aufgabe.

Als ein Drittel der Zeit um ist, habe ich einige der Aufgaben schon gelöst. Darum beschließe ich, eine kleine Pause einzulegen, um etwas zu essen und zu trinken. Ich habe mir extra Rohkost klein geschnitten, damit es mir nicht sofort wieder hochkommt. Außerdem habe ich den leeren Tisch neben mir mit Süßigkeiten, die ich von Lina und Tabea bekommen habe, vollgepackt. Die beiden sind so toll. Was würde ich nur ohne sie machen? Sie haben mir am Wochenende heimlich eine Tüte voll mit Knabbersachen und Süßigkeiten vor die Haustür gestellt und ein Plakat gebastelt, auf dem sie mir viel Glück wünschen. Die beiden sind seit der Oberstufe meine besten Freundinnen, aus gemeinsamen Kursen kennen wir uns aber bereits aus der Mittelstufe. Neben Tabea saß ich im Französischkurs, und Lina habe ich dann über sie kennengelernt. Als in der elften Klasse neue Klassen zusammengesetzt wurden, war klar: Wir wollen zusammen sein! Zum Glück wurde unser Wunsch von der Oberstufenleiterin akzeptiert. Seitdem sind wir unzertrennlich. In der zwölften Klasse aßen wir zum Beispiel jeden Donnerstag in der Mittagspause gemeinsam unseren Döner und quatschten über alles Mögliche. Lina hat dann leider die Schule gewechselt und Tabea ein FSJ angefangen, sie macht ihr Fachabi. Wir drei sind aber natürlich nach wie vor immer füreinander da.

Und wenn etwas ist, das wir mal nicht mit unseren Familien oder *boyfriends* teilen wollen, erzählen wir es aber garantiert einander.

Ich versuche jetzt also, die Prüfung mit Rohkost und Sü-ßem zu überstehen. Ich fange nach ein paar Bissen wieder an zu schreiben, damit ich nicht zu viel Zeit verliere. Nach weiteren 15 Minuten setzt der nervige Schluckauf ein, der mich seit mehreren Wochen um die acht Mal am Tag schi-kaniert. Ich weiß nicht, woher der kommt, und kann auch leider nichts dagegen tun. Alle Tipps und Tricks, um ihn zu beenden, habe ich bereits versucht und bin kläglich geschei-tert: ein Glas Wasser trinken, die Luft für ein paar Sekunden anhalten und schlucken, sobald der Schluckauf kommt, oder mich erschrecken lassen. Sogar einen Handstand habe ich schon probiert. Ich muss einfach abwarten, bis es vorbei ist. So auch jetzt, in dieser äußerst unangenehmen Situation. Ei-nige Mitschüler fangen schon an, mir genervte, andere, mir belustigte Blicke zuzuwerfen, denn bei der aktuellen Stille hört man mein unterdrücktes Hicksen ganz schön laut.

»Es tut mir leid, ich kann leider nichts dagegen ma-chen!«, entschuldige ich mich grinsend. Eigentlich ist es auch ein bisschen lustig, dass ich so oft Schluckauf habe, finde ich. Vielleicht denkt jemand ständig an mich. Daniel? Jemand anderes fällt mir auf Anhieb gar nicht ein. Ich schaue etwas belustigt im Klassenraum umher und stelle mir vor, wäh-rend ich darauf warte, dass der Schluckauf endlich vorbei ist und ich mich wieder konzentrieren kann, wer der Jungs un-sterblich in mich verliebt sein könnte ... Fünf Minuten später stehe ich auf und verlasse den Raum, um auf die Toilette zu gehen. Schon das Aufstehen an sich fällt mir schwer, und mir wird schwarz vor Augen. Ich merke, wie mich das stundenlange Konzentrieren auslaugt und wie viel Energie es benötigt, die ich heute nicht bieten kann. Ich weiß wirklich nicht mehr, wie ich es zur Tür geschafft habe, geschweige denn, bis auf die Mädchentoilette. Ich weiß nur noch, dass ich versucht habe, relativ gerade zu laufen und nicht umzukippen, während ich an unserem Lehrer vorbeiging, der sich meine Uhrzeit aufschrieb. Nach dem Toilettengang taumle ich wieder auf meinen Platz in unserem Prüfungsraum zurück und bearbeite meine Klausuraufgaben weiter.

Eine Stunde später, ich bin fast am Ende der Aufgaben angelangt, setzt der Schluckauf wieder ein. Diesmal wissen alle sofort, dass ich es bin. Viele verkneifen sich ein Grinsen, so wie ich mir selbst auch. Wohl weil wir es bald hinter uns haben und schon eine Art von Gelassenheit über uns alle kommt. Jetzt ziehe ich die letzten zwanzig Minuten noch mal durch – dann bin ich endlich fertig. Ich versuche, so schnell zu schreiben, wie ich kann, um alle meine Gedanken noch auf das Papier zu bekommen. Meine Hand verkrampft langsam schon, aber ich kann einfach keine Pause machen. Es zählt jede Sekunde. Dann endlich ist es vorbei, ich habe Wörter gezählt und gebe meine fertige Klausur meinem Lehrer in die Hand, der am Pult sitzt und auf die letzten Arbeiten wartet. Ich packe mein Zeug zusammen, stopfe alles in meinen Rucksack und gehe in Richtung Ausgang. Dabei merke ich wieder, wie schwach ich bin, ich taumle zur Tür. Draußen wartet zum Glück Lara, eine Freundin, die ich schon seit der Grundschule kenne, auf mich. Sie läuft mit mir in Richtung Toiletten und passt auf, dass ich nicht jeden Moment zusammenklappe.

»Geht's wieder?«, fragt sie mich, während ich mich am Waschbecken abstütze und in den Spiegel schaue.

»Alles gut, ich bin einfach nur kaputt von der Klausur«, antworte ich, laufe los und übergebe mich fast in eine der Kabinen. Nachdem ich mir etwas kaltes Wasser ins Gesicht geklatscht und Lara hundertmal versichert habe, dass es mir wieder besser geht, gehen wir gemeinsam zum Parkplatz. Lara und ich umarmen uns zum Abschied, und jede steigt in ihr Auto. Ich habe Hunger und merke, wie mein Körper nach Essen verlangt. Aber ich muss noch warten und runterkommen, bevor ich losfahre, damit ich mich richtig konzentrieren kann beim Fahren. Ich spiele also noch etwas mit meinem Handy, schreibe Daniel und schalte mein Gehirn quasi auf Standby. Ich bin froh, nicht mehr denken zu müssen. Nach der Klausur ist mein Kopf Matsch. Nach zwanzig Minuten beschließe ich, nach Hause zu fahren und den Rest des Tages entspannt zu verbringen.

Und täglich grüßt das Murmeltier: Ein neuer Tag, ich verlasse mal wieder das Klassenzimmer, gehe über den Schulhof zum Parkplatz und steige in mein Auto. Es war eben schon wieder so laut im Klassenraum, dass ich nicht mehr wusste, wer spricht und woher welche Stimme kommt. Mein Ohrgeräusch ist mittlerweile so laut und störend geworden, dass ich den Überblick verliere, wenn mehrere Menschen in einem Raum sprechen, und es sehr anstrengend für mich ist, einer Person konzentriert zuzuhören. Die Stimmen dringen für mich immer aus allen Ecken und dröhnen in mein gesundes Ohr.

Ich schnalle mich an und drehe die Zündung herum, mein Auto springt an, und ich verlasse den Schulparkplatz.

Während ich fahre, überlege ich, was wohl gleich beim Hals-Nasen-Ohren-Arzt herauskommen wird. Ich hoffe, wir finden eine Lösung für mein schlechtes Gehör. Ich parke vor der Praxis und steige die Treppen in den ersten Stock hinauf. Ich warte an der Anmeldung, bis die rothaarige Frau hinter dem Empfangstresen zu mir hochguckt und mir zunickt. Das ist mein Zeichen:

»Hallo, mein Name ist Bierwirth, ich habe einen Termin«, sage ich.

»Die Versichertenkarte bitte«, antwortet sie und streckt ihre Hand in meine Richtung. Ich reiche ihr die Karte mit diesem schrecklichen Passbild drauf, das auch meinen Perso noch immer verunstaltet. Ich: etwa zwölf Jahre alt, Pferdeschwanz und Pony. Ich sehe aus wie ein Junge. Jeder, der dieses Foto sieht, muss entweder lachen oder glaubt mir nicht, dass ich das bin. Ich habe schon die besten Sprüche dazu gehört. Ein Türsteher wollte mir nicht glauben, dass das *wirklich nicht* mein Cousin ist, die Polizei am Flughafen machte sich bei der Passkontrolle über mich lustig, und mein Fahrlehrer drohte, meinen Perso zu zerstören, wenn ich durch die Prüfung fallen würde. Zum Glück aber läuft der Perso im April aus. Dann gibt es einen neuen – mit neuem Bild! Endlich werde ich dann einen Perso mit halbwegs schönem und vor allem aktuellem Bild haben.

Die Rothaarige legt meine Krankenkassenkarte vor mich auf den Tresen und winkt mich mit in den Wartebereich. Es ist ein offener Raum, und ich bin die Einzige. Ehe ich mich richtig hinsetzen kann, werde ich schon von einer Arzthelferin aufgerufen. Sie bedeutet mir, ihr zu folgen. Wir betreten einen Raum mit einem Schreibtisch plus

Computer und Stühlen davor. Und es steht da noch ein Untersuchungsstuhl.

»Sie können hier warten, der Arzt kommt gleich«, sagt mir die Frau.

Ich setze mich auf einen der Stühle und überlege, was ich dem Arzt gleich erzählen werde. Ich bin gespannt auf seine Antwort. Ich muss bestimmt einen Hörtest machen, ich habe so etwas noch nie gemacht. Ich bin nicht lange allein, dann kommt ein mittelgroßer, freundlich wirkender Mann in den Raum. Er trägt einen weißen Kittel und streckt mir die Hand entgegen. Er stellt sich mir vor und fragt nach meinem Anliegen.

»Ich habe seit etwa einem Monat ein relativ lautes Pochen auf dem rechten Ohr und höre damit auch schlechter als mit dem linken.«

»Okay, dann setzen Sie sich mal bitte dort rüber, ich schaue mir das genauer an«, er deutet auf den Untersuchungsstuhl. Ich stehe auf und setze mich darauf, er sich daneben auf so einen kleinen coolen Drehstuhl, auf dem Ärzte irgendwie immer sitzen. Er nimmt sein Werkzeug in die Hand und schaut tief in mein Ohr. Es kitzelt und ist irgendwie ein komisches Gefühl. Ich warte gespannt auf eine Reaktion von ihm und versuche, ihn zu deuten.

»Es ist alles in Ordnung, ich kann nichts Auffälliges entdecken. Wir sollten aber noch einen Hörtest machen, um sicherzugehen.«

Nach dem Test muss ich dreißig quälende Minuten warten, bis ich wieder ins Arztzimmer gerufen werde.

»Sie haben wohl einen Hörsturz, Frau Bierwirth.« Der Arzt schaut mich mit einem kritischen Blick an.

»Oh«, antworte ich nur erstaunt. Ich weiß nicht wirklich, was ich dazu sagen soll, und kann auch nicht einschätzen, wie schlecht diese Diagnose jetzt für mich ist. Er erklärt mir, dass ein Hörsturz mit 18 Jahren sehr ungewöhnlich sei und ich mich ab jetzt schonen müsse. Er gibt mir ein Rezept für Tabletten mit, die mir außerdem helfen sollen. Ich verlasse die Praxis und laufe zur nächsten Apotheke, die zum Glück nur ein paar Meter entfernt ist. Auf dem Weg dorthin sende ich Daniel eine Sprachnotiz, in der ich ihn über die Diagnose aufkläre.

Zu Hause angekommen, gehe ich erst einmal zu meinen Eltern in die Küche. Sie ist bei uns der Ort, an dem wir abgesprochen unabgesprochen immer dann zusammenkommen, wenn es etwas zu besprechen gibt oder wir uns einfach über unseren Tag austauschen wollen. Unsere Küche mit der aufmunternd knallroten Wand und der motivierend knatternden Kaffeemaschine in der Ecke vor dem Fenster ist sozusagen unser Familientreffpunkt und, ich würde sagen, der von uns allen am meisten genutzte Raum im ganzen Haus.

Ich erzähle meinen Eltern sofort von den Neuigkeiten. Sie sind etwas schockiert über die Tatsache, dass ich in so jungen Jahren einen Hörsturz haben soll, und geben mir besorgt den Auftrag, es in den nächsten Tagen wirklich ruhig angehen zu lassen, auch mal zu Hause zu bleiben.

»Nach morgen und nächster Woche Mittwoch, versprochen!«, antworte ich einigermaßen gut gelaunt, denn ich bin überhaupt froh, dass etwas festgestellt worden ist. Morgen habe ich noch den Termin beim Augenarzt und am Mittwoch die letzte schriftliche Abiprüfung. Ich gehe in die Garderobe im Flur und hänge meine Jacke auf. Dann kehre ich in die Küche zurück. Ich mag die rote Wand, die haben meine Eltern selbst gestrichen. Ich setze mich an den kleinen Tisch, an dem nur drei Personen zum Essen Platz finden. Wenn die ganze Familie sonntags zusammen isst, passen wir natürlich nicht an diesen Tisch, wir essen dann im Wohnzimmer. Dort steht ein großer Tisch, an dem alle, also fünf Kinder und Mama und Papa, sitzen können. Während ich an Essen und den Tisch im Wohnzimmer denke, kommt mir Weihnachten in den Sinn. Der Tisch ist dann immer wunderschön geschmückt, und es gibt ein köstliches Festmahl und, und, und ... Ich freue mich jetzt schon wieder auf Weihnachten, obwohl wir doch gerade erst März haben, und die Feiertage quasi just hinter uns liegen.

Meine Mama stellt mir einen Teller Kartoffelauflauf vor die Nase, der Dampf dringt in meine Nase und erinnert mich daran, dass ich noch nicht viel gegessen habe heute. Ich bekomme trotzdem mal wieder nicht viel hinunter, was mich selbst maßlos ärgert. Kann nicht einfach mal wieder alles normal sein? Essen ohne Übelkeit oder Appetitlosigkeit? Ich kann die Blicke meiner Mama förmlich auf mir spüren. Eine Mischung aus Sorge und Strenge in Bezug auf mein Essverhalten. Ich beginne mich selbst unter Druck zu setzen und möchte den Teller wirklich leer essen. Ich bin schon mit der Hälfte der Portion fertig, da spüre ich ein komisches Gefühl in der Magengegend.

»Ich gehe mal eben auf die Toilette«, verabschiede ich mich flugs und verlasse den Raum. Ich schließe die Tür hinter mir ab, setze mich auf den geschlossenen Klodeckel und hoffe, dass das Gefühl gleich von allein wieder verschwindet.

Doch es wird nicht besser, letztendlich muss ich mich übergeben. Ich wische mir die Tränen aus dem Gesicht, die mir jedes Mal vor Panik und Ekel hochsteigen. Ich schaue in den Spiegel, richte meine Haare, wasche mir den Mund aus und verlasse so normal wie möglich das Bad. Ich hoffe, davon hat keiner etwas mitbekommen. In der Küche schmeiße ich den Rest des Essens auf meinem Teller weg und erkläre meinen Eltern, dass ich keinen Hunger mehr habe. Ich merke, dass meine Eltern verunsichert sind, ich kann förmlich die Fragezeichen in ihren Augen sehen. Doch sie sagen nichts, und darüber bin ich nur froh. Nach ein paar belanglosen Gesprächen verabschiede ich mich für die Nacht und gehe auf mein Zimmer.

Mein Zimmer ist total cool, es gehört zwar zum Wohnhaus, doch man erreicht es über einen eigenen Zugang. Ich muss also aus dem Haus, in unseren Hof, diesen überqueren und eine kleine, steile Treppe hoch zu meinem Zimmer gehen. Davor ist noch eine süße »Veranda«, wie ich sie nenne, und dann beginnt auch schon mein kleines Reich. Mit Daniel zusammen habe ich vor etwas mehr als einem Jahr die Wände und die Decke neu gestrichen. Anstatt Fasching zu feiern, haben wir die freien Tage damals genutzt, um mein Zimmer ein bisschen schöner, schlichter und erwachsener zu gestalten. Ich mag es jetzt so sehr und fühle mich richtig wohl darin.

Es ist wirklich toll, so zu leben, irgendwie unabhängig und so erwachsen. Nur wenn ich auf die Toilette muss, muss ich leider immer einmal raus und die Treppe runtergehen, denn die befindet sich sozusagen im Raum unter mir. Viele meiner Freunde sagen, das sei *der* Horror, wenn sie nachts mal auf Toilette müssten, aber ich finde, man gewöhnt sich daran.

Ich ziehe mir eine Jogginghose an, setze mich auf mein Bett und fahre meinen Laptop hoch. Ich öffne die Internetseite unserer Schule und logge mich mit meinen Daten im Schulserver ein. Unsere Schule hat diese Plattform, auf der Schüler und Lehrer miteinander kommunizieren können, ganz praktisch für Arbeitsaufträge und Daten. Dort suche ich meinen Sportlehrer. Ich will ihm eine Nachricht schreiben. Während ich ihm mitteile, dass ich mich aufgrund des Hörsturzes die nächsten zwei Wochen schonen muss, macht sich in mir ein Gefühl von Erleichterung breit. Ich habe mich wegen meiner sportlichen Leistungen im Abi in letzter Zeit sehr unter Druck gesetzt und meinem Sportlehrer vor einer Woche noch mitgeteilt, dass ich mich doch statt in Turnen lieber in Volleyball prüfen lassen wolle. Er war nicht sehr begeistert und hatte mir aufgetragen, in Ruhe meine Entscheidung zu überdenken. Da ich wirklich nicht gut in Volleyball bin, aber relativ gut in Turnen, kann ich die Reaktion meines Lehrers zu hundert Prozent verstehen. Die Beweggründe für den Tausch hatte ich sicherheitshalber für mich behalten. Wahrscheinlich war es mir mal wieder unangenehm, die Wahrheit zu sagen und möglicherweise wegen Übertreibung blöd dazustehen.

»Aber wieso willst du denn nicht mehr turnen?«, war seine Frage. Die Antwort darauf ist wieder schwammig und undeutlich. Ich versuche es mit einem Beispiel: Mit etwa elf Jahren konnte ich problemlos auf einer Metallstange balancieren, ohne runterzufallen. Heute, ein paar Jahre später, soll ich im Sportunterricht beim Turnen auf einem

Schwebebalken, der wesentlich breiter als diese Stange von damals ist, balancieren und kann einfach mein Gleichgewicht nicht halten. Ja, das klingt nach einem kleinen Problem, das man mit Übung und ein paar Tipps und Tricks gut lösen kann, doch es hilft einfach alles nichts. Und bevor ich in der praktischen Abiprüfung hundertmal vom Balken falle, lasse ich es lieber gleich sein. Das ist wohl einfach nicht mehr mein Ding, denke ich, und will darum versuchen, meine Note mit Volleyball irgendwie zu retten. Das habe ich meinem Sportlehrer so natürlich nicht gesagt, wie gesagt, ich habe ihm eigentlich überhaupt keinen greifbaren Grund genannt.

Einen Tag später, es ist Freitag, der 24. März 2017, um genau zu sein: Ich setze den Blinker rechts und fahre von der Autobahn ab. Zum Glück kenne ich mich durch meine Zeit in der Fahrschule ein bisschen in der Gegend aus. Ich weiß also ungefähr, wohin ich muss. Ich fahre etwa einen Kilometer auf der Landstraße, dann erreiche ich den Ort. Dort fahre ich auf den nächsten Supermarktparkplatz, stelle mich an die Seite, damit ich niemandem im Weg stehe, und schaue kurz auf Google Maps nach der Praxis. Ich versuche mir den Weg einzuprägen und starte den Motor. Nach etwa fünf Minuten halte ich vor einem weißen neuen Gebäude an der Hauptstraße. Das muss die Augenarztpraxis sein, die mir empfohlen wurde. Ein neben der Eingangstür angebrachtes Schild bestätigt meine Vermutung. Ich klingele, drücke die Tür auf und nehme die wenigen Stufen zum Eingang der Praxis.

Ich hatte meine Klassenkameraden gebeten, mich bei unserem Lehrer zu entschuldigen und zu sagen, dass ich wegen des Arztbesuches später in den Unterricht kommen würde. Und jetzt stehe ich hier, pünktlich um acht Uhr morgens, zu meinem Termin, anstatt im Unterricht zu sitzen. Ich denke darüber nach, wie mein Lehrer wohl reagiert, wenn meine Mitschüler ihm sagen, dass ich mich verspäte und warum. Haben Lehrer Mitleid und machen sich Sorgen um Schüler? Oder sind sie per se genervt, wenn man zu spät kommt?

Ich bin der einzige Mensch in der Praxis. Na, da bin ich wohl ziemlich pünktlich. Mich begrüßt eine nette junge Frau hinter dem Anmeldetresen mit einem Lächeln.

»Ich habe einen Termin um halb neun, mein Name ist Bierwirth.« Ich halte ihr meine Versichertenkarte vor die Nase. Sie scannt sie, gibt sie mir zurück und schickt mich ins Wartezimmer. Dort sitze ich und fühle mich irgendwie sehr erwachsen, ich bin ganz allein hergefahren und bringe diesen Termin jetzt hinter mich. Nach etwa zehn Minuten werde ich aufgerufen und in das Arztzimmer geleitet. Dort begrüßt mich der Arzt, er hat einen Akzent, ich glaube, er ist Grieche. Erinnerungen an den Griechenlandurlaub vor zwei Jahren werden wach. Ich sitze auf dem Untersuchungsstuhl, in dem Raum ist es sehr dunkel, und gegenüber an der Wand sind mehrere Plakate mit Zahlen und Buchstaben darauf angebracht. Jetzt muss ich wahrscheinlich wieder einen Sehtest machen, und dann bekomme ich später das Rezept für die Brillengläser in die Hand gedrückt.

»Was führt Sie zu mir?«, fragt er mich.

»Ich sehe nicht gut und glaube, dass ich eine Brille brauche«, antworte ich recht abgeklärt und emotionslos.

Der Arzt kommt auf seinem Drehhocker (ich finde die Dinger wirklich so cool!) zu mir gerollt, lässt mich durch eine Art Glasscheibe schauen und leuchtet mir in die Augen. Sekunden, die mir wie Stunden vorkommen, vergehen, und die Stille im Raum ist fast schon unerträglich. *Was guckt er denn so lange in meine Augen, sollte ich nicht erst mal einen Sehtest machen?*

»Sind Sie allein hier?«, fragt er mich und schaut mich mit durchdringendem Blick an. Ich bin ein bisschen verwirrt und antworte: »Ja, ich bin mit dem Auto gekommen.«

Er geht zur Tür und ruft nach der Dame am Empfang. *Was hat er denn jetzt vor?*

»Sie sind ein Notfall, ich überweise Sie in die Klinik. Ihre Augen sind gut, aber die Nerven dahinter sind angeschwollen. Sie fahren jetzt sofort mit dem Auto nach Hause, und danach lassen Sie sich bitte fahren. Sie bekommen eine Überweisung von mir und fahren direkt in die nächste Augenklinik!«

Jetzt bin ich vollkommen durcheinander und fühle mich schlagartig überfordert von der Situation. Ich muss doch eigentlich in die Schule, mindestens meinem Lehrer Bescheid sagen.

Als ich mit der Überweisung wieder im Auto sitze, greife ich nach meinem Handy und tippe auf den Kontakt meines Papas. Ich erzähle ihm stockend von der Diagnose und dass wir direkt in die nächste Augenklinik fahren müssen. Er versucht mich zu beruhigen und sagt, ich solle erst mal nach Hause kommen. Ich fahre los, und in meinem Kopf spielen sich verschiedene Szenarien ab: Wir fahren in die Klinik, ich mache ein paar Tests, und am Ende brauche ich wirklich einfach nur eine Brille, oder sie finden irgendetwas, das eine Brille nicht einfach beheben kann, und das Ganze wird womöglich eine größere und längere Sache, oder, oder, oder ... Der Zeitpunkt hätte auf jeden Fall nicht ungünstiger sein können, denn ich habe *keine* Zeit. Ich versuche, nicht so viel an die Ungewissheit zu denken, was diese Diagnose für mich bedeutet, und mich ganz auf das Autofahren zu konzentrieren.

»›Notfall‹, steht auf dem Überweisungsschein«, lese ich meinem Papa vor. Wir sind auf dem Weg in die Klinik, und Papa und ich suchen Antworten auf unsere Fragen: warum, weshalb, wieso meine Nerven angeschwollen sind. Wir sind eben noch am Stall vorbeigefahren, um meine Mama auf den neuesten Stand zu bringen. Sie ist aus allen Wolken gefallen. Hoffen wir jetzt einfach mal, dass es nach genauerer Untersuchung Entwarnung geben wird.

In der Klinik angekommen, gehen wir zur Anmeldung, wo mindestens zwanzig Leute warten. Da bekommt man doch sofort gute Laune und freut sich auf die Stunden, die man mit Warten verbringen wird, ohne zu wissen, was mit einem als »Notfall« so los ist. Nach dreißig Minuten bin ich endlich angemeldet und warte, dass mich ein Arzt aufruft.

»Sorry, du musst dich links neben mich setzen, rechts verstehe ich dich nicht so gut«, bitte ich meinen Papa, als er mich fragt, ob ich Hunger habe. Irgendwann werde ich aufgerufen. Wir folgen der Stimme in einen sehr leeren weißen Raum, nur mit einem Gerät auf dem Tisch, das ich so noch nirgendwo gesehen habe. Und zwei Stühlen: einem auf der einen, einem auf der anderen Seite des Ungetüms. Es erinnert mich ein bisschen an einen sehr veralteten Computer der ersten Stunde. Später erfahre ich: Es handelt sich um ein OCT-Gerät, mit dem die Netzhaut der Augen mit Laserstrahlen abgetastet wird. Ich muss mein Kinn auf eine Kunststoffvorrichtung legen, und von der anderen Seite aus schaut mir eine Frau durch eine Art Mikroskop in die Augen:

»Jetzt bitte auf mein rechtes Ohr gucken und nicht mehr bewegen«, lautet ihre Anweisung.

Nachdem sie Fotos von meinen Augen gemacht hat, werde ich weitergeschickt. Es werden noch ein Sehtest und eine Gesichtsfeldkontrolle gemacht. Keiner sagt mir oder meinem Papa irgendetwas Genaues. Mann, Papa tut mir richtig leid! Der wartet eigentlich die ganze Zeit nur und kauft mir was zu essen und zu trinken. Ich versuche, etwas runterzukriegen, schaffe aber nur ein paar Bissen. Mir ist wieder ein bisschen schlecht, das ist wahrscheinlich der ungewissen Situation und der damit verbundenen Nervosität geschuldet.

Mittlerweile ist es schon vier Uhr nachmittags, mein Papa und ich haben schon so viele Stunden mit Warten verbracht, dass ich langsam genervt und ungeduldig werde. Irgendwann kommt eine junge Ärztin, die gebrochen Deutsch spricht, auf uns zu und erklärt uns, dass ich in die Notaufnahme der Uniklinik zu einem Neurologen müsse. Die Gründe stimmen mit denen des Augenarztes überein: Meine Sehnerven sind geschwollen, und das muss sich eben dringend ein Neurologe anschauen.

»Ich habe schon angerufen und Bescheid gesagt, dass Sie kommen«, gibt die Augenärztin uns noch mit auf den Weg. Zum Glück ist die Augenklinik auf demselben Gelände wie das Hauptgebäude der Uniklinik, in dem die Notaufnahme ist, sodass Papa und ich zu Fuß rübergehen können.

Im anderen Gebäude angekommen, nehmen wir die Treppe runter zur Notaufnahme, ziehen eine Nummer und warten auf meine Anmeldung. Schon wieder warten. Ich habe manchmal das Gefühl, wenn man lange auf etwas wartet, weiß man irgendwann nicht mehr, worauf man eigentlich wartet. Ich muss daran denken, wie viel Zeit ich hier heute verliere und dass ich unbedingt noch für meine beiden Prüfungen in der nächsten Woche lernen muss. Dieser Tag läuft nach Strich und Faden anders als geplant. Eigentlich bin ich mit dem Gedanken heute Morgen aufgestanden, nur das Rezept für eine Brille zu besorgen. Und jetzt sitze ich in der Notaufnahme der Uniklinik und warte auf einen Neurologen. Auf der anderen Seite bin ich irgendwie auch froh, dass mein Problem endlich so ernst genommen wird und wir die Lösung jetzt gemeinsam suchen.

»Frau Bierwirth?«, endlich werden wir aufgerufen. Mein Papa und ich folgen dem blonden Arzt, es ist der Neurologe, durch die großen Glastüren, auf denen in Großbuchstaben »Stopp« geschrieben steht. Er führt uns in das erste Zimmer auf der linken Seite. Es ist ein typisches Untersuchungszimmer, eine Liege und ein Schreibtisch mit Computer sind vorhanden. Wir setzen uns auf die Stühle vor dem Schreibtisch, und der Arzt fängt prompt an, mich auszufragen: wie und wann sich das Doppeltsehen bei mir äußern und seit wann ich darunter leiden würde.

»Dann setz dich mal bitte auf die Liege, ich überprüfe deine Reflexe und deine Kraft«, fordert er mich anschließend auf. Ich gehorche, und er beginnt, leicht mit dem Hammer auf mein Knie zu klopfen. Dann werden verschiedene neurologische Tests durchgeführt, wie zum Beispiel, dass ich mir mit dem Zeigefinger auf die Nase tippen oder beschreiben soll, wie mein Gefühl in den Füßen ist. Meine Kraft und mein Gefühl sind in beiden Körperhälften gleich und ganz normal. Nachdem ich auf dem Gang ein paar Meter gelaufen bin, holt der mich untersuchende Arzt einen Kollegen dazu. Der erste Arzt scheint eine zweite Meinung zu brauchen, ich kann mich nicht entscheiden, ob mich das beruhigt oder eher verunsichert. Jedenfalls erzähle ich auch diesem die ganze Geschichte noch mal von vorn: Wann mir zum ersten Mal das schlechte Hören und Sehen aufgefallen ist und wie es sich entwickelt hat. Dann fragt er mich plötzlich: »Ist Ihnen öfter übel, oder erbrechen Sie sich?« Das ist eine Frage, auf die ich nicht wirklich antworten möchte und auf die ich nicht gefasst war: *Woher weiß er das?* Deshalb spiele ich das Thema etwas herunter:

»Joa, manchmal. Übergeben habe ich mich etwa zwei- bis dreimal in letzter Zeit.« Ich will nicht zugeben, wie es wirklich ist: dass ich fast jeden Morgen mit einem Würgen aufwache und mich schon öfter direkt in meinen Mülleimer oder mein Waschbecken übergeben musste. Meine große Angst ist nämlich, die Diagnose »psychisches Problem« zu erhalten. Der Arzt sagt nichts weiter zu meiner Antwort, es scheint so, als wäre er in Gedanken. Als Nächstes soll ich noch einmal ganz normal den weißen Krankenhausgang entlanglaufen. Das klappt eigentlich wieder ganz gut, sodass ich mit mir zufrieden bin. Dann muss ich auf einer auf dem Boden vorgezeichneten Linie einen Fuß vor den anderen stellen, also balancieren. Ich setze den ersten Schritt auf die Linie, dann den zweiten – danach kann ich mich nicht mehr halten, rudere wild mit den Armen und kippe fast um. Ich kichere verlegen. *Wow, so eine einfache Aufgabe schaffe ich nicht?* Ich bin selbst verdutzt und probiere es gleich noch einmal. Diesmal bin ich fest entschlossen, es zu schaffen, ich muss mich einfach stärker konzentrieren, klar. Ich fixiere die Linie und laufe beherzt los. Ich schaffe es nicht, einen Fuß vor den anderen zu setzen, ohne das Gleichgewicht zu verlieren. Hinter der Stirn des Arztes rattert es offensichtlich:

»Wir müssen ein MRT machen, um Genaueres zu sagen. Wir fragen an, ob es heute noch gemacht werden kann, nehmen Sie bitte so lange draußen Platz, Sie werden dann aufgerufen. Wenn es heute nicht klappt, dann müssen Sie über Nacht bleiben, und wir machen es morgen. Können Sie das einrichten?«, fragt er mich und blickt mir dabei direkt in die Augen. Ich erzähle ihm von meinen zwei letzten Abiturklausuren und dass ich unbedingt noch lernen müsse. Er schaut nach unten auf seinen Notizblock, nickt und schreibt sich die Daten auf. Dann sollen Papa und ich wieder im Wartebereich Platz nehmen.

»Krass, ich muss ein MRT machen?!«, flüstere ich meinem Papa zu. Ich habe gemischte Gefühle und eine leichte Anspannung in mir. Es scheint ja wohl wirklich etwas Ernstes zu sein. Zumindest werden meine Beschwerden ganz ernst genommen. Aber ich weiß gerade nicht mehr so recht, ob ich das gut oder eher sehr beunruhigend finden soll.

»Wir warten jetzt mal ab, was das MRT sagt, und dann schauen wir weiter.« Papa nimmt meine Hand und drückt sie leicht. Ich habe das Gefühl, dass er auch etwas angespannt ist und mir einfach die Angst nehmen möchte. Aber das muss er gar nicht: Zu viele Gedanken über einen möglichen negativen Ausgang der Untersuchung mache ich mir nicht, das ist einfach viel zu weit weg von mir und völlig unvorstellbar.

Die Notaufnahme kommt mir gerade riesig vor. Dass um sechs Uhr abends so viele Leute hier sind, verwundert mich. Aber was weiß ich schon vom Krankenhausalltag?

Wir entscheiden uns dazu, rauf und raus vor die Klinik zu gehen, um per Anruf die Unwissenden zu Hause aufzuklären. Papa natürlich Mama. Ich weiß gar nicht, wen ich zuerst anrufen soll: Daniel, Lina oder Tabea? Dann schreibe ich erst mal in unsere Beste-Freundinnen-Gruppe und frage, ob wir zu dritt irgendwie telefonieren können. Anschließend rufe ich Daniel an, mit zitternden Händen, plötzlich wird mir kalt. Er ist gerade mit seiner Familie in einem Restaurant. Eigentlich sollte ich auch dabei sein, aber stattdessen sitze ich jetzt hier.

»Ich muss ein MRT machen, und dann können sie mehr sagen«, erkläre ich ihm mit etwas leiserer Stimme als normalerweise. Ich merke, dass sich, während ich es so offen ausspreche und mir der Situation bewusster werde, ein Gefühl von Unruhe und sogar Angst breitmacht. Ich reiße mich zusammen und unterdrücke die Tränen, um keine Panik zu verbreiten. Mein Papa soll davon auch nichts mitbekommen. Noch ist ja gar nichts geklärt. Es ist bestimmt alles gut. Nachdem Daniel mir verspricht, am nächsten Tag sofort zu kommen, sollte ich in der Klinik bleiben müssen, fühle ich mich besser und lege ein bisschen beruhigter auf. Mit Lina und Tabea finde ich gerade leider keine Möglichkeit, gemeinsam zu telefonieren, also entscheide ich, erst die eine anzurufen, dann die andere. Ich tippe auf den Kontakt von Tabea, da sie immer besser erreichbar ist. Es tutet nur zweimal, da hebt sie schon ab. Als sie erfährt, dass ich im Krankenhaus bin, ist sie ganz aufgeregt und voller Adrenalin. Ich erkläre ihr die Situation folgendermaßen:

»Ich muss ein MRT machen, und dann weiß ich, wie es weitergeht. Es kann gut sein, dass ich heute Nacht hierbleiben muss, wenn sie es heute nicht mehr schaffen, damit ich morgen dann gleich dran bin.«

Dann muss ich auch schon auflegen, mein Papa zeigt auf seine Armbanduhr und bedeutet mir, dass wir zurück sollten. Ich schaffe es nicht mehr, auch Lina anzurufen, aber ich weiß zum Glück, dass Tabea sie informieren wird. Es ist mittlerweile schon dunkel geworden, ich habe während der Telefonate die ganze Zeit in die Lichter des Haupteingangs gestarrt. Es ist Ende März und noch ziemlich frisch am Abend. Wir betreten die Eingangshalle und gehen wieder zur Notaufnahme hinunter. Wir setzen uns in den Wartebereich, und das Ausharren geht weiter. So langsam setzt bei mir die Müdigkeit ein, und ich gähne gerade ausgiebig, als der Neurologe vom Anfang in der Tür steht und uns noch mal in sein Untersuchungszimmer bittet.

»Du kannst *jetzt* noch das MRT machen«, teilt er mir mit. Ich bin froh über diese Entscheidung, denn dann ist das Thema endlich abgeschlossen, und ich muss nicht hier übernachten.

»Sie bekommen jetzt das Kontrastmittel gespritzt«, teilt mir wenig später eine freundliche Arzthelferin mit, während ich halb schlafend in der Röhre liege. Danke an dieser Stelle an meine unnormale Müdigkeit, die mich seit ein paar Monaten begleitet. Vermutlich Abistress.

»Mhm«, antworte ich nur und bin froh, dass ich davon nicht wirklich etwas spüre. Die MRT-Schwester verlässt den Raum und setzt sich auf ihren Platz am Schreibtisch hinter der Glasscheibe. Ich versuche, während der Aufnahmen nicht so viel über das mögliche Ergebnis nachzudenken, wobei das bei der Müdigkeit, die mich überfällt, keine große Herausforderung ist. Ich verschlafe den Rest der Untersuchung und fühle mich geradezu erholt, als ich danach auf meinen Papa zulaufe. Der Arme tut mir so leid, dass er heute den ganzen Tag an diesem unwirtlichen Ort auf mich warten muss, noch dazu sicherlich nicht ganz sorgenfrei. Jetzt heißt es wieder warten.

»Wir brauchen uns ja jetzt noch nicht verrückt zu machen, das wird schon alles gut«, sage diesmal *ich* aufmunternd zu meinem Papa, der gedankenversunken und sichtlich geschafft neben mir sitzt. Irgendwie denke ich gar nicht daran, dass die Ärzte etwas finden könnten. Warum auch?

Nach einer Stunde Ungewissheit werden wir von dem Neurologen aufgerufen. Wir gehen sehr zügig und konzentriert hinter ihm an mehreren Türen vorbei und wieder in das Arztzimmer. Am Schreibtisch sitzt ein uns unbekannter Arzt. Er ist Neurochirurg, wie wir erfahren. *Warum das?* Meine Verunsicherung steigt, während wir uns ihm gegenübersetzen.

»Guten Abend, ich werde Ihnen die Bilder erklären, die wir von Ihnen gemacht haben«, richtet der Arzt das Wort an uns. Auf dem Computerbildschirm erkenne ich nur, dass irgendwelche Bilder geöffnet sind. *Na, das werden dann wohl meine sein.* Ich kann darauf nicht viel erkennen, sie sind schwarz-weiß und erinnern mich an Ultraschallaufnahmen, die mir auch immer völlig schleierhaft sind. Hinter uns sitzt der Neurologe, er ist jetzt ganz still. Ich hatte mich vorhin in seiner Gegenwart irgendwie wohlgefühlt. Der neue Arzt verunsichert mich ein bisschen. Er beginnt zu sprechen. Als er das Wort »Tumor« ausspricht, zerspringt meine kleine, heile Welt …

Schnitzel auf einer Insel

»In den nächsten Tagen wirst du alles über deine Operation erfahren, dann kommt der Chirurg zu dir hoch und stellt sich vor«, informiert mich eine Krankenschwester. Die erste Nacht im Krankenhaus war besser, als ich erwartet hatte, meine Zimmergenossin, die schon im Rentenalter ist, hat mich auch nicht gestört. Der gestrige Tag kommt mir ein bisschen wie ein Traum, oder zutreffender ausgedrückt: ein Albtraum vor, und ich muss die Geschehnisse erst mal in meinem Kopf ordnen. Es wurde ein *Tumor* in meinem Kleinhirn gefunden! Ich muss natürlich hier im Krankenhaus bleiben, und es wird so schnell wie möglich eine Operation geplant. Es ist krass und irgendwie richtig gruselig, sich die Situation noch mal vor Augen zu führen. Wie schnell sich alles um 180 Grad gewendet hat für mich. Doch trotz dieser Tatsache und der ganzen Aufregung bin ich erstaunlich gefasst und ruhig und konnte die erste Nacht im Krankenhaus sogar richtig gut schlafen. Die Ärzte wissen noch nicht, was für eine Art Tumor ich habe, gehen aber von einem gutartigen aus. Immerhin. Das wird die OP zeigen. Entfernt werden muss der Tumor natürlich in jedem Fall, weil er »stört« und Raum einfordert, der im Hirn nun mal nicht für ihn vorgesehen ist. Er hat mich die vergangenen Monate genug durcheinandergebracht. Ich warte also vor allem erst mal gespannt auf die Info, wann der Eingriff stattfinden wird.

Ich schaue auf mein Handy und sehe die Nachrichten meiner Familie, meines Freundes und meiner besten Freundinnen. Meine Eltern versuchen, jede Sekunde für mich da zu sein, und schreiben mir deshalb beide regelmäßig. Ich schicke eine Sprachaufnahme zurück und sage, dass so weit alles gut sei und es mir gut gehe. Ich erzähle von dem Aufklärungsgespräch, und sie antworten mir, schriftlich, dass sie gern dabei sein wollen. Ich bin ganz erleichtert, denn ich kann mir die ganzen Infos nicht merken, und mir fallen auch gar keine Fragen ein, und mit ihnen an meiner Seite fühle ich mich sicherer. Ich frühstücke und bekomme mehr runter als gedacht. Ich bin froh, dass mir Pinkus die Ladekabelverlängerung mitgebracht hat, denn die Strecke vom Bett zur Steckdose ist zu weit für mein kurzes Ladekabel. Ich vertreibe mir also die Zeit mit Nachrichtenschreiben und damit, meine Freunde und Mitschüler über meine Situation aufzuklären. Ich habe gestern Abend noch eine lange Nachricht in unsere Klassengruppe geschrieben, damit sie sich nicht wundern, warum ich nächste Woche nicht in die Schule komme, mitten im Abi. Ich finde, es ist für alle besser, wenn *ich* es ihnen mitteile und nicht die Lehrer. Ich werde während der zwei letzten schriftlichen Abiprüfungen im Krankenhaus sein, während meine Freunde ihre Prüfungen schreiben. Das ist ein komisches Gefühl: Alle werden nach der nächsten Woche mit dem schriftlichen Teil fertig sein. Nur ich nicht. Sie werden es feiern und genießen, mal nicht zu lernen. Und ich muss nach der OP direkt wieder lernen. Wie gern würde ich die Prüfungen auch so schnell wie möglich hinter mich bringen. Aber alles Wünschen hilft wohl nichts. Jetzt konzentriere ich mich erst einmal auf das Gesundwerden.

Ich bin froh, dass ich das Bett zugeteilt bekommen habe, das näher an der Tür ist. Bei der Menge an Besuch, den ich bekomme, hätte ich meine Zimmernachbarin womöglich gestört. Alle meine Freunde und Verwandten wollen mich gern so schnell wie möglich besuchen kommen. Als Erstes freue ich mich aber auf den Besuch von Daniel. Er hat mir versprochen, heute zu kommen.

Ein paar Stunden später klopft es an der Tür, und die Schwester bringt das Mittagessen. Das ganze Zimmer riecht danach, und ich weiß nicht recht, ob ich den Geruch gut oder schlecht finden soll. Das Mittagessen ist okay, ich habe schon Schlimmeres gegessen, aber vergleichbar mit zu Hause ist es auf keinen Fall. Ich stelle mich meist sehr an, was fremdes Essen angeht, also denke ich besser nicht so viel darüber nach, wo das Essen genau herkommt. Nachdem ich gegessen habe, wird es Zeit für einen Mittagsschlaf, beschließe ich, und ich bin froh, dass ich einfach mal an nichts denken muss und keine Aufgaben oder Sorgen habe. Na ja, Sorgen sollte ich mir vielleicht schon machen, aber darüber will ich gerade nicht nachdenken. Als Nächstes steht die OP an. Da sollte ich mich nicht vorher verrückt machen, das wird mir bestimmt nicht weiterhelfen. Die Tür geht auf, und ein sympathisch aussehender Mann in grüner Krankenhauskleidung steht in der Tür.

»Sind Sie Frau Bierwirth?«, fragt er mich freundlich lächelnd.

»Ja, das bin ich«, antworte ich zurücklächelnd. Er nimmt sich einen Stuhl, der an der Wand steht, und setzt sich zu mir ans Bett. Ich richte mich auf, um nicht ganz so fertig auszusehen. Er hat ein paar Blätter, es scheint ein Fragebogen zu sein, und einen Stift dabei.

»Ich komme für das Aufklärungsgespräch zur Narkose für deine Operation und stelle dir nur ein paar Fragen«, erklärt mir der offensichtliche Narkosearzt.

»Ach so, darf ich dich duzen?«, schiebt er schnell hinterher.

»Ja, klar, bitte!« Ich bin noch nicht mal ein halbes Jahr 18 Jahre alt, und alle siezen mich hier. Das ist total ungewohnt. Ich fühle mich noch nicht so »alt«, um gesiezt zu werden.

Er fragt mich ein paar allgemeine Dinge, wie Alter, Größe, Gewicht, und kommt dann zu Fragen wie »Hast du ein Implantat in dir?« oder »Wann wurdest du zuletzt operiert?«. Diese Fragen sind ganz schnell beantwortet, denn ich war noch nie vorher in einem Krankenhaus. Deshalb ist die Zeit hier für mich auch auf eine gewisse Weise besonders aufregend. Ich erlebe hautnah, wie so ein Krankenhausalltag aussieht. Die ganze Organisation in so einem großen Haus finde ich faszinierend. Nach allen notwenigen Fragen erklärt mir der Arzt, wie so eine Vollnarkose abläuft, und ich höre gespannt zu.

»Was würdest du jetzt am liebsten essen, wenn du es dir aussuchen könntest? Worauf hast du mal wieder Lust?«, fragt er mich. Ich bin etwas verwirrt und frage mich, worauf er hinauswill. Trotzdem antworte ich, nach kurzer Überlegung, artig:

»Ich glaube, auf ein Schnitzel hätte ich jetzt total Lust«, gebe ich zu.

»Na, dann wirst du während deiner Narkose auf einer Insel sein, das Meer genießen und dann dort in einem Restaurant dein Schnitzel essen. Was sagst du dazu?«

»Ich finde, das klingt nach einem perfekten Tag«, sage ich mit einem breiten Grinsen. Diese Vorstellung ist wirklich cool und bereitet mich gedanklich super positiv auf die Narkose vor, bin ich sicher. Ich freue mich darüber, heute einen so netten, positiven Menschen getroffen zu haben. Dann verlässt der Narkosearzt mein Zimmer und versucht, dabei ganz leise zu sein, um meine Zimmernachbarin nicht zu wecken. Sie ist eingeschlafen. Wobei sie es sowieso nicht mitbekommen würde, da sie nämlich gehörlos ist. Das habe ich vorhin in einem »Gespräch« mit ihr erfahren, und auch, dass sie Frau Schulze heißt.

Ich drücke die Entsperren-Taste meines Handys und schaue auf die Uhr und ob Daniel mir geschrieben hat, wann er kommt.

»Ich fahre jetzt los«, bekomme ich als Nachricht von ihm und freue mich schon auf seine Anwesenheit. Ich beschließe, meine Serie weiterzuschauen und mir so – mal wieder – die Wartezeit zu verkürzen. Eine Dreiviertelstunde später klopft es an der Tür, und ich erkenne die schwarzen Haare meines Freundes im Türspalt. Er kommt rein, und ich spüre die zarte Erleichterung, die sich in meinem Körper breitmacht. Er ist sehr verhalten und weiß wohl nicht recht, wohin mit sich, aber dann gibt er mir einfach einen Kuss und schenkt mir eine zärtliche Umarmung. Er setzt sich zu mir aufs Bett.

»Du hast aber viele Kabel an dir«, stellt er mit leiser Stimme etwas verunsichert fest.

»Ja, sie haben Angst, dass ich jeden Moment einen epileptischen Anfall bekomme, total verrückt, wenn man bedenkt, dass ich gestern noch Auto gefahren bin«, antworte ich kopfschüttelnd. Mir ist überhaupt nicht zum Lachen zumute, und dennoch tue ich es. Es ist wirklich ein seltsamer Kontrast: Gestern war ich noch auf der Autobahn unterwegs, und heute liege ich im Krankenhaus mit einem Tumor im Kopf. Das Ganze ist so surreal, aber erklärt schneidend scharf und ehrlich, woher meine ganzen körperlichen Probleme rühren. Ich bin auf der einen Seite sogar richtiggehend beschwingt und erleichtert, weil ich jetzt weiß, was es mit all den Symptomen der letzten Monate auf sich hat. Ich bin weder schwanger noch essgestört – und auch nicht verrückt. Ich habe einen kleinen, bösen Bewohner in meinem Kopf, der für das alles verantwortlich ist. Am Mittwoch wird ihm die Hölle heißgemacht, da wird er operativ entfernt, auf dass ich danach wieder normal weiterleben kann.

Daniel und ich unterhalten uns noch ein bisschen über alles und nichts, bloß nicht über die tatsächliche Brisanz meines Zustandes, die bevorstehende große Operation an meinem Kopf und den Umstand, dass sich unser junges Leben mal eben so auf den Kopf gestellt hat. Und dann geht er auch schon wieder, er hat morgen Uni und muss dafür noch einiges tun. Mit einem leichten, zärtlichen, aber irgendwie auch flüchtigen Kuss, so als wäre er uns in der ungewohnten Krankenhausöffentlichkeit unangenehm, und einem leisen »Ich liebe dich« verabschieden Daniel und ich uns. Zum Glück kommen just in diesem Moment meine Eltern zur Tür herein, rempeln Daniel verlegen lachend fast über den Haufen. Sie begrüßen sich kurz, um sich gleich wieder zu verabschieden. Die Ablösung kommt.

»Na, mein Engel, wie geht's dir?«, fragt mich meine Mama mit einem aufmunternden Lächeln auf den Lippen.

»Alles gut, mir geht es wirklich gut, und die erste Nacht im Krankenhaus war eigentlich ganz angenehm, besser, als ich gedacht hätte«, antworte ich. So absurd es auch klingt, geht es mir wirklich gut. Denn wenn ich nichts mache, meinen Körper keinem Stress aussetze, sind die unangenehmen Symptome der letzten Zeit kaum vorhanden. Also, rein körperlich. Psychisch ...? Die Tatsache, dass ich jetzt hier bin, um *am Gehirn* operiert zu werden, ist bei mir irgendwie noch nicht wirklich angekommen.

»Ich habe es auch immer gemocht im Krankenhaus, du bekommst das Essen ans Bett und musst nichts machen, ist doch fast wie Urlaub«, witzelt mein Papa etwas ungelenk. Typisch Papa, hat immer einen lockeren Spruch auf Lager. Ich mag das sehr an ihm. Heute bin ich mir aber vor allem sicher, dass er versuchen will, stark und locker zu wirken, um mich nicht mit seinen eigenen Sorgen und Ängsten zu belasten. Mama macht es ähnlich. Vielleicht wollen sie auch voreinander keine Schwäche zeigen, um sich nicht gegenseitig in ihren Ängsten hochzuschaukeln. Ich kenne meine Eltern gut: Sie werden sich eher gegenseitig aufbauen und alles gemeinsam verarbeiten. Über diese Eigenschaft bin ich sehr froh, denn so muss ich mir um sie keine Sorgen machen. Papa fängt also an zu erzählen, wie sein letztes Mal im Krankenhaus war, als er mal wieder an der Bandscheibe operiert worden ist. Was das angeht, ist mein Papa nämlich sozusagen Experte. Als er so alt war wie ich, lag er auch mit einer größeren Baustelle im Krankenhaus: Da hatte er bereits seinen ersten Bandscheibenvorfall. Er kann darum gut nachempfinden, wie es ist, im Krankenhaus festgenagelt zu sein, während sich das normale Leben draußen abspielt und einfach weitergeht.

Meine Eltern haben mir noch Naschkram, saubere Klamotten und etwas Kosmetik von zu Hause eingepackt. Mehr und mehr Kleinigkeiten meines Alltags ziehen in diese mir noch so fremden vier Wände ein. Mama und Papa bleiben noch eine ganze Weile, ich berichte ihnen vom Anästhesiegespräch, und so vertreiben wir uns den Nachmittag mit Reden und auch Herumwitzeln.

»Jetzt hast du gezwungenermaßen Zeit für dich nach dem ganzen Stress in der letzten Zeit«, sagt meine Mama mit liebevollem, aber auch besorgtem Gesichtsausdruck und streichelt meine Hand.

»Ja, da hast du recht«, stimme ich ihr einfach zu. Mehr fällt mir dazu nicht ein. Einen leichten Anflug von Wut und Ungerechtigkeitsempfinden unterdrücke ich sofort. Tausendmal lieber hätte ich doch Lernstress und Action um mich herum, als hier mit einem Tumor im Kopf herumzuliegen. Doch ich spüre förmlich die Hilflosigkeit meiner Eltern in ihren Worten und aufmunternden Sätzen und kann es ihnen einfach nicht übelnehmen. Ich wappne mich emotional für die Zeit, die noch kommt. Nicht meine ganze Energie schon jetzt verpulvern, denke ich.

Als eine Schwester hereinkommt und unser Gespräch unterbricht, fragt mein Papa nach, wann das Aufklärungsgespräch mit dem Chirurgen wegen der OP stattfinden werde und ob sie dabei sein könnten. Heute ist Samstag, darum wird das Gespräch erst am Montag sein. Kurze Zeit später verabschieden Mama und Papa sich dann langsam von mir. Nach dem Besuch meiner Eltern und Daniels fühle ich mich nicht mehr ganz so auf mich gestellt und allein. Ja, ich fühle mich tatsächlich auch schon etwas wohler hier, weil ich noch ein paar mehr meiner persönlichen Dinge bei mir habe und weiß, dass die wichtigsten Menschen in meinem Leben Bescheid wissen und auf dem neuesten Stand sind. So kann ich in Ruhe den Rest des Abends verbringen. Wie zu erwarten, ist die Internetverbindung leider sehr schlecht, weil vermutlich alle Patienten abends online sind. Was sollen sie auch sonst tun? Gezwungenermaßen entscheide ich mich dazu, den Abend mit Fernsehgucken zu verbringen. Nach einer halben Stunde schlafe ich ein.

Am Sonntag kommen mich meine Eltern wieder besuchen und erzählen mir von den unzähligen Nachrichten, die meine Verwandten ihnen schicken. Irgendwie überfordert mich die ganze Aufmerksamkeit, und dabei als *Kranke* im Mittelpunkt zu stehen, ist für mich auch neu. Trotzdem freut es mich natürlich sehr, dass alle an mich denken und mir nur das Beste wünschen. Mama und Papa bleiben nicht lange, aber allein, dass sie überhaupt da waren, gibt mir Kraft. Dann bin ich wieder allein mit Frau Schulze. Ich komme sehr gut mit ihr zurecht. Vielleicht, weil meine Großeltern auch gehörlos sind, kann ich mir vorstellen. Während ich die Schwestern beobachte, wie sie immer wieder versuchen, mit Frau Schulze zu sprechen, muss ich schmunzeln. Sie reden alle meist viel zu schnell, sodass die arme Frau beim Lippenlesen gar nicht hinterherkommt. Ich habe durch meine Großeltern gelernt, langsam und sehr deutlich zu sprechen, damit sie von meinen Lippen lesen können. Hier werden die Schwestern aber einfach immer lauter und hoffen, dass sie so besser verstanden werden. Ich unterhalte mich also ein bisschen mit Frau Schulze, und wir finden heraus, dass sie überhaupt nicht weit weg von uns wohnt, was für ein Zufall.

Am nächsten Tag versuche ich, mein Mittagessen aufzu-
essen, was sich aber als nicht so leicht herausstellt, da es heute nicht besonders lecker ist. Ich weiß nicht mal recht, was
das eigentlich sein soll. Das Gelbe Kartoffeln? Das Fleisch
ist nicht wirklich als solches erkennbar. Ich frage mich ein
wenig angeekelt und etwas verärgert, wer das gern isst an einem Ort, der die Menschen doch eigentlich gesund machen
soll. Am Nachmittag kommt Daniel mich wieder besuchen.
Am Wochenende hat er mehr Zeit als unter der Woche. Wie
gut für mich, ich freue mich darüber. Wir dürfen mit mir in
einem Rollstuhl die Station verlassen, also ist es Daniels Aufgabe, mich durch das Krankenhaus zu schieben. Die Ärzte
wollen nicht, dass ich laufe, weil ich zu schwach sein könnte und mich und meinen Körper unbedingt schonen soll.
Wir rollen also von meiner Station in Richtung Fahrstühle,
warten dort dreißig Sekunden, dann ist ein Aufzug da. Wir
fahren von der dritten Etage auf die Ebene null, wo sich der
Haupteingang, die Cafeteria und der Kiosk befinden. Wir
wollen raus, frische Luft schnappen. Daniel setzt sich auf
eine Bank vor dem Haupteingang, und ich sitze auf meinem
neuen, ganz eigenen Stuhl daneben. Wir reden über alles
Mögliche, das uns momentan so beschäftigt. Heute, hier unter freiem Himmel, nicht so eingeengt, trauen wir uns vor
allem aber, über die Zukunft zu sprechen. Wir reden über
mein Abitur, das ich abgebrochen habe, und über die Nach-
holklausuren. Darüber, dass ich vermutlich keine praktische
Sportprüfung mehr machen kann und ob ich das eigentlich
gut oder schlecht finden soll. Also, rein bezogen auf die Prü-
fungssituation. Langsam wird es frisch, und ich beginne ein
kleines bisschen zu frieren. »Wir sollten reingehen«, sagt

Daniel etwas besorgt zu mir, er hat natürlich sofort gemerkt, dass mir kalt ist. Er greift sich meinen Rollstuhl und schiebt mich in die Eingangshalle zurück. Er steuert auf die Fahrstühle zu, die sich in der Mitte des großen Empfangsraumes befinden. Direkt hinter dem Eingangsbereich liegt die Notaufnahme. Jeden Tag kann man dort eine Menge Menschen beobachten. Ich frage mich oft, mit welchen Beschwerden die Leute wohl herkommen. Sind manche vielleicht in einer ähnlichen Lage, wie ich es war, oder haben sie einfach nur Fieber oder brauchen dringend irgendwelche Medikamente? Wir fahren in den dritten Stock, die Neurologie, da liege ich. Eigentlich gehöre ich ja in die Neurochirurgie, aber da ich mittels EKG überwacht werden muss, was es auf der Neurochirurgie nicht gibt, bin ich eben hier. Die Tür des Aufzugs öffnet sich, und Daniel schiebt mich zu meiner Station.

»Na, wie geht es dir? Hast du schon Hunger?«, fragt mich eine sympathische Stimme. Ich schaue in die lieben braunen Augen der Schwesternschülerin, die gerade den Essenswagen an uns vorbei auf den Flur schiebt, und lächle prompt.

»Gut geht es mir, danke sehr. Ja, doch, ein bisschen hungrig bin ich schon«, antworte ich ihr. Ich schaue auf mein Display und stelle fest, dass es in einer halben Stunde Abendessen gibt. Wir laufen beziehungsweise fahren den Gang mit dem dunkelblauen Boden entlang, an meinem Zimmer vorbei und an das Ende des Flurs. Dort steht ein kleiner runder Holztisch mit zwei Stühlen, auf einen von beiden setzt sich Daniel. Ich bleibe wieder sitzen, wo ich sitze. Hier können wir einfach quatschen, ohne Frau Schulze zu stören, denn sie hat heute selbst mal Besuch. Eine geschlagene halbe Stunde später kommt tatsächlich ein Pfleger und bringt das Tablett mit meinem Abendessen. Es besteht wie jeden Abend aus zwei Scheiben Brot, etwas Butter, einer Scheibe Käse und einer Scheibe Wurst, manchmal gibt es Joghurt als Nachtisch. Daniel und ich teilen uns das spärliche Essen, eigentlich isst er das, was ich nicht mag. Ich bin ein kleines Pienzchen, was Essen angeht, und kreische schon beim Brot nicht vor Vergnügen. Auch im »normalen« Leben ist es nicht so leicht, mir beim Essen eine Freude zu machen, gebe ich zu. Hier im Krankenhaus müssen wir nicht weiter darüber reden ... Noch eine halbe Stunde später und ich muss mich von Daniel verabschieden, die Besuchszeit ist vorbei. Er schiebt mich noch bis zu meinem Zimmer.

»Na, dann wünsche ich dir schon mal eine gute Nacht, und schlaf gut, ich liebe dich!«, sagt er mir liebevoll ins Ohr, während er mich zum Abschied ganz fest umarmt. Er gibt mir noch einen Abschiedskuss auf den Mund, und dann verlässt er die Station. Ich lasse den Rollstuhl vor der Tür stehen und betrete leise das Zimmer. Wieder in meinem Bett, beschäftige ich mich mit all den Nachrichten, die ich den Tag über bekommen habe. Kurz bevor ich schlafen gehe, klopft es an der Tür, und ein gut aussehender Mann im Arztdress betritt leise den Raum und streckt mir die Hand entgegen:

»Hallo, ich bin Doktor Meinel«, stellt er sich mir leise vor und fragt mich dann, ob bei mir alles gut sei, ob es mir gut gehe.

»Ja, alles super, danke«, antworte ich ein wenig irritiert. Und schon verabschiedet er sich wieder. Den ganzen Tag über wurde ich immer wieder gefragt, von Ärzten, Schwestern, Pflegern, wie es mir gehe. Sie scheinen wirklich Angst zu haben, dass ich ihnen hier aus den Latschen kippe. Ich bin erledigt für heute, lege mich gleich hin und mache das Licht aus.

»Guten Morgen, Marlene«, begrüßt mich die Schwester, während sie mein Tablett aus dem Essenswagen holt.

»Guten Morgen«, antworte ich noch etwas verschlafen. Sie stellt das Tablett auf den kleinen Tisch vor mir, und ich fange an, das helle Brötchen, das jeden Morgen das gleiche ist, aufzuschneiden. Währenddessen weiß ich schon genau, was mir meine Eltern als Nächstes mitbringen müssen: meine geliebte Nutella. Ich brauche jeden Morgen Nutella, sonst starte ich schon mit schlechter Laune in den Tag.

Heute ist ein spannender Tag, es ist der Montag, an dem ich das Aufklärungsgespräch für die Operation in dieser Woche habe. Die Ärzte und Pfleger fragten mich am Wochenende immer wieder, wie es mir gehe, um einzuschätzen, wie dringend die OP bei mir ist: ob ich so schnell wie möglich operiert werden muss, oder ob ein paar Tage später möglich sind. Meine bekannten Symptome sind in mehr oder weniger abgeschwächter Form, je nach Stresslevel, natürlich trotzdem meine täglichen Begleiter, doch stören sie mich hier nicht so sehr, da ich im Krankenhaus ja nichts »erledigen« muss. An das schlechte Hören habe ich mich irgendwie schon gewöhnt, und zum Glück kann ich auf dem kleinen Fernseher, der direkt an meinem Bett befestigt ist, alles ohne Probleme erkennen. Nur Dinge, die weiter weg sind, sehe ich mitunter doppelt. Da ich aber keine Anfälle bekomme oder unter sonstigen Ausfallerscheinungen leide, wurde die Operation auf Mitte dieser Woche geschoben. Würde sich mein Zustand plötzlich verschlechtern, würde ich natürlich früher operiert werden. Wann genau der Tag sein wird, wird mir heute der Chirurg verraten.

Nach meinem Frühstück beschließe ich, duschen zu gehen, damit ich nicht ganz so gammelig aussehe mit meinen ungewaschenen Haaren. Ich rufe die Schwester, und sie zeigt mir, wo ich duschen kann, denn in unserem Zimmer gibt es leider keine Dusche, was ich ziemlich nervig finde. Sie klebt mir den Zugang ab, damit er vorm Wasser geschützt ist. Nach dem Duschen fühle ich mich endlich wieder frisch und ein kleines bisschen mehr wie ich selbst. Um 14 Uhr kommen meine Eltern. Zum Glück haben meine Geschwister heute lange Schule, sonst hätte Jan mitkommen müssen, weil er mit seinen elf Jahren noch nicht allein zu Hause bleiben kann. So habe ich meine Eltern ganz für mich allein. Wir haben eine halbe Stunde für uns, bevor es an der Tür klopft. Ein Arzt mittleren Alters kommt herein und stellt sich uns als Professor und Neurochirurg Dr. Ulrich vor. Er wirkt auf mich sehr sympathisch, und ich fühle mich auf Anhieb gut aufgehoben. Er erklärt uns, wie die Operation abläuft, und klärt uns über Risiken und Komplikationen, die nun mal auftreten können, auf.

»Wie lange wird die Operation etwa dauern?«, fragt mein Papa. Ich weiß, dass Mama und Papa während der Operation im Krankenhaus warten wollen, was ich ziemlich süß finde.

»Alles zusammen um die neun Stunden«, antwortet er. Meiner Mama klappt fast sichtlich die Kinnlade herunter, und ich muss schmunzeln.

»Wir wollten eigentlich gern so lange hier warten«, sagt meine Mama vorsichtig.

»Ach, das brauchen Sie nicht. Wir rufen Sie früh genug aus dem OP an, damit Sie rechtzeitig da sind, wenn Marlene aufwacht«, beruhigt der Arzt sie. Das scheint auch für meine Eltern Sinn zu machen, sie nicken beide. Dann stellen sie noch ein paar Fragen, bei denen ich nicht wirklich zuhöre. Ich weiß alles, was ich wissen muss. Professor Ulrich verabschiedet sich, und ich bin mit meinen Eltern wieder allein.

»Puh, das ist aber lange!«, bringe ich mit gemischten Gefühlen hervor.

»Das stimmt. Aber wir sind pünktlich da, wenn du aufwachst, sorge dich nicht«, antwortet Papa und gibt mir einen Kuss auf die Wange. Mama und Papa sitzen jetzt beide am Fußende auf meinem Bett, und wir sind uns damit näher, was mir sehr guttut.

»Ich werde am Gehirn operiert, was da alles passieren kann, ist heftig«, äußere ich, während ich mit Tunnelblick an die Wand zwischen den beiden starre. Mein Kopf ist voll von den ganzen Infos von eben, die muss ich erst mal für mich sortieren und verarbeiten.

»Natürlich wissen wir, dass diese Operation kein Kinderspiel ist und die Ärzte das nicht mal eben so nebenbei machen. Aber du bist hier wirklich gut aufgehoben und musst dir keine Sorgen machen. Professor Ulrich ist einer der besten Neurochirurgen«, erklärt mir mein Papa aufmunternd.

»Du schaffst das, Marlene! *Wir* schaffen das. Denn wir sind immer bei dir. Und wir kommen natürlich am Morgen der Operation, um dich zu drücken und dir Glück zu wünschen«, sagt Mama, während sie meine kalte Hand streichelt. Ich kann mir eine Träne nicht verkneifen, die nun über meine Wange kitzelt, obwohl ich versuche, stark zu sein und den Fokus meiner

Gedanken nicht auf die Risiken der OP zu legen. Zum Abschied bekomme ich einen dicken, kratzigen Kuss von Papa mit seinem Bart auf die Wange und eine ganz lange Umarmung. Während Mama und ich uns danach drücken, flüstert sie mir noch ein paar liebevolle und motivierende Worte ins Ohr, und ich antworte mit einem stillen Nicken. Ich lenke meine Gedanken auf etwas Schönes, als sie weg sind: Heute Nachmittag kommen mich meine zwei besten Freundinnen besuchen!

Um 16 Uhr klopft es an der Zimmertür, ich setze mich aufrecht hin und kann es gar nicht abwarten, dass sie reinkommen: Tabea und Lina. Tabea schließt behutsam die Tür hinter sich, während Lina schon auf mich zugelaufen kommt. Sie gibt mir eine feste Umarmung, danach ist Tabea an der Reihe. Ach, freue ich mich, die beiden zu sehen! Wir alle drei haben Tränen in den Augen. Sie sind zwei Stunden bei mir, und es tut mir so gut, mit ihnen zu quatschen und für ein paar Augenblicke den Schock der letzten Tage zu vergessen. Die beiden haben mir ein Kuscheltierschaf mitgebracht, das jetzt immer bei mir bleiben wird. Ich habe mich total darüber gefreut.

»Wie ist das eigentlich: Du wirst ja am Kopf operiert. Werden dann deine Haare abrasiert?«, fragt mich Lina mit ihrer neugierigen und ganz offenen Art.

»Darüber hab ich mir noch gar keine Gedanken gemacht«, gestehe ich.

»Das werde ich aber auf jeden Fall noch mal fragen«, beschließe ich laut und bekomme ein bestärkendes Nicken der beiden.

Dann reden wir noch ein bisschen über die Schule, denn Tabea und Lina interessiert es natürlich auch, wie meine Lehrer reagiert haben.

»Die waren alle total verständnisvoll, und ich kann dann einfach, wenn ich wieder fit bin, die Nachschreibeklausuren mitschreiben«, erkläre ich ihnen.

Wäre ich am Freitag nicht zum Augenarzt gegangen ... Wer weiß, vielleicht hätte ich dann noch die Prüfung morgen und die am Mittwoch mitgeschrieben ...?

Zehn Minuten später verabschiede ich meine beiden Mädels. Ich bin wieder allein. Den Rest des Abends mache ich nicht mehr viel, ich esse zu Abend, schaue fern und trinke den Eistee, den mir meine Eltern mitgebracht haben. Gegen Mitternacht werden meine Augen immer schwerer, und ich beschließe, mir die Zähne zu putzen und dann schlafen zu gehen. Nachdem ich im Bad fertig bin, kuschele ich mich mit meinem neuen Krankenhausfreund, dem Kuscheltierschaf von meinen Mädels, ins Bett und versuche zu schlafen. Obwohl ich hundemüde bin, kann ich die Gedanken in meinem Kopf nicht ausschalten. Alles dreht sich um die Frage: Was ist, wenn bei der Operation nicht alles glattläuft? Wenn ich danach aufwache und ich nicht mehr wie vorher bin? Es macht mir Angst, dass das Risiko besteht, dass während der OP aus Versehen eine wichtige Stelle meines Gehirns beschädigt wird und ich mich nicht mehr bewegen kann oder mich sonst wie verändere. Meine allergrößte Angst ist natürlich, überhaupt nicht mehr aufzuwachen. Wobei ich davon vermutlich ja gar nichts mehr mitbekommen würde ... Damit würde der Albtraum meiner Familie und Freunde eintreten. *Okay, okay, das wird schon nicht passieren, wieso sollte etwas schiefgehen?*, beruhig ich mich selbst. *Denk an was Schönes, Marlene!*, mache ich meinem Inneren Mut, so wie Mama es mir immer gesagt hat. Und so schlafe ich schließlich doch irgendwann ein, während ich lieber »nur noch« darüber nachdenke, wie es wohl sein wird, die Abiturprüfungen nachzuholen ...

Am nächsten Tag wache ich auf, als die Schwester das Frühstück ins Zimmer bringt. Ich esse etwas und widme mich dann wieder dem Fernsehprogramm. Was soll ich auch anderes tun? Man vertreibt sich so seine Zeit. Von meinem Papa bekomme ich gegen Vormittag die Nachricht, dass er mich heute Abend zum Essen besuchen kommt und er mir mitbringt, worauf ich Appetit habe. Meine Entscheidung steht schnell fest: Ich möchte meinen letzten Abend vor der Operation mit einem Menü von McDonald's ausklingen lassen. Ich antworte ihm: »Das Chicken-Menü von McDonald's wäre super!« Jetzt freue ich mich schon auf den Abend. Zum Glück lässt sich die Übelkeit seit gestern eher selten bis gar nicht blicken, weshalb ich mich auf das Essen freuen kann. Und heute Mittag muss ich dann immerhin nicht ganz so viel von dem Essen hier runterbekommen.

Während des Vormittags denke ich an meine Mitschüler, die in diesem Moment vor ihrer Deutschklausur sitzen und vermutlich komplett unter Adrenalin und Druck stehen. Jetzt in diesem Augenblick wünsche ich mit jeder Faser meines Körpers, ich könnte an ihrer Stelle sein. Ich wünschte, ich könnte das alles hier ungeschehen machen und einfach ganz normal mit meinen Freunden das Abitur schreiben. Was würde ich für diese Normalität alles geben?

Gegen Nachmittag klopft es an der Tür, eine Schwester kommt zu mir ans Bett:

»Marlene, du musst heute Nachmittag noch die Station wechseln, da wir einen neuen Patienten bekommen«, versucht sie mir so sachte wie möglich beizubringen.

Ich bin mehr als verwirrt und frage mich, wohin ich jetzt wohl komme und wie das passieren wird.

»Pack bitte deine Sachen zusammen, du wirst dann später von einem von uns rübergebracht. Du wirst diese Nacht schon mal auf der Intensivstation verbringen. Morgen ist dann sowieso deine Operation, dann wirst du erst einmal dortbleiben«, teilt sie mir noch mit.

Also beginne ich, meine Sachen zu packen, meine Kleidung in meine Sporttasche und den Rest in meinen Rucksack. Zehn Minuten später klopft es an der Tür, und eine andere Schwester kommt, um mich abzuholen. Das ging schnell. Rasch, aber herzlich verabschiede ich mich von meiner lieb gewordenen Frau Schulze, so schnell kann das gehen, setze meinen Rucksack auf und verlasse in Schlappen mein Zimmer als Anhang der Schwester. Wir laufen bis zum Ende der Station, nicht Richtung Ausgang, was mich etwas verwirrt. Doch ich sage nichts und folge ihr einfach. Wir nehmen die vorletzte große Glastür auf der linken Seite, dahinter befindet sich ein Gang mit mehreren Holztüren. Wir laufen den Gang bis zum Ende, an dem die Schwester eine weitere große Glastür öffnet.

»So, das ist die Neurointensivstation«, eröffnet sie mir. Hier ist es ganz anders als auf der Neurologie, überall piepsen und leuchten Maschinen, die Räume sind dunkel, haben aber große Fenster, durch die man vom Gang ins Zimmer schauen kann und somit alles kontrollieren, und es liegen immer zwei Patienten in einem Raum. Schwestern laufen ständig von A nach B und scheinen dauerhaft im Stress zu sein und vollkommen durchgeplant und in Bewegung. Wow, ich bin mit der Situation etwas überfordert. Hier soll ich die Nacht verbringen? Die Vorstellung ist alles andere als angenehm, und ich hoffe nur, dass ich einen angenehmen Zimmernachbarn bekomme. Wir gehen zum Schwesternzimmer, ich trage immer noch in der einen Hand meine Tasche und meinen Rucksack auf dem Rücken.

»Ich gehe wieder rüber, warte du einfach hier. Dir alles Gute, Marlene!«, verabschiedet sich die Schwester von meiner alten Station. Da stehe ich jetzt, geparkt vor dem Schwesternzimmer der Intensivstation, mit meinen Taschen, und warte, dass sich irgendjemand meiner annimmt. Durch die große Scheibe kann ich die Schwestern und Ärzte beobachten. Der hübsche Neurochirurg, der letztens bei der Visite dabei war, ich nenne ihn »meinen McDreamy«, steht am Tisch und scheint seiner Arbeit nachzugehen. Insgeheim hoffe ich, dass er es ist, der sich die nächsten Stunden um mich kümmern wird. Bei einem hübschen Arzt fühlt man sich doch gleich besser, beschließe ich für mich.

So, wie ich hier wartend stehe, fühle ich mich fehl am Platz und ganz verloren und hoffe, dass ich schnellstmöglich mein Bett bekomme. Als hätte sie meine Gedanken erraten, kommt eine nett aussehende Frau auf mich zu:

»Hallo, ich bin Schwester Andrea, ich zeige dir dein Bett, komm mit!«, begrüßt sie mich herzlich. Durch ihr Lächeln hebt sich gleich meine Stimmung, und ich bin einfach froh, dass sich jemand um mich kümmert. Man merkt an allem, dass die Station anders ist, es ist eben eine Intensivstation. Allein der Gang ist viel breiter als auf der vorherigen Station, die Zimmer haben Fensterscheiben mit Jalousien, und die Räume sind voll mit Geräten und Pumpen. In meinem Zimmer angekommen, bin ich etwas schockiert von der Vielzahl der Geräte, die an der Wand hängen. Der Raum ist riesig und trotzdem nur für zwei Betten ausgelegt, was man an der Anordnung der Geräte erkennt. An erster Stelle, also vorn, steht ein Bett, das wohl für mich gedacht ist. Ich setze mich auf den Rand der Matratze und beobachte den Raum, und mir wird klar: Es wird langsam ernst. Die Operation rückt näher, und ich kann nichts dagegen tun. Möchte ich ja eigentlich auch gar nicht, ich will doch, dass mir geholfen wird. Und trotzdem ... Meine Gedanken machen sich selbstständig. Ich versuche, sie schnell wieder abzuschütteln, um mich nicht zu sehr ins Grübeln und in die Angst hineinzusteigern.

»Bekomme ich einen Nachttisch?«, frage ich Schwester Andrea schnell und versuche, unbekümmert zu klingen.

»Ja, natürlich, ich bringe dir einen«, erwidert sie lächelnd.

Etwa zehn Minuten später rollt sie einen dieser weißen Nachttische mit Schubladen und Ablagen und herausziehbarem Tablett in mein Zimmer. Ich packe meine Tasche und den Rucksack in die große untere Schublade und meine Wertsachen oben auf den Tisch. Ich fühle mich in diesem riesigen Raum mit den Maschinen total verloren und irgendwie fehl am Platz, aber versuche, das Beste aus meiner Situation zu machen. Schließlich kommt heute Abend noch Papa mit leckerem Essen vorbei.

»Marlene, deine Wertsachen müssen morgen während der OP aber von deinen Eltern mitgenommen werden, da wir hier nicht auf sie aufpassen können«, teilt mir Schwester Andrea mit.

»Darf ich heute Abend eigentlich Besuch bekommen? Mein Papa würde mit Essen vorbeikommen«, ich frage zaghaft lieber nach, nicht, dass hier auf der Intensivstation Besuch am Abend oder Essen von außerhalb verboten sind.

»Eigentlich haben wir hier sehr feste Besuchszeiten nur bis 18 Uhr, aber da du im Moment allein im Zimmer bist und so keinen störst, sollte das kein Problem sein. Was gibt's denn?«, fragt sie mich augenzwinkernd.

»Das ist ja super, danke! Mein Papa bringt was von McDonald's mit«, lächle ich sie glücklich an.

»Na, dann lass es dir mal so richtig schmecken!«, sagt sie und verlässt grinsend mein Zimmer. Ich bin etwa eine Stunde allein, in der ich meine Freunde und meine Familie mit Fotos von meinem neuen Zimmer versorge und ihnen den aktuellen Stand schreibe. Irgendwie finde ich es auch total aufregend, hier zu sein. Ich kenne Stationen wie diese sonst nur aus dem Fernsehen, von einer meiner Lieblingsserien. Neugierig wie ich bin, frage ich die nächste Schwester, die reinkommt, darüber aus, welches Gerät wofür gedacht ist und wie genau es funktioniert. Da steckt mein Papa auch schon den Kopf zur Tür herein und schwenkt die ultimative braune Tüte. Der Geruch nach warmem Fast-Food-Essen erfüllt sofort den ganzen Raum. Mich stört's nicht ... Ich sitze im Schneidersitz auf meinem Bett und über das Tablett meines Nachttischschrankes gebeugt, während mein Papa gegenüber von mir auf einem Stuhl sitzt und sein Essen auspackt. Ich esse genüsslich meinen Burger und schlürfe meine Cola, während ich mir alle Mühe gebe, den kleinen Schlauch, der an meinem Zugang in der Hand hängt, nicht durch die Mayonnaise zu ziehen. Ich versuche, jeden Bissen zu genießen und mir zu merken, fast so, als würde ich nie wieder in meinem Leben einen Burger essen. Damit ich mich immer daran erinnern kann, falls ich nach der Operation zum Beispiel keine Burger mehr mögen sollte. Ich bin schon ziemlich froh, dass ich vor Aufregung überhaupt etwas hinunterbekomme. Ich muss schmunzeln: Papa hat seinen Burger schon auf, da bin ich noch nicht mal bei der Hälfte angelangt.

Nachdem wir gegessen haben, unterhalten wir uns noch über den morgigen Tag, Papa erzählt mir von seinen Erfahrungen mit Operationen. Mein Papa hat für jede Lebenslage die richtige Geschichte aus seinem Leben parat. Manchmal frage ich mich, wie er sich an so vieles noch erinnern kann, ich weiß schon jetzt nicht einmal mehr, wohin die zweite Klassenreise meines Lebens ging.

Als es dann Zeit ist, sich zu verabschieden, muss er mir noch mal versichern, dass er morgen früh vor der Operation mit Mama zusammen vorbeikommt und sie bei mir bleiben, bis es losgeht. Meine Verunsicherung und Nervosität steigen gefühlt mit jeder Minute. Dann gibt er mir mit seinem kratzigen Bart, von dem ich früher immer rote Flecken bekommen habe, einen Kuss auf die Wange. Ich bleibe allein in meinem Bett zurück. Ich bin sehr froh, dass er noch mal da gewesen ist, vor morgen habe ich ihn in meiner Nähe gebraucht. Ich bin noch einen Augenblick in Gedanken versunken, dann rufe ich mit der Klingel die Schwester. Von der Cola muss ich aufs Klo, und da ich auch hier kein eigenes Bad habe, muss ich fragen, wo ich die nächste Toilette finde.

»Ja, was ist denn, Marlene?«, fragt Schwester Andrea erst fünf Minuten später in meinen Raum hinein.

»Ich wollte fragen, wo ich auf die Toilette gehen kann.«

»Stimmt, sorry, das hab ich total vergessen, dir zu sagen. Es gibt leider keine sanitären Anlagen auf den Zimmern oder auf dem Gang für Patienten, da in der Regel auf dieser Station kein Patient eigenständig auf die Toilette gehen kann«, informiert sie mich geradeheraus. »Möchtest du jetzt gehen? Denn dann würde ich dich auf die andere Station begleiten, dort kannst du zur Toilette gehen.«

»Ja, bitte«, antworte ich kleinlaut. Ihr Satz: »... kein Patient eigenständig auf die Toilette gehen kann«, klingt bedrohlich in meinen Ohren nach. Es schaudert mich etwas vor dem Ort, an dem ich hier sein muss. Ich ziehe mir sicherheitshalber meinen Pullover über und schlüpfe in meine Hausschuhe, die Papa mir als Überraschung mitgebracht hat: Birkenstock. Die Dinger sind supercool, ich wollte mir dieses Modell für den Sommer sowieso kaufen und bin jetzt umso erfreuter, dass er mir damit eine Freude gemacht hat. Sie sind aus silberfarbenem Leder und haben diesen Zehentrenner. Am Anfang etwas ungewohnt und teils schmerzhaft, aber ich fühle mich einfach unglaublich lässig und schick damit. Wir verlassen mein Zimmer und laufen über einen Flur, ähnlich dem, den ich vorhin genommen habe, um hierherzukommen. Das scheinen Gänge nur für Ärzte und Schwestern zu sein, damit sie nicht jedes Mal um alle Stationen herumgehen müssen. Während wir so laufen, wächst meine Neugier, was sich hinter den Türen, die sich auf dem Gang verteilen, verbirgt, denn ab und zu kann ich beobachten, wie dort Ärzte rein- und rausgehen. Schwester Andrea erklärt mir, dass es sich um die Aufenthalts- und Bereitschaftsräume der Ärzte handelt, da sie oft lange Schichten haben und in ihren Pausen dann auch ein Bett zum Schlafen brauchen. Wir gehen durch die große Glastür und zum Anfang der Neurologie, wo die Toiletten sind. Nachdem ich mich erleichtert habe, bringt Schwester Andrea mich den ganzen Weg wieder zurück. Darüber bin ich froh. Ich weiß nicht, ob ich es gefunden hätte. In meinem Zimmer angekommen, verabschiedet sie sich von mir und wünscht mir eine gute Nacht. Ich versuche es mir so gemütlich wie möglich und mir nicht zu viele Gedanken über den morgigen Tag zu machen. Im Prinzip weiß ich ja sowieso nicht, was auf mich zukommt, deshalb kann ich auch nicht wirklich sagen, dass ich Angst habe. Es ist eher so eine innere Nervosität und Unruhe. Ich weiß, da kommt morgen etwas auf mich zu, das im schlimmsten Fall mein Leben komplett verändern wird. Es können bei Operationen immer Komplikationen auftreten, und ich könnte Folgen davontragen, eingeschränkt sein in meinem alltäglichen Leben. Aber nein, nein, nein, das wird einfach nicht passieren! Ich habe einen super Chirurgen, dem ich vertraue, weil er sich schließlich mit seiner Arbeit auskennt. Ich sollte jetzt aufhören, zu grübeln, da mache ich mir nur selbst Panik, die bestimmt für das, was ansteht, nicht förderlich ist, beschließe ich entschieden. Ich lasse den Abend mit meinem Handy und Antworten auf gefühlt tausend Nachrichten zu Ende gehen. Ich möchte so früh wie möglich schlafen gehen, damit der morgige Tag schnell kommt und auch schnell wieder vorbei ist. Aber nervös bin ich immer noch. Ich rufe noch ein allerletztes Mal Schwester Andrea.

»Ich wollte nur Bescheid geben, dass ich gerade noch mal rübergehen würde zum Klo.«

»Alles klar, ich komme wieder mit dir«, antwortet sie mir.

»Nein, nein, alles gut, ich kenne ja den Weg«, entgegne ich ihr.

»Ich komme nicht deshalb mit, weil du dich verlaufen könntest, sondern weil jemand bei dir sein muss, wenn du nicht an den Monitor angeschlossen bist, falls du einen epileptischen Anfall bekommst.« Bämm. Das sitzt. Irgendwie habe ich noch nicht richtig begriffen, weswegen ich hier bin. Mein Kopf ist noch nicht angekommen, geschweige denn mein Gefühl.

»Oh, okay, das wusste ich nicht«, stammele ich.

»Aber ich hatte doch noch keinen Anfall, wieso sollte ich jetzt einen bekommen?«, frage ich zaghaft und auch ein wenig ängstlich nach. Es kommt mir so merkwürdig vor, dass andere Menschen sich jetzt offenbar besser mit mir, zumindest meinem Körper auskennen als ich selbst.

»Solange du den Tumor noch in dir hast, ist so ein Anfall nicht ausgeschlossen. Sicher ist sicher«, erklärt Andrea formell und läuft voraus. Zum Glück habe ich an meine Zahnbürste gedacht, sodass ich mir noch schnell die Zähne putzen kann, bevor ich dann nicht mehr an ein Waschbecken herankomme. Als ich wieder in meinem Bett liege, schließe ich gleich die Augen. Ich will einfach schnell einschlafen.

»Guten Morgen, Marlene, ich bin Schwester Ulrike.« Während ich die Augen kaum aufbekomme, schaue ich in ein nettes Gesicht. Ich nuschle ein verschlafenes »Morgen« und versuche, nicht wieder einzuschlafen. Die Schwester kenne ich noch nicht, sie sieht aber sympathisch aus, soweit ich das so schlaftrunken beurteilen kann. Sie ist vielleicht ein bisschen älter als meine Eltern.

»Du musst jetzt bitte dieses Hemd hier anziehen, und mit den Thrombosestrümpfen helfe ich dir danach«, fordert sie mich auf und verlässt dann den Raum. Als sie wieder hereinkommt, liege ich in dem Hemd in meinem Bett und habe meine Klamotten in meine Tasche gepackt. Schwester Ulrike ist diesmal aber nicht allein, eine zweite Schwester ist bei ihr. Ulrike erklärt mir, dass ich das Zimmer wechsele und mit einer anderen Patientin zusammen liegen werde. Es ist das Zimmer, in dem ich auch nach dem Eingriff sein werde. Die beiden Schwestern schieben mich also in meinem Bett zwei Zimmer im Gang weiter nach vorn. Dort liegt eine Frau, die vielleicht in dem Alter meiner Oma ist, schätze ich. Sie sieht nicht gerade gut aus: Überall an ihr sind Schläuche, und sie scheint nicht viel mitzubekommen. Ich empfinde es schon als ein bisschen befremdlich, einen Menschen so hilflos zu sehen, und hoffe inständig, dass ich nach der OP nicht auch so viele Schläuche und Maschinen brauche. Schwester Ulrike hilft mir dabei, diese unnormal engen Thrombosestrümpfe anzuziehen. Danach flechte ich bedächtig meine langen dunkelblonden Haare zu zwei Zöpfen an den Seiten, damit sie während der Operation nicht stören. Denn ich werde an meinem Hinterkopf aufgeschnitten, der Tumor sitzt nämlich im Kleinhirn, das ist rechts unten, hinter dem Ohr, wo der Schädel gerade anfängt. Der Chirurg ist mit seinen Fingern da entlanggefahren, wo sie es machen werden, einfach einen langen, geraden Schnitt, vom Ende des Halses bis fast ganz hoch auf meinen Kopf. Zum Glück wird dabei nur ein Streifen Haare abrasiert, den Rest meiner geliebten Haare kann ich behalten. Ich hatte schon Angst, sie müssten alles abrasieren. Das wäre ein Albtraum für mich!

Gerade bin ich fertig mit den hässlichen, engen Strümpfen, da stehen meine Eltern im Türrahmen. Oh, was freue ich mich, sie zu sehen! Ich lächle sofort über das ganze Gesicht und merke, wie ich innerlich aufatme und leichter werde. Ich bin so froh, dass sie jetzt schon, um sieben Uhr morgens, bei mir hier im Krankenhaus sind. Dann bekomme ich Besuch von einem Arzt, der mir an meine rechte Hand, die noch keinen Zugang hat, einen zweiten anlegt. Autsch. Ich hasse diese Dinger, die tun beim Legen so unglaublich weh. Das scheint aber niemand hier zu wissen, denn die Ärzte und Schwestern führen diese Aktion so ungerührt und ohne Vorwarnung durch, dass man denkt, man ist vielleicht der einzige Mensch auf Erden, der so ein Weichei ist. Ich schlucke noch eine Tablette, die mich müde und ruhig machen soll, und dann bin ich offenbar bereit für die Operation. Meine Mama und mein Papa drücken mich noch mal ganz dolle, und ich will sie gar nicht mehr loslassen. Jetzt, so kurz bevor es ernst wird und es runter in den OP gehen soll, bekomme ich plötzlich höllische Angst. Ich würde am liebsten einfach mit meinen Eltern wieder nach Hause fahren und das alles hier vergessen.

Dann geht es los.

Die Schwestern schieben mein Bett aus dem Zimmer hinaus, und meine Eltern folgen uns noch ein Stück. Ich sehe ihre Gesichter hinter dem Bett herwandern. Dann verabschieden wir uns ein letztes Mal am Ausgang der Station, und sie versprechen hoch und heilig, da zu sein, wenn ich aufwache. Mit einem mulmigen Gefühl werde ich in den Aufzug geschoben. Dann geht es runter, ich habe keine Ahnung, wie tief, aber ich vermute, wir sind im Keller. Die Türen des Aufzugs öffnen sich, und die Schwestern schieben mich in einen engen

Gang ohne Fenster, der wirklich etwas nach Keller aussieht. Am Ende des Ganges wartet eine riesige Flügeltür auf uns, die mit der Cremefarbe des Ganges übereinstimmt. Wir steuern darauf zu, und ich vermute, dass sich dahinter der OP befindet. Eine der Schwestern drückt vor der Flügeltür auf eine Klingel. Circa zwanzig Sekunden später schwingt sie auf, und ein Mann in komplett grüner Arztkleidung bittet uns herein. Wir gelangen in einen weiteren Flur, der heller ist und an dem rechts und links große Türen mit runden Fenstern zu sehen sind. Da kommt der Arzt, der mit mir das Aufklärungsgespräch zur Narkose geführt hat, lächelnd auf uns zu.

»Guten Morgen, Marlene, bist du fit?«, fragt er mich mit motivierendem Unterton und voller Elan. Ich bin erleichtert, dass ich ihn kenne. Die Schwestern verabschieden sich von mir und wünschen mir viel Erfolg. Er übernimmt mein Bett und fährt es an die Seite des Ganges, dann rollt er eine schmale Liege neben mein Bett.

»Jetzt einmal bitte das Bett verlassen und dich hier drauflegen, schaffst du das oder soll ich helfen?«, fragt er, während ich mich schon aufsetze und hinüberklettere. Ich bekomme noch eine dünne Decke übergelegt, damit ich nicht nur so in meinem Hemdchen daliege, und dann fährt er mich auch schon in einen kleinen Vorraum vor dem OP, wie ich vermute. Die Tür zu dem Raum dahinter steht ein Stückchen auf, und ich kann ein paar Menschen in voller Krankenhausschutzkleidung hin- und herlaufen sehen.

»Hi, Marlene, ich bin Sven, wir passen während des Eingriffs auf dich auf und schauen, dass du auch gut schläfst«, stellt sich ein Mann, der in Grün gekleidet ist und gerade durch die Tür lugt, bei mir vor. Auch er ist sehr nett, und ich fühle mich gleich gut aufgehoben. Sven und der Narkosearzt, von dem ich den Namen nicht weiß, ich nenne ihn mal »Narkosemann«, räumen noch ein paar Dinge hin und her. Sie machen Witze und reden über den Song, der gerade im Radio läuft, und fragen mich, welche Musikrichtung ich gern höre.

»Pop und House«, antworte ich.

»Na, das ist nichts für Sven, der hört nur Metall«, witzelt der Narkosemann, und Sven lacht. Ich grinse und bin wirklich froh, dass die beiden die Situation hier so auflockern, da fühle ich mich direkt etwas wohler und weniger bedroht. Dann wird eine Leitung mit einer durchsichtigen Flüssigkeit an den Zugang in meiner linken Hand gehängt, ich spüre die kalte Lösung in meiner Hand und meinem Arm.

»So, wir spülen noch mal die Leitung, bevor du das Narkosemittel bekommst«, erklärt mir Sven. Wir unterhalten uns noch ein bisschen über die Schule und darüber, was ich jetzt machen würde, würde ich nicht hier liegen. Es ist ein nettes Gespräch und lenkt mich gekonnt von allem hier ab.

»Jetzt fängt gleich dein Arm an zu kribbeln, und dir wird vielleicht schummrig, ein bisschen so, als wärst du betrunken«, teilt mir der Narkosemann mit. Mir wird bewusst: Jetzt wird es ernst. Ich spüre das Kribbeln sehr deutlich in meinem linken Arm und auch diese Leichtigkeit in meinem Körper, wie ich sie vom Alkohol kenne.

»Puh, okay, ja, ich spüre es, irgendwie ein cooles Gefühl«, kichere ich und bringe damit die beiden zum Lachen. Ich versuche, wach zu bleiben und den Moment des Einschlafens zu spüren, ihn mir zu merken, doch während ich noch darüber nachdenke, verschwimmt alles, und ich bin weg.

Diese Gesichter

Es ist elf Uhr morgens. Ich sitze mit gepackten Taschen und voller Pläne im Kopf auf meinem Krankenhausbett, meine Eltern auf den Stühlen daneben. Wir versuchen, über etwas Belangloses zu plaudern, das Wetter, das Essen heute Abend, wer sich gerade statt meiner Mama um die Pferde kümmert ... Aber eigentlich zähle ich nur die Sekunden, bis endlich die Tür aufgeht. Das Zimmer ist warm von der ersten Frühlingssonne, und ich kann es gar nicht abwarten, es zu verlassen. Endlich finden die Ärzte Zeit, meinen Eltern und mir in einem Abschlussgespräch mitzuteilen, wie es jetzt weitergeht. Mit den Tatsachen, die ich schon weiß, habe ich meine Zukunft nach den Osterferien geplant. Ich hole meine schriftlichen Abiturprüfungen nach und werde ein paarmal zur Bestrahlung ins Krankenhaus müssen, bis alles komplett verschwunden ist – ganz einfach. Es sind nämlich noch Reste des Tumors vorhanden, da nicht alles während der OP entfernt werden konnte. Das Risiko war einfach zu hoch, dass ich sonst irreparable Schäden davongetragen hätte.

Als die Ärzte eintreten, zwei von ihnen kenne ich schon von der Visite, einen habe ich noch nie gesehen, verstummen Mama, Papa und ich augenblicklich und warten gespannt auf ein klares Zeichen, dass unsere Anspannung nachlassen darf und wir einfach sorgenfreier nach Hause gehen können. Doch statt Die-OP-hat-perfekt-geklappt-Erleichterung und

Gleich-werden-Sie-entlassen-Freude spielt sich etwas ganz anderes in ihren Gesichtern ab. Sie sind so ernst und schauen mich mit einem durchdringenden Blick an, der mich total verunsichert und ganz kribbelig vor schlechter Vorahnung macht. Tausend Gedanken schießen mir durch den Kopf: *Was geht hier gerade ab, was zum Teufel ist los, was ist schiefgelaufen, was passiert jetzt mit mir, wann komme ich endlich wieder raus aus dieser ungewissen Hölle?*

Dann fangen sie an zu sprechen, sie reden von den Biopsieergebnissen und davon, dass die Situation nun eine andere sei ... Ich höre wie durch einen Nebel hindurch, dass ich stark sein und kämpfen solle. Halt! Das Ganze entwickelt sich hier gerade in eine völlig falsche Richtung. Mein Kopf kommt nicht hinterher. Will er auch gar nicht. Diese mitleidige Aufmerksamkeit ist mir unangenehm. Mir läuft ein Schauer über den Rücken. Dann sprechen sie es ganz unverschnörkelt aus:

»Ihr Tumor ist leider doch bösartig.« Ich schaue verstohlen zwischen meinen Eltern hin und her. Ich habe Angst, dass einer von ihnen gleich zusammenbricht. Panik kriecht ganz langsam in mir hoch. Wie muss es für sie als Eltern sein, so eine Nachricht zu bekommen? Es tut mir so leid, ich will nicht, dass sie meinetwegen Angst oder Sorgen haben. Ich versuche ihre Gedanken und Gefühle von ihren Gesichtern abzulesen, aber bekomme keine Antwort. Alles um mich herum passiert gerade in diesem Moment, aber ich bin nur noch körperlich anwesend. Ich greife instinktiv und mit leerem Blick nach meinem Handy und schreibe Daniel, der angespannt in der Univorlesung sitzt:

»Ich muss eine Chemotherapie machen, der Tumor ist *doch* bösartig.« Mehr schaffe ich in diesem Augenblick nicht.

Von dem restlichen Gespräch zwischen den Ärzten und meinen Eltern bekomme ich nicht mehr viel mit. Nur dass ich jetzt auf die Kinderstation gehöre und dort alles Weitere besprochen wird. »Kinderstation«, weil mein Tumor eigentlich nur im Kindesalter vorkommt. *Warum – verflixt – habe ich ihn dann?* Danach werden wir stehen und mit unseren tausend Fragen alleingelassen.

Drehen wir die Zeit zwei Wochen zurück:

»Hallo, mein Schatz!« Ich blinzele und bekomme meine Augen kaum auf. *Der Schlaf war so erholsam, wieso bin ich jetzt wach?*

»Ah, hallo, Mama und Papa!« Verschlafen erkenne ich meine Eltern, und sofort machen sich Freude und Erleichterung in mir breit.

»Hast du gut geschlafen?«, fragt mich mein Papa.

»Ja, total gut«, antworte ich ihm gähnend. Ich merke schon, ich kann mich nicht wirklich bewegen oder meinen Kopf drehen, und so richtig aufwachen tue ich auch nicht. Meine Eltern bleiben bis zur Nachtruhe auf Station, halten meine Hand und sind einfach bei mir. Ich bekomme kaum etwas von ihrem Besuch mit, bin noch benebelt von der Narkose und total kaputt von der Operation. Ich brauche einfach nur Ruhe. Trotzdem geht es mir besser, weil sie da sind.

Ich wurde neun Stunden lang operiert. Nachdem ich noch mal viel geschlafen habe, bin ich dann doch hellwach und meine Eltern schon wieder zu Hause, sie durften leider nicht sehr lange bleiben, aufgrund der Nachtruhe. Da setzen die Schmerzen ein. Ich kann in der ersten Nacht nach der Operation so gut wie überhaupt nicht schlafen, bin ständig wach und schlafe höchstens immer mal eine halbe Stunde am Stück. Ich liege auf dem Rücken, mein Nacken und mein Hinterkopf schmerzen unfassbar doll, es fühlt sich an, als würde ich auf zwei Holzlatten liegen, die senkrecht von meinem Kopf die Wirbelsäule hinunterführen. Ich möchte mich auf die Seite legen, aber mein Kopf wiegt gefühlt tausend Kilogramm, und ich kann ihn nicht bewegen. Ich fühle mich so hilflos und allein, dass ich die halbe Nacht vor lauter Verzweiflung weine. Meine Zimmernachbarin störe ich damit zum Glück nicht, denn sie bekommt generell nicht viel mit. Die Nachtschwester kommt immer wieder und sieht nach mir und versucht, mir die Nacht zu erleichtern. Doch trotz Schmerzmitteln spüre ich die Wunde am Kopf sehr und bin mit der Lage einfach komplett überfordert. Ich versuche, ein bisschen was zu trinken, was sich als schwierig erweist, wenn man nur liegen kann. Irgendwann bekomme ich Hunger, und die Schwester füttert mich mit einem halben Pudding. Die ganze Nacht läuft das Radio, um mich abzulenken und mir beim Einschlafen zu helfen, doch auch das bringt nichts. Ich würde mich so gern mit Fernsehen ablenken, aber hier auf Station gibt es nur Radios, und meine Eltern haben mein Handy und meine Wertsachen mitgenommen. Irgendwann gegen Morgen schlafe ich dann doch ein, so lange, bis ich von der »Puddingschwester« für meinen MRT-Termin geweckt werde. Eine ältere Schwester, die ich noch nicht kenne, kommt dazu, stellt sich kurz als Schwester Margarethe vor und erklärt mir dann, dass sie nun alle Kabel aus meinem Körper ziehen werde, die während der OP und danach zur Überwachung genutzt wurden. Ich habe welche im Handgelenk und im Brustkorb, die

Schmerzen beim Ziehen sind unbeschreiblich. Danach warte ich zittrig, bis ich zum MRT abgeholt werde. Ein gestresster Krankentransport-Mitarbeiter fährt mich in meinem Bett runter zum MRT und lässt mich dann dort allein im Gang zurück, der extra breit ist, sodass hier mehrere Betten stehen können. Während ich dort unten mit weiteren Patienten, deren Gesichter ich nicht erkennen kann, weil ich immer noch liege, warte, werden meine Schmerzen nicht gerade besser. Endlich werde ich von den MRT-Schwestern abgeholt. Sie schieben mich in einen Vorraum und fragen mich allen Ernstes, ob ich allein hinüber auf die Trage komme, von der ich dann auf die MRT-Liege verfrachtet werde. Bei ihrer Frage bin ich vor Verzweiflung den Tränen nahe. Wissen sie denn nicht, dass mir gestern *ein Tumor aus dem Kopf* operiert worden ist? Sie schaffen es irgendwie, mich auf die Trage zu hieven, während ich vor Schmerzen aufschreie. Ich wollte ja kein Mitleid, das habe ich jetzt davon. Dafür bekomme ich diesen Satz geschenkt:

»Das mit Ihren Schmerzen tut uns leid, aber wir müssen jetzt das MRT machen.«

Ich mache niemanden für die Schmerzen verantwortlich.

Das MRT und alles drum herum ist die reine Hölle für mich. Das Komplett-Stillliegen ist mit Schmerzen im Nacken verbunden, da es kein Kopfkissen gibt. Die in der Regel zwanzig benötigten Minuten fühlen sich an wie eine halbe Ewigkeit, und die lauten Geräusche, die das Gerät von sich gibt, sind auch alles andere als erholsam und beruhigend für meinen Kopf. Nach der Untersuchung fühle ich mich vollkommen alleingelassen, habe höllische Schmerzen, und niemand ist da. Ich liege wieder in meinem Bett auf dem Flur und warte. Es laufen ständig Menschen an mir vorbei, aber keiner scheint mich zu sehen, niemand sagt auch nur ein Wort, so hilflos habe ich mich noch nie gefühlt. Irgendwann reagiert endlich eine der MRT-Schwestern auf mich und ruft auf Station an, damit jemand kommt und mich abholt. Als ich wieder auf Station bin, wartet vor meinem Zimmer ein Pfleger mittleren Alters mit einem neuen Bett auf mich.

»Hallo, Marlene, ich nehme dich mit auf die Neurochirurgie, dort wirst du die nächsten Wochen bleiben und dich erholen«, begrüßt er mich mit einem Lächeln. Schon wieder ein neues Zimmer! Ich werde in mein altes Zimmer gefahren, in dem ich meine Zimmergenossin zum ersten Mal wach sehe, was mich irgendwie freut. Ich grüße nickend, um mich bald wieder zu verabschieden. Das war ein kurzes Vergnügen. Ich werde mit meinem Bett an die Seite gefahren, damit das neue Bett daneben passt, und die Schwester und der Pfleger heben mich rüber. Die Neurochirurgie liegt genau gegenüber der Neurointensivstation, damit haben wir immerhin keinen langen, verschlungenen Weg vor uns. Diese Direktheit erleichtert mich irgendwie.

Dort angekommen, teile ich mir mit einer ganz netten jungen Frau, sie heißt Karina, ein großes Zimmer mit einer riesigen Fensterfront. Leider kann ich mich nicht ganz so sehr darüber freuen, wie ich gern würde, da ich mich von der Operation immer noch wirklich gerädert fühle. Also schlafe ich ein bisschen, bis zum Mittagessen. Das schaffe ich aber allein gar nicht zu essen, also warte ich auf meine Eltern, die müssen mir dann später mit dem kalten Essen helfen. Karinas Mutter ist zu Besuch und hilft mir freundlicherweise, den Speiseplan für die nächsten Tage auszufüllen: Es gibt für jeden Tag eine recht große Auswahl an Menüs, ich wähle meist »Vegetarisch«, da ich das Fleisch im Krankenhaus irgendwie eklig finde, weil ich nicht weiß, woher es kommt.

Während ich mein Nachmittagsschläfchen mache, kommen meine Eltern, setzen sich zu mir ans Bett und warten einfach geduldig, bis ich von selbst aufwache. Als ich also irgendwann die Augen aufschlage, bin ich verwirrt und überrascht, dass meine Mama und mein Papa direkt in mein Blickfeld rücken. Ich freue mich sehr, dass sie schon da sind. Mit ihrer Anwesenheit geben sie mir wieder neue Kraft, die ich sofort spüre. Durch diese Erleichterung im Inneren fühle ich mich nicht mehr ganz so allein und hilflos. Bei meinen Eltern kann ich mich fallen lassen, loslassen, und meine Gefühle brechen aus mir heraus. Ich weiß nicht, wann ich mich das letzte Mal so schlecht und schwach gefühlt und wann ich das letzte Mal so geweint habe. Ich weine wie ein Kind und fühle mich in diesem Moment auch genauso. Mir ist auch ganz egal, dass meine Zimmernachbarin oder sonst wer mich hören kann. *Wann habe ich das letzte Mal so geweint? Schon überhaupt jemals?*

»Alles ist gut, wir sind ja jetzt da.« Mama beruhigt mich mit ihren klaren und ruhigen Worten – eben: wie ein Kind, während ich spüre, wie mir Papas warme Hand über meine nasse Wange streichelt. Dank ihrer Anwesenheit und Sicherheit beruhige ich mich langsam. Der Besuch meiner Eltern tut mir so gut, ich spüre regelrecht, wie die Last der letzten Tage von meinen Schultern fällt. Mein Körper und meine Psyche sind von allem, was ich gerade erlebe, sehr angestrengt und erschöpft. Ich fühle mich in diesen Tagen innerlich wie ein kleines, hilfloses Mädchen, das ihre Eltern braucht, die sie wieder aufbauen und ihr Mut machen und gut zusprechen: Alles wird gut.

Heute lasse ich auch zum ersten Mal meine Wut über meine Situation zu: »Ich will das hier nicht mehr! Ich halte das nicht mehr aus! Ich will doch einfach nur nach Hause und dass alles gut ist, wie immer!«, schluchze ich und zittere am ganzen Körper vor Weinen. Ich weiß nicht, ob ich jemals in meinem Leben schon so verzweifelt gewesen bin.

»Ach, Maus, in ein paar Tagen sieht das Ganze schon anders aus, du musst nur noch ein bisschen die Zähne zusammenbeißen«, versucht mich mein Papa zu ermutigen und legt seine Hände mit aufmunterndem Druck auf meine.

»Versuche, stark zu sein und dich nicht zu sehr in deine Schmerzen hineinzusteigern, du schaffst das, da bin ich mir sicher«, bestärkt mich auch meine Mama und drückt mir einen liebevollen Kuss auf die Wange. Im ersten Moment bin ich ein bisschen sauer: Die haben gut reden, sie wissen nicht, wie sich das alles anfühlt. Denn es fühlt sich an, als würde ich *nie wieder* Freude empfinden können und als würden die Schmerzen *niemals* nachlassen. Doch sie haben recht, das weiß ich und versuche jetzt nicht so viel darüber nachzudenken und mich nicht in meinem eigenen Mitleid zu baden. Mein Schluchzen wird leiser, und ich bin froh, dass meine Eltern es immer wieder schaffen, mich zu beruhigen.

So sprechen wir über Zuhause, was es für Neuigkeiten gibt und was meine Geschwister machen. Allem voran mein neuer kleiner Pflegebruder: Erik. Die letzten Wochen war er zum gegenseitigen Kennenlernen immer wieder zu Besuch in unserer Familie. Und jetzt kommt er endlich ganz. Er ist zwei Jahre alt, und meine Eltern suchen gerade einen

Kindergartenplatz für ihn. Solange er noch keinen hat, wird er in Zukunft immer mit ins Krankenhaus kommen. Ich freue mich darauf, denn er ist ein kleiner Sonnenschein und wird mich mit Sicherheit gut ablenken können. Das macht mich froh, denn auch wenn ich seine Ankunft in unserer Familie verpasse, kann ich ihn so auch ein bisschen besser kennenlernen.

Nachdem sie den ganzen Nachmittag bei mir geblieben sind und ich mich beruhigt habe, verabschieden sich meine Eltern von mir. Auch wenn das ein turbulenter, emotionaler Besuch war, fühle ich mich viel leichter und habe neuen Mut geschöpft für die nächsten Tage.

Die nächsten vier Tage gehen schleppend vorüber, obwohl ich jeden Tag Besuch bekomme von meiner Familie, von Daniel oder Tabea und Lina und die nette Schwesternschülerin Clara mich anspornt, fit zu werden und mich aufzuraffen. Am dritten Tag, als meine Mama gerade da ist, schlägt sie vor, mir dabei zu helfen, mich zu bewegen. Ich, die ich gerade froh bin, dass die OP-Schmerzen etwas nachlassen, bin überfordert mit diesem Auftrag. Mein Kopf wiegt immer noch gefühlt tausend Kilogramm, und ich kann mir nicht vorstellen, wie sich dieser auf meinem Hals halten soll, wenn er sich nicht mehr anlehnen kann. Meine Mama und Clara helfen mir, mich aus meiner angelehnten Sitzposition, in die ich mein Bett mit dieser praktischen Fernbedienung gebracht habe, aufzusetzen, ohne mich anzulehnen. Ich sitze dann letztendlich so, dass beide Beine auf einer langen Seite des Bettes herunterhängen. Weiter bewege ich mich zwar nicht, bin noch sehr wacklig, aber immerhin: Ich sitze. Doch nach etwa fünf Sekunden Freude wird mir schwarz vor Augen, ich fange an zu zittern und breche nach vorn zusammen. Zum Glück können sie mich auffangen und lehnen mich wieder nach hinten ans Bett. Ich atme schnell. Aber angelehnt, beruhige ich mich rasch wieder. Mein Kreislauf scheint einfach noch nicht stabil genug zu sein, geschweige denn meine Halsmuskeln. Die scheinen bei der OP irgendwie eingeklemmt oder leicht beschädigt worden zu sein. Für mich fühlt es sich an, als wären gar keine mehr vorhanden. Nach diesem halb gescheiterten Versuch, wieder in die Bewegung zu kommen, beschließen wir, es langsamer angehen zu lassen, aber mich jeden Tag zum Üben zu bekommen. Clara lässt nicht locker und überredet mich dann auch täglich mit ihren guten Zusprüchen. Also reiße ich mich zusammen und übe mit ihrer Hilfe, kleine Fortschritte zu erzielen. So hilft sie mir beim Sitzen ohne Lehne und dabei, meinen Kopf selbst zu tragen. Ich bin sehr zurückhaltend, was ich so gar nicht von mir kenne, und habe Angst, eine falsche Bewegung zu machen. Immer wieder muss Clara mich dazu überreden, es erneut zu versuchen.

Daniel kommt regelmäßig vorbei, er ist eine große Stütze für mich in dieser Zeit. Er gibt mir irgendwie ein Stück Normalität zurück, wenn wir uns über Sprüche seiner Professoren lustig machen oder über den nächsten Urlaub sprechen, den wir uns nach der anstrengenden Zeit hier gönnen möchten, wenn wir gemeinsam von meinem Tablett das Mittagessen schaben, dazu irgendetwas Belangloses im Mittags-TV schauen, oder er sich einfach nur neben mich legt. Dann kann ich für ein paar Stunden dem Krankenhausalltag und allen Sorgen entfliehen.

Eine knappe Woche nach der OP darf ich endlich zum ersten Mal wieder duschen! Und wie gut, dass wir hier auf diesem Zimmer eine haben. Daniel hilft mir dabei: Er stützt mich und hält mich fest, während er versucht, dabei nicht ganz nass zu werden. Obwohl wir uns natürlich schon oft nackt gesehen haben und uns ganz vertraut sind, komme ich mir hier in dieser kalten Krankenhausumgebung irgendwie schutzlos und nackter vor. Fast ist es mir sogar vor Daniel unangenehm, mich zu zeigen. Dabei sind an meinem Körper ja gar keine Folgen der OP zu sehen. Als ich dann in dieser ebenerdigen, hellbraun gekachelten Dusche stehe und der warme Wasserstrahl über mich läuft, kann ich es einen kurzen Moment sehr genießen. Daniel tropft mir Duschgel auf die Handinnenfläche, und ich reibe mich vorsichtig ein. Dann lasse ich wieder einfach das Wasser auf mich regnen. Ich bin fast so weit, mich zu entspannen, da rutschen mir plötzlich die Knie weg, ich knicke ein, klappe richtig zusammen. Gerade noch kann Daniel mich halten, bevor ich auf dem harten Boden aufschlage. Damit hat auch er nicht gerechnet. Ich hänge wie ein nasser Sack in seinen Armen, und er schleppt mich zum Toilettensitz, auf dem mein Handtuch liegt und meine frische Kleidung. Ich trage eigentlich den ganzen Tag Jogginghose, Leggings oder meine pinkfarbene kurze Sporthose und ein bequemes T-Shirt mit einer Sweatshirt-Jacke drüber. Daniel rubbelt mich behutsam so trocken wie möglich, und gemeinsam schaffen wir es irgendwie, mir meine Sachen über die noch etwas feuchte Haut zu ziehen. Dann müssen wir tatsächlich etwas lachen, weil wir uns beide so unglaublich ungeschickt vorkommen, als wüssten wir nicht, wie man ein T-Shirt trägt oder wie man Socken anzieht. Trotz meines Zusammenbruchs bin ich froh, dass wir es gemacht haben. Jetzt fühle ich mich wieder mehr wie ein Mensch, wie *ich* und in meiner Haut viel wohler. Zwar sind meine Haare, die seit der OP immer noch zu den zwei Zöpfen geflochten sind, in ihren Haargummis total verknotet und verfilzt, aber meinen Körper konnte ich immerhin schon selbstständig waschen. Ich sehe mit meiner OP-Frisur wirklich ganz furchtbar aus, doch Daniel stört das überhaupt nicht. Er gibt mir das Gefühl, immer noch schön zu sein, und so muss ich mich in seiner Gegenwart nicht unwohl fühlen. Mich macht das überglücklich und noch verliebter in ihn, als ich es sowieso bin.

In der zweiten Woche nach der großen Operation bin ich schon richtig gut erholt und kann, zwar noch steif und ohne viel Bewegung des Kopfes, wieder aufstehen und laufen. Da beginne ich die Zeit richtig zu genießen, auch, wenn ich sie im Krankenhaus verbringen muss, und die Tatsache, dass ich keinen Verpflichtungen nachgehen muss und mich einfach ausruhen kann. Tabea und Lina leisten mir immer wieder mal Gesellschaft und sehen nach, ob es das Kuscheltierschaf auch gut hat bei mir. Wir unterhalten uns viel über alles, was in der Schule so passiert, über den neuesten Gossip und wer mit wem ... Wir lachen und spaßen herum. Das tut mir so gut. Und mit meiner Zimmergenossin Karina verstehe ich mich auch total gut. Sie ist zwar zehn Jahre älter als ich, aber das macht überhaupt nichts, wir sind trotzdem auf einer Wellenlänge und unterhalten uns viel und angeregt. Auch ihre Familie und ihr Freund, der jeden Tag vorbeikommt, sind alle sehr herzlich mit mir. Bei uns geht es ein bisschen zu wie im Taubenschlag: Denn auch meine Verwandten kommen mich regelmäßig besuchen. Da geben sich die Bierwirths und die Trauts sozusagen die Klinke in die Hand, wenn sie nicht sogar gemeinsam, miteinander angeregt plaudernd, Seite an Seite unser Zimmer betreten. Und wir werden dann so nebenbei begrüßt, bis das Gespräch beendet ist. Das amüsiert uns immer sehr. Mit im Schlepp ist bei Mama und Papa jetzt immer Erik. Er ist wirklich zuckersüß und bringt uns alle oft zum Lachen.

An einem anderen Tag versüßt mir ein Gruppenbesuch meiner Schulfreundinnen den Krankenhausaufenthalt. Sie kommen zu fünft mit Luftballon, kleinen Geschenken und natürlich Knabberzeug. Ihr Kommen tut mir wirklich sehr gut, es ist schön, von sich überschlagenden Mädelsstimmen zu hören, was draußen in der »Normalwelt« so los ist. Und dass sie sich weiterdreht. Das wird sie doch sicher nach meiner Entlassung noch genauso tun ...? Wir laufen über den Flur im dritten Stock, und ich zeige ihnen meine Station. Ich kann gar nicht mehr zählen, wie viele Runden ich in der dritten Etage allein in den letzten zwei Wochen gedreht habe mit Besuch, wegen Physiotherapie oder auch einfach so allein für mich, um mir die Beine zu vertreten.

Je besser es mir von Tag zu Tag geht, umso mehr plane ich, was ich als Erstes mache und wie mein Leben weitergeht, wenn ich wieder zu Hause bin. Durch die tägliche Visite der Ärzte weiß ich, dass sich mein Körper gut erholt. Aber auch, dass ich in Zukunft auf jeden Fall wiederkommen muss, weil noch ein Rest vom Tumor nach der Operation in meinem Kopf übrig geblieben ist. Das hat mir und meinen Eltern Professor Ulrich gleich am Abend nach der Operation mitgeteilt und alles genauestens erklärt. Da ich bei dem Gespräch geistig nicht wirklich anwesend war, zumindest nicht aufnahmefähig, kann ich mich nicht an alles so genau erinnern. Aber ich weiß, dass er den Großteil des Tumors entfernen konnte, doch drei Ausläufer in meinem Kopf bleiben mussten. Das Risiko war einfach zu groß, dass ich sonst mit Einschränkungen hätte weiterleben müssen. Und weil ich keine Einschränkungen merke, mein Gehör und meine Augen wieder ganz normal funktionieren und ich alle Körperteile (fast) bewegen kann wie immer, bin ich unglaublich dankbar für seine Entscheidung. Mir ist also bewusst, dass ich mich auf jeden Fall einer Strahlentherapie unterziehen muss, um den Resttumor auch noch zum Verschwinden zu bringen. Aber das macht mir keine Angst, es wird schon nicht so schlimm sein ... Ich mache wieder meine eigenen Pläne.

Genau zu diesem Chirurgen, Professor Ulrich, der so tolle Arbeit geleistet hat, soll ich unglaublich unfreundlich gewesen sein, als er nach der Operation mit seinen Kollegen zu mir kam, um zu schauen, ob es mir gut geht und ob bei mir noch alles »funktioniert«. An diesen Besuch kann ich mich nur noch verschwommen erinnern. Aus Erzählungen meiner Eltern weiß ich aber, dass er mich gefragt hat, ob ich lesen könne, um zu überprüfen, ob meine Nerven auch nicht beschädigt worden sind bei dem Eingriff. Und ich habe ihn wohl total angeschnauzt in meinem benebelten Zustand von der Narkose, wie er denn auf die blöde Idee komme, dass ich mit 18 Jahren noch nicht lesen könne. Das war meinen Eltern natürlich sehr unangenehm, aber der Professor hat es offenbar mit Humor genommen. Ich war nach meiner Operation offenbar nicht so gut drauf, auch zur Schwester war ich sehr unfreundlich und habe mich bei meinen Eltern über sie beschwert. Während sie mir das heute erzählen, müssen wir darüber lachen, denn, typisch Marlene, war ich auf einmal komplett auf hundertachtzig. Ich rege mich ganz gern mal über Dinge auf, die andere nicht mal erwähnenswert finden. Aber ich gebe mich eben nicht mit allem einfach so ab.

Die restliche Zeit im Krankenhaus versuche ich wirklich zu genießen, nachdem es mir so viel besser geht. Und so fühle ich mich fast wie im Urlaub, Papa hatte recht: Ich bekomme mein Essen ans Bett, kann den ganzen Tag fernsehen, ohne dass mich jemand als faul abstempelt, und auch sonst machen, worauf ich Lust habe. Solange es im Krankenhaus im Bereich des Möglichen liegt, natürlich. Das sieht nach der OP und während meiner Genesung natürlich auch ganz anders aus als noch davor, als ich wie ein Häuflein Elend in meinem Bett gefangen lag. Ich esse wieder gut und mit Appetit und Hunger und lasse mir von meinen Besuchern sogar Essen mitbringen, bei dem mir das Wasser im Mund zusammenläuft und das es hier einfach nicht gibt. So haben mein Bruder und meine Schwester mir Burger mitgebracht, mein Papa spontan eine Pizza, und Daniel und seine Mama standen doch tatsächlich bei ihrem letzten Besuch mit einem Schnitzel in der Tür. Ich bekomme täglich so viele liebe Nachrichten und Gute-Besserungs-Wünsche über mein Handy, was mich ungemein freut und mir zeigt, wie viele Menschen tagtäglich an mich denken.

Im Endeffekt sind diese Wochen sehr schnell und doch auch gut vorübergegangen. Wenn man bedenkt, mit welchen Beschwerden und mit was für einer Diagnose ich hier eingeliefert worden bin. Und heute ist »schon« der Tag meiner Entlassung! Ich kann wieder nach Hause und in die Schule und meine Freunde treffen. Das Leben da draußen wartet auf mich.

Dachte ich.

Bis zu diesem Morgen um elf Uhr.

Ich will schreien

D ie Wälder und Wiesen ziehen an mir vorüber, während wir auf dem Weg nach Hause sind. Es fühlt sich nicht an, als würde ich hier in diesem Auto sitzen. Eher, als wäre ich eine Zuschauerin, die gerade mitleidig meine eigene beschissene Situation beobachtet. Ja, sie ist beschissen, sie ist sogar noch schlimmer als das – und vor allem ist sie beängstigend. Ich kann nicht richtig beschreiben, wie ich mich fühle. Wie fühlt man sich, wenn man gerade gesagt bekommen hat, dass das Ding, das einem im Kopf wächst, bösartig ist? Wie fühlt man sich, wenn einem gesagt wird, dass man Krebs hat? Wie verhält man sich richtig? Soll ich weinen oder schreien oder einfach gar nichts tun?

Ich will schreien.

Die Blicke der Menschen durchbohren mich, und ich sitze einfach nur da, komplett überfordert mit *allem*.

Mit der Ungewissheit kommen prompt die Fragen und Ängste. Mein Kopf fühlt sich leer und gleichzeitig so voll an, dass ich gar nicht weiß, worüber ich zuerst nachdenken soll. *Werde ich wieder gesund? Werden mir die Haare ausfallen? Wie lange dauert so eine Therapie? Kann ich mein Abitur jetzt vergessen? Oh Gott, wie reagieren wohl die Schule, mein Chef und meine Freunde auf diese Nachricht? Kann mich mal bitte jemand kneifen?!*

Ich beschließe, aus dem Fenster zu schauen und dem Geräusch der Räder auf dem Asphalt zu lauschen. Während der gesamten Autofahrt bin ich so mit mir beschäftigt, dass ich mich nicht erinnere, was meine Eltern gemacht haben: Haben sie miteinander geredet, oder waren sie still?

Wir biegen in unsere Straße ein, und ich kann die Hunde am Tor hören, während wir zum Stehen kommen. Als ich die Autotür öffne, frage ich mich beklommen, wie wohl Ira und Pinkus auf diese neue »super Nachricht« reagieren werden ... Behutsam flankiert von meinen Eltern gehe ich ins Haus. Meine Mutter holt meine Schwester und meinen Bruder in unserer Rederunde, der Küche, zusammen. Normalerweise rufen wir durchs ganze Haus, wenn wir was voneinander wollen, doch heute geht sie zu den Zimmern und spricht leise mit ihnen. Ich sitze auf einem Stuhl neben unserem Küchentisch. Ich sitze auf diesem Stuhl und schaue geradeaus ins Leere. Ich weiß nicht, was ich sagen soll, und lasse es darum bleiben. Währenddessen eröffnen meine Eltern meinen Geschwistern die Hiobsbotschaft. Beide sind richtig schockiert und wissen auch nicht mit der Situation umzugehen.

»Und wie geht's dir jetzt?«, fragt mich Ira vorsichtig, sie schaut mich nur kurz an und dann auf ihre ineinander verknoteten Finger.

»An sich ganz gut. Ist natürlich krass, das Ganze jetzt«, antworte ich und versuche mich an einem starken Lächeln.

»Und wie geht es jetzt weiter?«, fragt Pinkus besorgt, nachdem er mich fest umarmt hat.

»Am Sonntag haben wir erst mal einen Termin auf der Kinderstation, und dann wird uns alles zur Therapie erklärt«, unterbricht mein Papa die angespannte Stille. Das alles hier ist so schräg, wie aus der Welt gefallen. Ich weiß selbst nicht, wie ich mit der neuen Situation umgehen soll, und meine

Familie genauso wenig. Und sie weiß auch nicht, wie sie mit *mir* umgehen soll. Mir geht es andersherum doch genauso. Ich weiß nicht, was ich sagen soll, ich habe große Angst, dass gleich einer in Tränen ausbricht. Ich will nicht, dass sie wegen mir traurig sind, weiß aber auch, dass ich es nicht verhindern kann. Ich sehe es meinen sonst so starken Eltern an. Papa wirkt noch gefasster als Mama, sie trägt diese Traurigkeit in sich, das spüre ich, und dieses Mitleid tut mir so weh, dass ich weinen möchte. Absurderweise habe ich jedoch gerade jetzt das Gefühl, ich muss für sie alle stark sein, für meine Familie, meinen Freund, meine Freunde. Alle sind so voller Trauer, dass ich da nicht mit drinstecken kann. Ich will um jeden Preis und im Moment doller als alles andere, dass *sie* wieder glücklich sind. Wir schaffen das schon. Irgendwie.

Am Sonntag fahren Mama, Papa und ich mit den beiden Jüngsten, Erik und Jan, ins Krankenhaus, wo wir uns auf der Kinderstation vorstellen. Schon bei der Anmeldung komme ich mir komisch vor, denn wahrscheinlich denkt jeder, wir sind wegen meiner kleinen Brüder hier. Ehrlich gesagt, wäre mir das auch lieber. Ich bin nicht gern das »kranke Kind« und stehe im Mittelpunkt. Am liebsten würde ich mich umdrehen und gehen. Meine Eltern versuchen, guter Dinge zu sein, und machen einen ziemlich gefassten Eindruck. Nachdem die nette Mitarbeiterin am Empfang mich aufgenommen hat, erklärt sie mir, wo wir hinmüssen. Wir fahren in den dritten Stock. Dort befindet sich auch die neurochirurgische Station, auf der ich noch vor einer Woche lag. Die bekannte Umgebung löst bei mir tatsächlich Wohlbefinden aus. Ich bin in den letzten zwei Wochen so viele Runden auf diesem Stockwerk gelaufen, dass ich mich richtig gut auskenne und irgendwie merkwürdig sicher fühle.

Auf dieser Seite hier war ich aber noch nie. Die Kinderklinik hat nämlich ihre eigenen Fahrstühle und einen eigenen Bereich auf jedem Stockwerk und ist viel freundlicher und farbenfroher gestaltet als der Rest des Krankenhauses. Sie liegt hinter großen Flügeltüren, die mich davon abgehalten haben, auch dort herumzustreunen. Doch gleich werde ich endlich wissen, wie es hinter den Türen aussieht ... Wir betreten also die Kinderklinik. Erst mal stehen wir in einem großen Flur oder einer Art Vorraum vor der Station. Ab hier darf nicht mehr jeder weitergehen, schon gar nicht ohne ausdrückliche Erlaubnis des Klinikpersonals. »Pädiatrische Onkologie« lese ich auf einem Schild, und mir wird ganz anders. Dieses Wort zu lesen fühlt sich so falsch für mich an, aber ich gehöre jetzt wirklich auf die Onkologie. Vor den bunt beklebten Türen steht ein Schild: »STOPP, betreten unter zwölf Jahren verboten«. Wir wissen nicht, wie wir vor den verschlossenen Türen auf uns aufmerksam machen sollen. Keine Menschenseele ist zu sehen. Wir sind etwas verwirrt. Wir drücken zaghaft auf eine Klingel an der Wand. Die Stimme, die durch den Lautsprecher dringt, bittet uns herein. Der Moment hinter den Flügeltüren löst etwas Ungeahntes und Großes in mir aus, das ich so nicht erwartet hatte. Es wuseln sehr viele Kinder auf den ersten Metern der Station herum, sie spielen im Spielzimmer, rasen mit Bobbycars um die Ecke oder machen Quatsch mit ihren Eltern. Und eine Sache haben sie alle gemeinsam: Sie tragen eine Glatze. Und lachen trotzdem um die Wette. Sie scheint es gar nicht zu stören, keine Haare zu haben, und sie haben so eine Leichtigkeit an sich, soweit ich das von außen beurteilen kann. Während wir an den ersten Patientenzimmern vorbeilaufen, kann ich einige Blicke hineinwerfen. Ich sehe ältere Kinder in ihren Betten sitzen und auf ihren

Handys herumspielen oder mit Besuch reden. Ihr Anblick trifft mich mitten ins Herz, und ich schlucke. Ich fühle mich fehl am Platz, weil ich noch immer nicht realisieren kann, dass ich ganz bald auch hier unterwegs sein werde. Ich spüre ganz still und heimlich Panik in mir aufsteigen: Jetzt wird es ernst und real. Ich kann mir einfach nicht vorstellen, dass ich auch bald keine Haare mehr haben werde. Ich habe wirklich das Gefühl, ich bin im falschen Film. Das hier kann doch nicht *mein* Leben sein.

Ich werde aus meinen Gedanken gerissen, als wir am Schwesternzimmer ankommen und mein Papa uns vorstellt. Die zuständige Schwester sagt uns, wir sollten vor der Station warten, bis jemand komme, der für uns zuständig sei. Kurz darauf kommt eine sympathisch aussehende Ärztin mit blonden, schulterlangen Haaren, einer Brille und dem typischen weißen Kittel auf uns zu und stellt sich uns als Stationsärztin Dr. Müller vor. Sie bittet uns, ihr ins Büro zu folgen. Mama nimmt Erik auf den Schoß, Jan darf vor dem Büro auf dem großen Flur spielen. Als Erstes erklärt uns Frau Dr. Müller hinter verschlossenen Türen alles über meinen Tumor und die damit verbundene Chemotherapie und anschließende Strahlentherapie. Ich bin nicht ganz bei der Sache, muss die ganze Zeit aus dem Fenster auf die Straße gucken, ich sehe Menschen draußen herumlaufen und frage mich, wohin sie wohl wollen und was sie heute noch so vorhaben … Während ich so vor mich hin grübele, schauen sich Mama und Papa gemeinsam mit Frau Dr. Müller die Bilder von meinem MRT an und versuchen, die Therapie, so gut es geht, nachzuvollziehen und zu verstehen. Ich schaue mir die Bilder auch an, kann aber kaum etwas darauf erkennen. Wenn ich ehrlich bin, will ich auch gar nicht so viel über die Therapie und meine durch sie »verlorene« Zeit nachdenken.

»Wie lange wird das Ganze denn dauern?«, frage ich darum als Einziges, als sich das Gespräch offenbar dem Ende zuneigt.

»Das ist noch nicht ganz klar, wir vermuten aber, mit allem Drum und Dran wird es schon ein Jahr mindestens sein«, antwortet Frau Dr. Müller und holt zwei Zettel aus einer Schublade. Sie legt sie vor uns auf den Schreibtisch und lässt uns etwas Zeit, sie zu begutachten. Auf beiden Zetteln ist eine Art Zahlenstrahl, wie ich ihn aus der Schule kenne, abgebildet, und immer wieder taucht das Wort »MRT« auf.

»Das hier sind zwei verschiedene Therapiepläne. Wir sind uns noch nicht sicher, welche Therapie du machen wirst. Dafür müssen wir die Tumorgewebeprobe, die wir während der Operation entnommen haben, genauer untersuchen lassen, das übernimmt ein Spezialist. Wir müssen vor Beginn der Therapie ganz genau wissen, ob die Reste in deinem Kopf einfach nur Tumorreste sind oder schon Metastasen. Davon hängt dann auch die Therapieform ab«, erklärt sie uns ernst.

»Außerdem, Marlene, werden wir bei dir eine Lumbalpunktion durchführen müssen«, fügt Frau Dr. Müller hinzu. Dabei würde mir Nervenwasser, das aus dem Hirn die Wirbelsäule hinunterläuft, abgenommen, um zu prüfen, ob sich darin Metastasen befänden, erklärt sie uns. Ich hoffe einfach, dass das Nervenwasser nichts abbekommen hat und mein Rücken damit verschont bleibt. Krebs im Kopf reicht mir.

»Chemotherapie« und »Bestrahlung« ist auf jedem der beiden Pläne zu lesen, der Unterschied scheint einzig die zeitliche Dauer zu sein: Die eine Therapie dauert ein ganzes Stück länger und umfasst mehr Chemotherapiephasen. Ich bete, bete, bete, dass ich den kürzeren Plan bekomme.

»Es tut mir so leid!«, rufe ich meinem Papa schwach hinter-her, während er die Tüte in den Mülleimer neben der Bus-haltestelle wirft. Oh Mann, es ist mir so unangenehm, dass er das für mich tun muss.

»Entschuldige dich bitte nicht. Ich mache das natürlich gern, das ist doch selbstverständlich!«, entgegnet er mir. Sei-ne Stimme ist klar und liebevoll, als er von der Bushaltestel-lenbucht zurück auf die Straße fährt.

»Okay«, antworte ich so leise, dass er es wahrscheinlich überhaupt nicht gehört hat. Ich bin total kaputt von nur ein paar Stunden mit ihm und Ira in der Stadt und musste mich übergeben, als wir aus dem Parkhaus herausfuhren. Zum Glück habe ich im Auto vorgesorgt für die nächste Zeit, da meist er es ist, der mit mir ins Krankenhaus fährt: Plastiktüten und Taschentücher. Die Nachwirkungen der Lumbalpunktion machen mir sehr zu schaffen und zehren an meinen Kräften. Ich konnte heute in der Stadt kaum laufen, mein Rücken hat so geschmerzt. Aufs Einkaufen konnte ich mich beim besten Willen nicht konzentrieren. Ich wollte mein Kleidungsgeld ausgeben für bequeme Sachen fürs Krankenhaus, da ich in der nächsten Zeit wahrscheinlich sowieso nicht so viel von meinen normalen Klamotten tragen werde. Also dachte ich mir: Wird's doch einfach eine schöne neue Jogginghose! Zum Glück habe ich zumindest *die* gefunden, bevor meine Kräfte mich vollends verlassen haben. Für meine Schwester tut es mir auch leid, dass wir die Shoppingtour abbrechen mussten. Sie beteuert zwar, es wäre natürlich kein Problem, aber es är-gert mich trotzdem. Ich bin einerseits froh, dass sie so reagiert, aber ein bisschen auch wieder nicht. Es kommt mir irgendwie unnatürlich vor. Wenn ich nicht dieses Ding im Kopf hätte, würden wir uns jetzt vielleicht anzicken, oder sie würde es eklig finden, dass ich mich im Auto übergebe, denn es *ist* eklig. Ich wünschte einfach, alles wäre normal und wie immer, und es herrschte nicht diese unangenehme Stille, die Papa mit seinen Witzen aufheitern muss. Eigentlich liebe ich seine Witze, die meistens nicht mal witzig sind, und womit wir ihn oft aufziehen. Aber heute kann ich nicht mal darüber lachen. Ach, ich vermisse die Unbeschwertheit. Bei uns allen. Man merkt so deutlich, wie uns diese Extremsituation belastet.

Meine darauffolgenden Wochen sind ziemlich voll mit Terminen im Krankenhaus, Vorbereitungen für die bevorstehende erste Chemotherapiephase, Gesprächen und einer kleinen Operation, bei der ich einen Portkatheter eingesetzt bekomme. Als die Ärzte mir erzählten, dass ich das Ding unter die Haut operiert bekomme, hätte ich mich am liebsten dagegen entschieden. Wieso muss ich das haben? Ich will nicht *noch* einen Fremdkörper in mir drin! Doch so einen Katheter bekommen alle Krebspatienten, er soll mir meine Therapie erleichtern. Er ist ein dauerhafter Zugang in eine herznahe Vene. Der Port erleichtert die Chemogabe, weil nicht jedes Mal eine neue Vene am Arm angestochen werden muss und die Medikamentengabe sehr sicher und sauber ist. Was soll ich *dagegen* sagen?

Ich fühle mich so, als wäre ich nur 18 geworden, um alle OP-Aufklärungen und -Papiere im Krankenhaus selbst unterschreiben zu können. Von Selbstbestimmung keine Spur. Ich habe mir unter meiner Volljährigkeit wirklich was anderes vorgestellt ... Irgendwie geht es in dem Alter doch auch ganz doll ums Weichenstellen, beruflich, aber auch privat. So mit Kennenlernen und auf der Suche sein nach dem Richtigen.

Hab ich schon darüber nachgedacht, wie ich später leben will? Ob ich Familie, Kinder haben will? Ja, klar, irgendwann schon, irgendwie. Aber das ist mir alles noch viel zu früh. Aber erstens kommt es anders, und zweitens, als man denkt ...

Vor ein paar Tagen nämlich betrat ich mit gerade mal 18 Jahren eine Kinderwunschklinik. Wie absurd ist *das* denn? Mit 18 Jahren werde ich mir Eierstockgewebe entnehmen lassen, um es einzufrieren. Wenn man den Grund nicht kennt, ist das Ganze schon ziemlich *weird*. Ich fühlte mich verdammt beobachtet und sehr fehl am Platz. Zum Glück war es schon spät am Nachmittag, und es waren kaum noch Menschen da. Und ich war bei einer sehr freundlichen Ärztin, die mir gleich ein gutes Gefühl für die Operation vermittelt hat.

Warum ich mir das Gewebe entnehmen lasse? Weil mir ganz nebenbei aufgefallen ist, dass zu den Nebenwirkungen der Therapie auch Unfruchtbarkeit zählt! Das war ein echter Schock für mich. Ist es noch. Denn: In meinem Alter setzt man sich doch noch nicht so konkret mit dem Thema »Kinderwunsch« auseinander. Das lag vor Kurzem alles noch in so weiter Ferne ...

Nach dem Gespräch mit der Radiologin schossen mir darum auch die Tränen in die Augen. Zum Glück war Mama bei dem Termin dabei und konnte mich danach trösten. Als wir den Raum verließen, da liefen sie schon. Ich war schockiert, auch so wütend – am liebsten hätte ich einfach ganz laut geschrien, um diese innerliche Wut rauszulassen –, und wusste nicht, was ich sagen sollte. Ich finde es so seltsam, dass wir über diese Sache reden, als wäre ich zehn Jahre älter. Wieder einmal habe ich das Gefühl, mein Leben gleitet mir aus den Händen und ich kann nur dabei zuschauen. Sich mit gerade mal 18 Jahren übers Kinderkriegen Gedanken zu machen und sich mit dieser Thematik ernsthaft und zukunftsgerichtet auseinandersetzen zu müssen, ist nicht leicht für mich. Ich muss mir eben *jetzt* Eizellen entnehmen lassen, damit ich später *überhaupt* eine Chance auf Kinder habe. Denn ich könnte durch die Strahlentherapie unfruchtbar werden.

Immerhin werden bei dem OP-Termin gleich zwei Operationen gemacht, denn ich bekomme dann auch gleich den Portkatheter eingesetzt. Schön die zweite Narkose gespart.

Am Morgen der Operation fährt Papa mit mir in die Kinderwunschklinik. Sie ist zwar in einer anderen Stadt, aber gehört zu »meiner« Klinik dazu, in die ich einen Tag später wieder zurückverfrachtet werde. Es ist zu früh am Morgen, und ich schlafe die Autofahrt über, denn ich bin wirklich am Ende: Ich fühle mich so geschwächt von den letzten Wochen. Sowohl körperlich als auch seelisch. Ich habe mir vorgenommen, nicht so viel über den bevorstehenden Eingriff nachzudenken, das hat bei meiner Operation am Kopf doch auch gut geklappt. Ich hoffe nur, es geht mir nach der Narkose nicht wieder so schlecht wie nach der letzten, und dass ich bloß nicht wieder so unfreundlich zum Chirurgen bin und ihn womöglich auch anschnauze.

»Es wird Zeit, das OP-Hemd anzuziehen«, reißt mich eine Krankenschwester aus meinen Gedanken, denen ich etwas später auf dem mir zugewiesenen Bett nachhänge. Sie legt mir ein Nachthemd aufs Bett. Wie ich diese Dinger hasse, sie sind jedes Mal knochenhart und eiskalt.

»Es wurde aus dem OP angerufen. In 15 Minuten fahren wir dich runter«, ruft sie mir noch beim Verlassen des Zimmers zu. Ich begebe mich ins Bad und ziehe mich um, danach liege ich noch etwa zehn Minuten stumm auf dem Bett, und Papa versucht, mich mit seinen Erzählungen aus der eigenen Krankenhauszeit abzulenken. Als die Schwestern kommen, verabschiedet er sich von mir mit einem Kuss auf die Wange:

»Viel Erfolg, mein Schatz!«

Ich nehme die Stimme meiner Mama wahr, sie steht links von mir an meinem Bett und streichelt mir die Hand, während ich noch etwas benommen bin und die Augen kaum aufbekomme.

»Mach mal bitte ein Foto«, nuschele ich ihr zu. Sie ist etwas verwirrt, erfüllt mir aber meinen Wunsch. Ich weiß, meinen Eltern gefällt es gar nicht, in solchen Zuständen ein Foto von mir zu machen, aber ich möchte unbedingt eins als Andenken haben, um zu sehen, wie ich nach dieser Operation ausgeschaut habe.

»Ich bin schon eine halbe Stunde hier und habe dir beim Schlafen zugeschaut«, sagt Mama zärtlich lächelnd. Es ist dieses Lächeln, das meinen Körper mit Freude und Wärme füllt. Ich bin so froh, dass sie hier ist, und ich merke, wie ihre bloße Anwesenheit spürbar dazu beiträgt, dass ich mich wohler fühle. Sie erzählt mir von ihrem Tag mit meinen Pflegegeschwistern und den Pferden. Es tut immer wieder gut, Geschichten aus dem Alltag zu hören, man fühlt sich dann mit ein klein wenig Fantasie zumindest ein bisschen so, als wäre man dabei gewesen.

Langsam nehme ich meine Wunden wahr. Ich fasse über meine rechte Brust und erfühle ein Pflaster. Es tut nicht weh, aber es fühlt sich unangenehm an, weil die Haut gespannt ist. Und irgendwie merkt man, dass etwas daruntersteckt.

Der Port. Ich denke nicht weiter darüber nach und schwebe gedanklich auf den Erzählungen meiner Mama und den Resten der Narkose davon. Ein paar Minuten später kommt ein Arzt ins Zimmer und begutachtet mich und meinen Bauch. Es kleben vier Pflaster auf meinem Unterleib, und unter dem ganz rechts lugt ein Schlauch hervor. Die Tatsache, dass ein Schlauch aus mir herausschaut, finde ich *total* eklig.

»Das sieht super aus, Frau Bierwirth, Sie waren sehr schön zu operieren«, lächelt er mich an. Ich muss grinsen und freue mich, dass ich so eine Vorzeigepatientin bin.

Mama muss leider irgendwann los und nach Hause. Da wartet schließlich noch der Rest der Familie auf sie. Allein im Zimmer, frage ich eine der Schwestern nach einem Fernseher. Mir ist langweilig, und ich würde mich gern von irgendeiner Show berieseln lassen. Kurze Zeit später geht die Tür auf, und ein echter Fernseher wird auf einer Kommode mit Rollen hereingeschoben. Ich bin baff, weil ich von meiner Station nur die kleinen Flachbildschirme an diesen Gerätearmen kenne, die sich nie so einstellen lassen, dass man wirklich gut gucken kann. Ich habe nicht damit gerechnet, dass ich einen *richtigen* Fernseher bekomme. Ich schmunzele, weil ich den Aufwand, den die Schwester betrieben hat, unglaublich nett finde.

»Danke schön! Voll cool, dass ihr den Fernseher einfach so rumschieben könnt«, grinse ich sie an.

»Ach, gern, mach es dir bequem und genieße den Abend!«, antwortet sie mir freundlich.

Und ja, ich genieße den Abend. Ich genieße es, nichts machen zu müssen, nicht denken zu müssen und einfach nichts zu tun. Ich lasse mich vom TV berieseln, bis ich irgendwann einfach davor einschlafe.

Das allererste Mal

Am nächsten Morgen hilft mir eine Schwester dabei, das erste Mal nach dem Eingriff aufzustehen. Das ist eine kleine Überwindung für mich, denn ich bin noch schwach, und meine Bauchmuskulatur möchte sich aufgrund der Wunden definitiv mit Bewegung zurückhalten. Mit der Unterstützung klappt es dann aber doch ganz gut. Mein erster Gang führt zur Toilette, weil ich aufgrund der Kürze dieser OP keinen Blasenkatheter bekommen habe. Alles muss man selbst machen ...

Am selben Vormittag noch werde ich von einem Krankenwagen abgeholt und in die mich behandelnde Klinik nebenan zurückgefahren. Trotz des Bauchgurts der Liege, der die ganze Zeit voll auf meine Wunde drückt, finde ich die Fahrt irgendwie cool. Ich wollte schon immer mal in so einem Krankenwagen mitfahren. Huch, das klingt jetzt so, als hätte ich Lust auf einen Unfall. So war das natürlich nicht gemeint ... In »meinem« Krankenhaus angekommen, werde ich von den Sanitätern durch die Eingangshalle hoch in den dritten Stock und auf meine Station gebracht. Ich bekomme ein Zimmer ungefähr in der Mitte des Flurs, es hat einen blauen Boden und große Fenster mit schönem Ausblick auf die Stadt. Die Sanitäter helfen mir in mein Bett, legen meine Tasche auf den Tisch und lassen mich dann allein. Direkt danach kommt eine Schwester, stellt sich mir als Samantha vor und erklärt mir, dass ich später meine erste Chemotherapie bekomme. Ich wusste ja, dass es heute so weit sein würde, aber jetzt, wo ich es noch mal persönlich gesagt bekomme, bleibt mir kurz der Atem weg. Ich lächle sie gezwungen an und versuche, dabei tapfer auszusehen. Dass ich mich fühle wie ein kleines Mädchen, will ich nach außen nicht zeigen. Ich hoffe einfach, dass Papa pünktlich ist. Er muss dabei sein, allein schaffe ich das nicht! In mir weiß ich natürlich ganz genau, dass meine Eltern mich niemals mit dieser großen Sache allein lassen würden, aber ich schreibe Papa trotzdem eine Nachricht, einfach, um auf Nummer sicher zu gehen. Während ich die Buchstaben eintippe, zittere ich ein bisschen, weil ich aufgeregt und angespannt bin. Dann überschlagen sich meine Gedanken auf einmal, und ich weiß plötzlich nicht mehr, wo oben und unten ist: *Werde ich die Chemotherapie spüren? Wie lange dauert sie? Ich hoffe, ich muss nicht kotzen!*

»Ich bin quasi schon da, keine Panik!«, antwortet Papa mir. Ich verspüre trotzdem keine Erleichterung, habe immer noch Angst, dass er nicht rechtzeitig kommt. Da geht auch schon die Tür auf, und ein Arzt und eine Schwester betreten den Raum. Augenblicklich steigt mein Puls, und ein Gefühl der Panik macht sich in mir breit. *Was? Wollen die jetzt etwa schon anfangen? Mein Papa ist doch noch gar nicht da, ohne Papa schaffe ich das nicht, ich kann das nicht allein! Hilfe!*

»Wir kommen zum Anstechen«, sagt der sehr junge Arzt in einem Tonfall, der mich wohl motivieren soll.

»Ehm, äh, ja, okay«, stottere ich, ich bin total überrumpelt.

»Keine Sorge, wir legen erst einmal nur die Nadel. Die Chemotherapie bekommst du dann später«, ergänzt die

Schwester aufmunternd. Sie hat wohl gemerkt, wie nervös ich wurde. Nach drei oder vier missglückten Versuchen und einem Ärztetausch sitzt diese megalange und große Nadel dann endlich in meinem Port. Der Weg dahin war extrem mühselig – und schmerzhaft. Am Anfang steckte die Nadel nicht richtig in der Kammer des Portkatheters, sodass die Kochsalzlösung durch die Wunde der OP-Narbe wieder austrat. Zum Glück reagierten Arzt und Schwester so schnell, dass ich das gar nicht richtig mitbekommen habe. So konnte ich nicht sehen, was da genau passiert ist, und habe keine Panikattacke bekommen. Das kommt wohl sonst häufiger mal vor. Die Ärztin, die es letztendlich geschafft hat, bleibt mir durch ihre freundliche und beherzte Art auf jeden Fall im Gedächtnis. Genauso wie die Schwester, die mir gut zugeredet hat. Und deren Hand ich wahrscheinlich zerquetscht habe. In diesen schmerzhaften und unangenehmen Momenten werde ich immer wieder eine Hand zum Halten und Drücken brauchen, damit ich das Ganze überstehe.

Nach einer gefühlten Ewigkeit kommt endlich mein Papa zur Tür herein, fast wäre er in den sogenannten Infusionsständer gelaufen, der zwischen der Tür und meinem Bett mitten im Weg steht. Dort hängen verschiedene Beutel mit Flüssigkeiten dran. Mir fällt ein sehr großer Beutel auf, und ich frage mich, ob der ganze Inhalt in mich hineinlaufen soll. Und wie komme ich dann vom Bett ins Bad? Denn irgendwann werde ich die ganze Flüssigkeit ja wieder loswerden müssen. Puh, da muss ich das Ding wohl überall mit hinnehmen, schätze ich. Sind ja rosige Aussichten. Mit gemischten Gefühlen betrachte ich das Ungetüm auf Rollen und frage mich, ob ich es spüren werde, wenn die Chemotherapie in mich hineinläuft. Denn mittlerweile habe ich gelernt, dass eine Chemotherapie nichts anderes ist als eine Infusion, die über einen Zugang (in meinem Fall meinen Portkatheter) in einen hineinläuft. So in etwa kann man sich das wohl vorstellen.

Wie wird mein Körper auf so eine heftige Infusion reagieren? Wenn ich ehrlich bin, habe ich mir vorher nie Gedanken über den Ablauf gemacht, der mich erwartet. Alles, was ich wusste, war, dass einem bei der Chemotherapie die Haare ausfallen. Was genau während dieser Therapieform passiert und was das überhaupt ist, war mir nicht wirklich bewusst. Wahrscheinlich wollte ich es auch einfach gar nicht wissen. Bis zum heutigen Tag. Denn jetzt, wo ich mittendrin stecke, muss ich mich natürlich damit auseinandersetzen.

Meine Gedanken schweifen drei Wochen zurück, als mich die nächste Hiobsbotschaft erreichte: Ich war an dem Tag mit Mama im Krankenhaus, und eine sehr liebe und mitfühlende Ärztin überbrachte uns die schlechte Nachricht. Wir saßen in so einem Kinderspiel-Warte-Aufenthaltsbereich in eine Ecke gedrängt am Fenster an einem Kindertisch, damit mein kleiner Bruder Erik spielen konnte, während wir uns unterhielten. Da saßen wir also, ich mit Blick aus dem Fenster und runter auf die Straße, meine Mama links von mir und gegenüber die Ärztin. Alle auf kleinen Kinderstühlen, um uns herum wuselte mein kleiner Bruder und brabbelte fröhlich vor sich hin. Als sie uns dann behutsam beibrachte, dass weitere Untersuchungen ergeben hätten, dass die kleine Stelle im Kopf, da, wo die Wirbelsäule beginnt, wirklich eine Metastase sei, zerbrach unsere Hoffnung in tausend kleine Teile. Klirr. Mama hatte Tränen in den Augen, und da konnte ich meine auch nicht mehr zurückhalten. Ich nahm ihre Hand und versuchte für uns beide stark genug zu sein. Es gelang mir eher nicht so gut. Wir weinten einfach los. Immer leise genug, damit mein kleiner Bruder so wenig wie möglich davon mitbekam. Ich merkte, dass die Ärztin mit uns fühlte, sie zeigte Verständnis für unseren Ausbruch, ließ uns Zeit, dass wir uns beruhigen konnten, um dann halbwegs gefasst ihren Worten zuzuhören.

Letztendlich weiß ich nicht mehr viel von dem, was sie noch gesagt hat, nach dieser geplatzten Bombe habe ich einfach abgeschaltet und musste nur daran denken, dass ich nun den langen und härteren Therapieplan vor mir haben würde. Und mir stand so bevor, wie ich diese schlechte Nachricht Lina, Tabea, Daniel und dem Rest meiner Familie beibringen sollte. Am Ende haben den größten Teil dann glücklicherweise meine Eltern übernommen. Daniel wollte aber *ich* davon erzählen. Das fiel mir sehr schwer, vor allem, weil es so hart war, mit *seiner* Trauer umzugehen.

Daniel versucht immer wieder, stark für mich zu sein, doch wenn wir allein sind, laufen bei uns beiden die Tränen. Es sind nicht viele, aber sie sind da. Letztendlich ist er bestimmt trauriger, als er vor mir überhaupt zugibt, das spüre ich, aber ich will ihn auch nicht drängen, über seine Ängste zu sprechen. Wir versuchen dann immer, schnell wieder an das Gute und meine Chancen zu denken. Wir nehmen uns Beispiele an anderen Krebspatienten, von denen wir gehört haben und die wir mitbekommen. Es ist erstaunlich: Wenn das Thema einmal aufkommt, beispielsweise unter Freunden, bekommt man erst mit, wie viele Menschen im Bekanntenkreis auch vom Krebs betroffen sind. Uns hilft es enorm, über das Thema generell zu sprechen und uns immer wieder die guten und positiven und hoffnungsvollen Beispiele vor Augen zu führen und nicht zu viel über einen ebenso möglichen negativen Ausgang nachzudenken.

Ähnlich ist es auch mit meinen Mädels. Wenn wir zusammen sind, konzentrieren wir uns auf die guten und positiven Dinge im Leben, auf meine Chance, gesund zu werden. Ja, natürlich, wir sind uns alle der schlechten Ausgangslage bewusst, aber wenn man zusammen ist, möchte man doch nicht noch darüber sprechen oder nachdenken. Man lässt sich, wenn man nicht allein ist, so viel besser ablenken.

Ich habe von ihrer Reaktion auf die schlechten Nachrichten zu meinem Gesundheitszustand direkt nicht viel mitbekommen, weil ich nicht die erste Überbringerin war. So weiß ich es nur aus Erzählungen. Das ist aber vielleicht auch besser so, denn ich hätte bestimmt nicht gewusst, wie ich mit ihrem Entsetzen, ihrem Schmerz und ihrer Angst hätte umgehen sollen. Da bei Tabea schon am Telefon die Tränen flossen, als ich die Diagnose »Hirntumor« bekommen hatte und meine allererste Nacht im Krankenhaus verbringen musste, kann ich nur vermuten, wie sie jetzt reagiert hat. Lina geht sicherlich etwas gefasster damit um, sie bringt ihre Emotionen nicht ganz so stark zum Ausdruck, wie ich sie kenne.

Und jetzt ist also der Tag gekommen: Ich bekomme meine erste Chemotherapie, und ich hoffe immer noch inständig, dass meine Haare nicht ausfallen werden. Ich sitze mit gemischten Gefühlen im Bett, Papa sitzt bei mir und steht mir zur Seite. Jetzt habe *ich* Angst, eine Panikattacke zu bekommen.

Dann ist es so weit, die Ärztin, die mir erfolgreich die Nadel eingesetzt hat, kommt mit einem Beutel in ihrer weißen Gummihandschuhhand herein, gefolgt von zwei Krankenschwestern. Papa und ich wissen: Jetzt wird es ernst. Ich bin ganz nervös und habe das Gefühl, in meinem Kopf kreisen die Gedanken, und ich kann sie nicht stoppen oder ordnen. Das sind meine letzten Minuten ohne heftige Medikamente, ohne dieses Gift in meinem Körper, das mir ja helfen soll. Ich hoffe, es tut nicht weh, und ich hoffe, die Nebenwirkungen werden nicht zu krass. Ich weiß nicht, wie ich mich fühlen soll: Es ist eine Mischung aus Respekt vor der Therapie und Verzweiflung aus Angst vor den zu erwartenden Nebenwirkungen. Ich habe im Vorfeld so viel über die Nebenwirkungen der Chemo gehört, dass ich jetzt nur weiß: Es wird eine harte und anstrengende Zeit. »Kämpfen« müsse ich, haben die Ärzte mir gesagt, was auch immer sie damit meinen. Zum Glück ist Papa da und hält meine Hand. Die Situation ist schon wieder so absurd: Ich sitze hier, und die Ärztin hält meine Chemo in der Hand, die in ein paar Minuten in meinen Körper einlaufen wird und in ein paar Tagen wahrscheinlich dafür sorgt, dass ich keine Haare mehr auf dem Kopf habe. Ich könnte jetzt auch einfach sagen: »Hängen Sie den Beutel bitte doch lieber nicht dran.« Ich könnte einfach aufstehen und gehen: »Jetzt will ich lieber wieder nach Hause.« Ich will doch nur mein altes Leben weiterleben.

Ich drücke Papas Hand ganz fest, während alle, die im Raum sind, gespannt zuschauen, wie die Medikamente über den Schlauch und den Zugang in meinem Brustkorb langsam in mich hineinsickern.

»Das war es schon?«, frage ich verblüfft und durchbreche damit die Stille.

»Ja, das läuft jetzt gleichzeitig mit der Hydrierung, die deinen Körper durchspült. Du bekommst etwa fünf Liter Wässerung am Tag«, erklärt mir die Ärztin.

»Oh, dann muss ich aber oft zur Toilette. Muss ich den Ständer jedes Mal mitnehmen?«, frage ich ein wenig ungläubig.

»Anja zeigt dir alles«, antwortet die Ärztin freundlich lächelnd und zeigt auf eine der Schwestern. Dann muss sie zum nächsten Patienten und verabschiedet sich von uns.

Die nächsten Tage im Krankenhaus vergehen sehr langsam, ich merke, wie meine Kräfte immer weiter schwinden und ich immer schwächer werde. Ich esse kaum, da mir meistens schlecht ist oder ich mich übergeben muss. Mama hat mir versprochen, dass sie mir zu Hause etwas ganz Leckeres zubereitet, worauf ich Lust habe. Darauf freue ich mich schon. Vorausgesetzt, mein Magen macht mit. Ich kann den Geruch der Krankenhausbrötchen, die jeden Morgen die gleichen sind, nicht mehr ertragen, mir wird davon richtig schlecht.

Nach fünf Tagen im Krankenhaus mit Chemotherapie ist dann endlich der Tag gekommen, an dem ich nach Hause gehen darf, bis in zehn Tagen die nächste Chemophase anbricht. Ich muss zwar jeden zweiten Tag zur Kontrolle der Blutwerte herkommen, aber das kann ich gut ertragen, solange ich nur zu Hause sein darf. Daheim angekommen, sitze ich erst mal in der Küche, wo meine Mama das Mittagessen vorbereitet. Ich sitze dort und versuche so fit wie möglich auszusehen, obwohl mein Körper stark danach verlangt, sich auszuruhen. Ich möchte aber ganz normal an diesem Tisch sitzen, wie immer. Das kann doch nicht so schwer sein! Ich will nicht den ganzen Tag nur herumliegen. Schon gar nicht, wenn ich zu Hause sein und am normalen Alltag teilhaben kann. Vor gar nicht allzu langer Zeit habe ich noch für meine praktische Sport-Abi-Prüfung trainiert, und jetzt kann ich kaum auf einem Stuhl sitzen. Mein Zustand macht mich wütend – und müde zugleich. Ich *will* aber hier sitzen und versuche, so stark und normal zu wirken, wie ich es irgend schaffe. Außerdem suche ich das Gespräch mit meiner Mama. Seit ich ins Krankenhaus gekommen bin, haben wir merkwürdigerweise nicht mehr die Zeit gefunden, obwohl ich doch jetzt so viel davon zu haben scheine, so innig zu quatschen wie sonst. Es ist nämlich so: Meine Mama ist für mich wie eine beste Freundin, ich kann mit ihr über alles reden, über Jungs, meine Probleme und meine Sorgen. Je älter ich wurde, desto stärker wurde unsere Verbindung. Als ich noch ein Kind und vor allem ein junger Teenager war, stritten wir uns oft, ich sah meine Mama immer als Gegnerin und als »die Böse«. Ich schätze, das ist normal. Aber je reifer ich wurde, desto mehr verstand und akzeptierte ich ihre Seite. So änderte sich mit der Zeit unser Verhältnis, und wir wuchsen immer enger zusammen. Wenn ich ehrlich bin, ist meine Mama meine persönliche Heldin. Genauso, wie mein Papa mein Held ist. Ich kann mit jedem Problem zu meinen Eltern kommen – sie helfen und unterstützen mich immer. Wenn ich Liebeskummer oder Herzschmerz habe, sind sie da und lenken mich ab, wenn ich mit Freunden streite, geben sie mir Ratschläge, und ich kann eigentlich mit jedem Problem zu ihnen kommen, und sie haben immer ein offenes

Ohr. Wir sind in unserer Familie sehr offen und reden viel über alles. Das bringt mir Spaß und lässt mich immer wieder runterkommen, weil ich dabei meine eigenen Gedanken sortieren kann. Darüber hinaus bin ich ohnehin ein Mensch, der gern und viel spricht. Deshalb liebe ich es so, wenn wir »Großen« abends zusammen in der Küche sitzen, meine Eltern, Pinkus, Ira und ich, und über alles das reden, was uns gerade so beschäftigt.

Jetzt ist es schon eine Weile her, dass wir zusammen in dieser, unserer Küche gesessen und tiefgründige Gespräche geführt haben. Und gerade in diesem Moment spüre ich wie einen kleinen Stich ins Herz, wie sehr ich das vermisse und mich richtig doll danach sehne. Aber irgendwie fällt es uns beiden schwer, offen zu reden und unsere Gefühle zu zeigen. Es geht nicht mehr um Liebeskummer oder den letzten Streit mit einer Freundin. Also reden wir an dem offensichtlichen Thema vorbei, sprechen über eher oberflächliche Dinge, wie die Pferde oder die Schule oder das Essen. Ich bin so unsicher, wie ich die Sache angehen soll: Soll *ich* einfach anfangen und sie fragen, wie es ihr mit alledem geht? Vielleicht will sie überhaupt nicht darüber sprechen. Ich habe das schon erzählt: Die Mutter von meiner Mama ist an Krebs gestorben. Die größte Angst meiner Mama war schon immer, dass eins ihrer Kinder auch Krebs bekommt, da bin ich mir sicher. Meine Eltern haben, als wir noch in der Großstadt wohnten, immer Gemüse vom Biobauernhof gekauft und alles selbst gemacht. Wir hatten jahrelang kein kabelloses Telefon oder WLAN, wegen der unerforschten Strahlung. Natürlich aßen wir auch mal Pommes und Fast Food. Das war aber die Ausnahme. Je älter wir Kinder wurden, umso lockerer wurden unsere Eltern, und umso selbstständiger wurden natürlich wir und lernten, dass wir selbst für unseren Körper und unsere Gesundheit verantwortlich sind und uns gut darum kümmern müssen. Dass wir entscheiden können, was wir uns aussetzen oder eben nicht. Ich habe nie so richtig ungesund gelebt oder meinem Körper nur schlechte Sachen zugefügt. Aber ab und an habe auch ich es mir gut gehen lassen mit Süßigkeiten, McDonald's-Fast-Food und dem ein oder anderen Sekt auf Partys. Mein Krebs kam also auf keinen Fall aufgrund eines »schlechten« Lebensstils, das haben mir auch alle Ärzte bestätigt. Keiner weiß, woher er kommt.

Ich kann also nur vermuten, wie sich meine Mama während der letzten Zeit gefühlt haben muss, und es tut mir so unendlich leid und weh, dass ich dafür verantwortlich bin. Ich weiß: Ich kann nichts dafür, und mir gibt auch keiner die Schuld. Trotzdem fühle ich mich verantwortlich. Es ist einfach schrecklich, seine Liebsten wegen einem traurig zu sehen, auch wenn sie immer versuchen, es vor mir zu verbergen.

Heute weiß ich gar nicht mehr, wie ich an diesem Tag in der Küche letztendlich das Thema angesprochen habe, ich weiß nur noch, dass Mama und ich uns lange umarmt und beide still geweint haben. Wir haben uns gegenseitig Trost gespendet. Die Nähe zueinander tat gut, genau die hatte ich so vermisst.

»Mach dir meinetwegen keine Sorgen, es ist, wie es ist, und wir müssen jetzt zusammenhalten und stark sein«, sagt sie, während wir uns umarmen. Es bricht aus mir heraus, und ich traue mich, alles zu sagen:

»Aber es muss doch der Horror für dich sein, nachdem du deine Mama an Krebs verloren hast, dass ich ihn jetzt auch habe. Das tut mir so leid, und ich will nicht, dass du meinetwegen so traurig bist«, schluchze ich in ihren Armen.

»Du kannst doch nichts dafür. Keiner kann etwas dafür. Und jetzt musst du dich um *dich* kümmern und darfst nicht unseretwegen traurig sein oder ein schlechtes Gewissen haben. Wir bekommen das schon in den Griff, wir haben doch uns: Papa, Ira, Pinkus und ich. Wir müssen uns nur erst alle an diese Situation gewöhnen, das ist natürlich ein Prozess. Aber glaub bitte nicht, dass du mit deinen Sorgen nicht zu uns kommen kannst, weil du uns damit belasten könntest. Wir sind erwachsen und alt genug und bekommen das hin. Versprochen. Konzentriere dich jetzt ganz auf *dich* und nicht auf *uns*, mein Schatz.« Sie drückt mir einen dicken Kuss auf die Wange. Mir fällt in diesem Moment ein Riesenstein vom Herzen, und ich kann wieder durchatmen. Ich weiß jetzt, dass ich meiner Familie einfach Zeit geben muss. Die Situation ist für keinen von uns leicht, und jeder hat sein eigenes Tempo, damit umzugehen.

Die nächsten Tage zu Hause sind sehr erholsam, und es tut gut, wieder ein bisschen Normalität mitzubekommen. Der ganz normale alltägliche Wahnsinn lenkt mich ab und lässt mich meine Lage ab und zu tatsächlich vergessen. Ich denke etwas wehmütig an meinen Kater Lemmy und frage mich, was er wohl in diesem Moment tut. Wahrscheinlich liegt er eingekuschelt bei Daniels Familie im Wohnzimmer und schläft. Ich musste ihn für die Zeit der Therapie abgeben, weil er als Katze Keime mit sich herumtragen könnte, die mich krank machen könnten. Und da man Katzen nicht so leicht kontrollieren kann wie Hunde, haben wir uns eben dazu entschieden, ihn für diese Zeit woanders unterzubringen. Ich bin froh, dass er bei Daniel sein kann, die beiden kennen sich ja auch schon eine ganze Weile, und ich weiß, dass es Lemmy bei ihm und seiner Familie gut gehen wird.

Ich fühle mich sehr ausgelaugt in den ersten Tagen nach der Chemo. Ich möchte mit anpacken und selbstständig sein, doch es fällt mir zeitweise schwer, auch nur einen Teller aus dem Schrank zu holen oder am Tisch zu sitzen. Ich sitze viel auf der Couch, um nicht allein im Bett zu liegen und damit ich mitbekomme, was zu Hause alles passiert. Wir haben von Bekannten und Menschen aus dem Krankenhaus so viele Tipps bekommen, dass wir bestens vorbereitet sind auf jede Phase der Chemo-Nebenwirkungen. Zum Beispiel die Unterbringung: Da mein eigenes Zimmer in unserem Hof liegt und einen eigenen Eingang hat, der nur über eine steile Holztreppe zu erreichen ist, außerdem mein kleines Bad ein Stockwerk tiefer liegt, sind meine Eltern für die Zeit meines Aufenthaltes zu Hause ins Wohnzimmer gezogen. Und ich schlafe in ihrem Schlafzimmer. So bin ich erstens in ihrer Reichweite, und zweitens liegt das Bad direkt nebenan. Das bedeutete aber auch: Ich musste meine wichtigsten Sachen packen und mit rüber ins Haus nehmen und mich umgewöhnen. Damit klarkommen, dass ich zwar zu Hause bin, jedoch auch hier alles anders läuft. Aber es macht natürlich Sinn, dass ich im Augenblick ganz nah bei meinen Eltern bin und so jederzeit Hilfe und Unterstützung von ihnen bekommen kann. Das ist wichtiger. Das sehe ich ein.

So vergehen die Tage. Ich möchte noch nicht viel Besuch haben, darum habe ich meine Mädels und auch Daniel seit der Therapie noch nicht oft gesehen. Ich wollte, zu Hause angekommen, erst mal alles mit mir selbst ausmachen. Wenn es mir nicht gut geht, hatte ich noch nie gern Zuschauer, ich bin dann lieber allein und habe meine Ruhe.

Doch mittlerweile sind die ersten fünf Tage der chemofreien Zeit um. Es waren sehr anstrengende Tage mit viel Schlaf. Ich habe mich übergeben, habe versucht, so gut es geht, etwas zu essen, habe mich ausgeruht – und gewartet. Ich wartete auf den Haarausfall, der noch nicht gekommen ist.

Doch heute ist ein guter Tag: ein Tag ohne Schmerzen und ein Tag ohne Termine im Krankenhaus. Und es ist wahrscheinlich einer meiner letzten Tage mit langen Haaren. Heute kommen Lina und Tabea zu mir und auch Daniel, denn heute will ich mir die Haare schneiden. Ich will sie nicht abrasieren, weil ich tief in mir hoffe, dass ein Wunder geschieht und meine Haare trotz Chemotherapie vielleicht doch nicht ausfallen. Der Haarausfall ist die ganze Zeit über eine meiner größten Ängste. Darum möchte ich sie schon mal kürzer schneiden, um bei allem, was gerade mit mir passiert, wenigstens bei *einer* Sache die Kontrolle zu behalten und selbst den nächsten Schritt zu bestimmen.

Ich habe meine Haare wirklich regelrecht gezüchtet, noch nie zuvor in meinem Leben hatte ich so lange Haare. Da sie schon immer sehr dünn waren und sehr langsam wuchsen, trug ich sie jahrelang auf Schulterlänge. Ich war außerdem immer viel zu ungeduldig, um zu warten, bis sie richtig lang waren. Irgendwann, vor zwei Jahren circa, habe ich den Entschluss gefasst, sie endlich wachsen zu lassen. Mein

Vorbild war an diesem Punkt immer meine kleine Schwester, die seit ihrer Kindheit ganz lange und wunderschöne Haare hat. Man muss hinzufügen, dass ihre Haare eine ganz andere Struktur haben und viel dicker sind als meine und auch schneller wachsen. Doch endlich wollte ich auch mal *so* lange Haare haben. Deshalb habe ich seit gut zwei Jahren also nichts mehr an meiner Frisur verändert, war nur regelmäßig zum Spitzenschneiden. Und jetzt, wo sie mir schon über die Brust fallen und man wirklich von *langen Haaren* sprechen kann, sollen sie mir ausfallen?! Das ist so unfair!

Tabea, Lina und Daniel sitzen hochgespannt auf meinem Bett, während ich mir vor dem Spiegel meine noch vorher geflochtenen Zöpfe abschneide. Da ich ein Waschbecken in meinem Zimmer habe, mache ich das Ganze hier. Ich habe gemischte Gefühle: Irgendwie ist es cool, sich die Haare einfach selbst abzuschneiden, doch natürlich bin ich auch traurig, dass ich diesen Schritt mache, machen *muss*. Allerdings gefällt mir meine neue Frisur erstaunlich gut.

»Hätte ich das mal früher gemacht«, ich drehe mich lachend vor dem Spiegel und präsentiere die neue Frisur meinen Zuschauern. Ich bekomme ein anerkennendes Nicken und »Daumenhoch« als Bestätigung. Zum Glück haben Daniel und ich, bevor die Mädels kamen, noch schnell ein paar Fotos zusammen gemacht, um uns beide noch mal als ganz »normales« Paar festzuhalten, bevor ich mich selbst nicht mehr im Spiegel erkenne.

Einen Vormittag später sitze ich mit Mama in unserem Hof und genieße die Frühlingssonne. Mama ist gerade aus dem Stall nach Hause gekommen und hat sich einen Kaffee gemacht. Wir sitzen auf unseren Stühlen im Schatten und quatschen über die Pferde und ihre aktuelle Arbeit mit ihnen.

»Ich gehe jetzt noch ein Runde mit den Hunden spazieren, möchtest du mitkommen?«, fragt sie mich in einem motivierenden Tonfall.

»Puuh! Meinst du? Ja, ich glaube, ich komme mit. Aber dann dürfen wir nicht so weit und so schnell gehen«, erwidere ich zögernd.

»Alles gut, wir gehen in *deinem* Tempo«, beruhigt Mama mich. Nachdem sie ihren Kaffee ausgetrunken hat und ich mir feste Schuhe angezogen habe, nimmt sie Igor, unseren Riesenschnauzerrüden, und Leni, Iras Zwergpudelhündin, an die Leine, und wir gehen los. Den ganzen Spaziergang über hake ich mich als Stütze in ihrem Arm ein. Wir sind schön langsam unterwegs, die Bewegung tut mir gut. Trotzdem merke ich danach, als ich wieder auf meinem Stuhl im Hof sitze, was ich getan habe. Aber es ist ein angenehmes Gefühl der erschöpften Zufriedenheit. Ich mache die Augen zu, rutsche auf meinem Stuhl nach vorn und genieße die warme Luft und den Duft nach Frühling.

»Du kannst jetzt gern regelmäßig mitkommen, wenn es dir so guttut«, schlägt Mama vor.

»Ja, vielleicht«, antworte ich verhalten. Natürlich habe ich Lust, mich zu bewegen. Aber auf Dauer jeden Tag nur ein Spaziergang – das kann doch nicht alles sein, das ist mir zu langweilig. Meine tägliche Herausforderung soll darin bestehen, spazieren zu gehen? Vor einem Monat war ich noch regelmäßig alle paar Tage joggen, um für die praktische Abiprüfung in Sport fit zu sein. Aber sogar das Spazierengehen strengt mich so an, als wäre ich einen

Marathon gelaufen. Für all das ist dieser Scheißkrebs verantwortlich. Dass ich jetzt hier sitze und ein Spaziergang meine tägliche Hürde sein soll. Langsam verschwimmt alles vor meinen Augen, und die ersten Tränen kullern meine Wangen hinunter.

»Das ist doch alles scheiße!«, sage ich verzweifelt. Ich will das alles nicht mehr und fühle mich so schwach. Wie ein plötzlicher Wetterumschwung hat sich meine Stimmung von wütend zu traurig verändert. Ich muss meine Gefühle einfach rauslassen, ich kann in diesem einen Moment nicht mehr stark sein. Ich fühle mich wie ein kleines Mädchen, das seine Mama zum Trösten braucht. Wie eine Gefangene meines eigenen Körpers. Ich möchte gesund sein. Ich fühle mich vom Kopf her doch gut. Aber mein Körper ist einfach zu schwach, er ist krank. Während der Tage im Krankenhaus haben sich meine Kondition, meine Muskeln und meine Ausdauer extrem abgebaut. Ich bin hilflos, traurig und wütend; traurig darüber, dass ich mein Abi mitten in der Prüfungsphase abbrechen musste, sauer auf den Krebs, der mir eine wichtige Zeit meines Lebens einfach so nimmt, und hilflos, weil ich nichts, aber auch gar nichts an meiner eigenen Situation ändern kann. Ich sollte mit 18 Jahren mein Leben leben, Spaß haben, feiern und Freunde treffen. Meinem Jahrgang stehen bald seine mündlichen Abiprüfungen bevor, und danach sind sie alle fertig. Sie werden feiern auf ihrem Abiball und feiern, dass sie es endlich geschafft haben, und ich? Ich sitze hier zu Hause oder im Krankenhaus – ich sitze *fest*. Während alle an mir vorbeiziehen, bin ich stehen geblieben. Mein Leben ist am 24. März 2017 auf die Bremse getreten. An diesem Tag hat sich einfach alles verändert.

Warum gerade ich? Wieso musste mir das passieren? Bin ich ein schlechter Mensch? Habe ich etwas in meinem Leben falsch gemacht? Ich beginne an mir selbst zu zweifeln. Ich möchte schreien, schreien und wegrennen. Ich möchte alles vergessen, aus einem großen, bösen Albtraum aufwachen. Ich fühle mich so allein, obwohl ich weiß, dass ich es nicht bin. Doch keiner ist *ich* – keiner ist in *meiner* Situation, und keiner kann mir etwas abnehmen. Gerade weiß ich nicht, wie ich es schaffen soll. »Sie müssen jetzt stark sein und kämpfen«, sagen die Ärzte. Doch wie stelle ich das an? Ich hoffe, ich finde die Antwort darauf.

»Jetzt komm mal her!«, meine Mama reißt mich aus meinen viel zu großen Gedankengewinden und zieht mich auf ihren Schoß. Eigentlich bin ich dafür doch viel zu groß. Aber jetzt werde ich wieder ganz klein. Ich sinke in ihren Arm. Wir bleiben so eine ganze lange Weile sitzen, ich möchte gar nicht mehr, nie mehr, aufstehen. *Jetzt* sollte die Zeit anhalten. Hier fühle ich mich sicher, in den Armen meiner Mama. Ich spüre richtig, wie ich Kraft tanke, und als ich mich dann doch wieder auf meinen Stuhl setze, bleiben die Tränen weg.

Braucht jemand Extensions?

Hello again, Krankenhaus, ich bin zurück!
»Bist du bereit?«, fragt mich die Frau in Grün durch ihren Mundschutz. Ich glaube, sie lächelt, zumindest tun es ihre Augen.

»Ja«, antworte ich und versuche dabei, so stark und zuversichtlich wie möglich zu klingen.

»So, dann kommt jetzt die Betäubung.« Ja, das merke ich.

»Hui«, bringe ich nur heraus und spüre, dass ich langsam müde werde. Ich weiß, ich bin gleich weg. Wow, ist das angenehm! Ich schwebe im Halbschlaf, völlig orientierungslos, und bekomme meine Augen nicht mehr auf, als mir jemand eine Heizdecke unter die Bettdecke legt. Sie bläst sich auf und erfüllt alles mit einer sehr beruhigenden Wärme. Ich fühle mich pudelwohl und versinke in einen tiefen Schlaf.

Als ich wieder aufwache, ist es schon dunkel draußen, und Pinkus, Ira und Mama stehen an meinem Bett, sie alle mit einem Grinsen – ein herzliches Willkommen. Ich freue mich sehr, dass sie da sind, obwohl es schon 21 Uhr ist. Es juckt in meinem Nacken. Als ich mich kratzen will, fahre ich durch meine völlig verklebten Haare. Zumindest durch die, die noch übrig geblieben sind …

Ja, »übrig geblieben sind«, denn der lange von mir so gefürchtete Haarausfall hat nun tatsächlich vor ein paar Tagen eingesetzt. Alle meine Hoffnungen auf ein Wunder wurden somit mit einem Mal zerschlagen, und ich blickte der bitteren Realität ins Auge. Ich stand morgens auf, ging hinunter in die Küche, kratzte mich am Kopf – und zog die ersten Strähnen heraus. Augenblicklich kamen mir die Tränen, und doch blieb ich erstaunlich ruhig. Ich ging wie in Trance zu meinem Papa in den Hof, und das Einzige, was aus meinem Mund kam, war:

»Ich kann mir die Haare vom Kopf abziehen. Das ist so ein komisches Gefühl.«

Die Haare fielen nicht nur aus, sie ließen sich nach und nach »abzupfen«. Jedes Mal, wenn ich mir durch die Haare fuhr, hatte ich neue Strähnen in der Hand. Ich stand ungläubig vor dem Mülleimer und nahm mir weiter und weiter die Haare vom Kopf. Von dem Zeitpunkt an wusch ich sie nicht mehr, ich hatte Angst, ich könnte anschließend gar keine mehr auf dem Kopf haben. Wenn ich mich bürstete, war die Bürste sofort voll von Haaren.

Zwei Tage später sah ich bei der Abiprüfung meines Sportleistungskurses zu. Frau Dr. Greif, eine ganz freundliche und bodenständige Ärztin von meiner Station, die sogar aus unserer Nähe kommt, hatte mir erlaubt, wenn ich mich fit genug fühlte, auf den Sportplatz zu gehen. Dort führte ich meinen Freunden mit ein bisschen Witz dahinter meinen aktuellen Zustand vor:

»Braucht jemand *Extensions*? – Ich hätte da ein paar«, lachte ich und hielt einige Strähnen in der Hand. Ich zeigte, wie ich meine Haare einfach so vom Kopf abziehen konnte. Die Reaktionen meiner Freunde und Mitschüler waren anfangs zurückhaltend, einige von ihnen waren richtig ein bisschen schockiert. Da ich selbst das Ganze aber mit Humor nahm, überwanden sie recht schnell ihre Skrupel und fanden es nicht mehr so schlimm. Humor ist doch schließlich, wenn man trotzdem lacht, oder? Es tat mir selbst einfach gut, an dieses ernste und eigentlich so schwierige Thema mit Ironie heranzugehen. Ich habe auch gemerkt, dass ich meinem Gegenüber damit die Scheu nehme und nicht zu viel Mitleid bekomme.

Am Anfang fiel der Haarausfall gar nicht so sehr auf, meine Haare wurden einfach immer dünner und dünner. Erstaunlicherweise empfand ich es dann lange nicht so schlimm, wie ich gedacht hatte. Ich hatte wirklich große Angst vor diesem Tag, doch als er dann gekommen war, war ich eher schockiert und fasziniert zugleich. Es war surreal, dass meine Haare nicht mehr fest mit meinem Kopf verwurzelt waren. Tatsächlich habe ich mich aber relativ schnell zurechtgefunden. Da meine Haare nur nach und nach ausfielen und nicht auf einen Schlag alle ab waren oder abrasiert werden mussten, hatte ich etwas Zeit, um mich an den Gedanken zu gewöhnen: Marlene ohne Haare.

Aber zurück zur Gegenwart: Ich wurde mitten auf meinem Schädel operiert, weshalb meine Haare zurückgeklemmt werden mussten, um während des Eingriffs nicht zu stören. Darum sind sie jetzt voll mit Jod und kleben an meinem Hinterkopf fest. Mama und Ira versuchen sie vorsichtig zu entwirren. Sie besorgen eine große Schale mit warmem Wasser und Shampoo und fangen an, meine Haare zu waschen. Ich sitze im Bett und bin ihnen leider keine große Hilfe, noch voll neben der Spur, wie ich bin, von der Narkose. Wir reden dabei ein bisschen über dies und jenes, meine Geschwister klären mich über alle Neuigkeiten auf, die ihnen wissenswert erscheinen. Darüber wird es ziemlich spät, und so verabschiedet sich meine Familie bald darauf für die Nacht von mir, nachdem meine Haare halbwegs trocken sind. Ich bin so froh, dass sie da waren, ihr Besuch hat mir Stärke für die Nacht und den nächsten, meinen zweiten Chemoblock gegeben, der schon morgen beginnt. Ich schlafe an diesem Abend schnell ein.

In der Nacht wache ich auf und spüre, dass mein Gesicht ab dem Haaransatz anzuschwellen beginnt. Ich bin verunsichert und rufe die Schwester. Auch die ist unsicher und ruft lieber einen Neurochirurgen. Während ich auf ihn warte, schlafe ich wieder ein. Er ist nicht gerade pünktlich. Ein paar *Stunden* später werde ich durch das Licht so einer Stiftleuchte geweckt. Es steht ein Arzt mit asiatischen Zügen vor mir und schaut sich mein Gesicht an. Mittlerweile ist meine gesamte Stirn dick, ich kann sie nicht einmal mehr runzeln. Es fühlt sich sehr komisch an, fast so, als wäre meine Stirn eingeschlafen, wie man das von den Füßen her kennt, sodass ich keine Mimik mehr habe. Er schaut sich lange und sehr genau meine Wunde auf dem Kopf und die Schwellung an – und gibt dann Entwarnung. Puh! Die Schwellung sei völlig normal, und ich solle mir keine Sorgen machen und weiterschlafen. Die Schwester und der Arzt verlassen mein Zimmer, und ich gehe erst mal ins Bad. Die Schwellung muss ich mir selbst ansehen! Das Licht im Bad ist so hell, dass ich meine Augen zusammenkneife. Erst nach ein paar Sekunden erkenne ich mich im Spiegel und stelle fest, dass die Schwellung sich bis in mein Gesicht ausgebreitet hat. Ich merke, dass meine rechte Augenbraue auch schon betroffen ist. Ich sehe schon gar nicht mehr aus wie ich selbst, irgendwie so, als hätte ich an der falschen Stelle Botox gespritzt bekommen. Das Pflaster auf meinem Kopf, das kurz über dem Haaransatz auf der rechten Seite beginnt, klebt nicht zu einhundert Prozent fest. Da es ohnehin nicht richtig sitzt, hebe ich es ein bisschen an und schaue darunter. Ich will wissen, wie die Wunde aussieht. Viel erkenne ich nicht, ehrlich gesagt nur getrocknetes Blut. Und eine Erhöhung mache ich aus, in der Größe eines kleinen Knopfes. Das wird wahrscheinlich das Rickham-Reservoir sein. Dabei handelt es sich um einen Katheter, ähnlich dem Port, der auf meinem Kopf sitzt und mit einem kleinen Schlauch in mein Gehirn führt. Noch mal deutlich: Es wurde also ein kleines *Loch* durch meine Schädeldecke gebohrt, durch das der Schlauch passt. Dadurch können die Reste des Tumors und die Metastase noch gezielter mit der Chemotherapie behandelt werden. Ich verlasse das Bad mit etwas zittrigen Knien und lege mich wieder ins Bett. Ich schlafe schnell ein.

Am nächsten Vormittag beginnt der zweite Chemoblock des ersten Zyklus'. Mama kommt am Mittag zu Besuch mit etwas Frischgekochtem von zu Hause. Bin ich froh, dass ich heute nicht im Krankenhaus essen muss. So bekomme ich wenigstens ein bisschen was runter, auch wenn ich das Essen leider meist nicht so lange bei mir behalten kann. Das Krankenhausessen war ja die ersten zwei Wochen noch auszuhalten, aber weitere *Wochen* überstehe ich das nicht, schon gar nicht gepaart mit der Übelkeit und der Appetitlosigkeit, die sich durch die Chemotherapie einstellen. Bevor Mama da ist, frühstücke ich meine Cornflakes von zu Hause, ziehe die Schlafsachen aus und mir frische Sachen an. Mir ist es sehr wichtig, dass ich nicht den ganzen Tag in denselben Klamotten verbringe. Ich brauche täglich eine kleine Routine, gleichzeitig kleine Herausforderungen für mich. Wenn ich fit genug bin und Lust dazu habe, male ich mir auch noch schnell meine Augenbrauen nach. Meine Schminktasche habe ich immer dabei. Ich finde, man kann sich doch auch im Krankenhaus hübsch machen.

Mamas Besuch gibt mir Kraft für die nächsten Tage. Es ist ein schönes Treffen, wir unterhalten uns gut und lachen viel. Von der Chemo spüre ich heute noch nicht so viel, worüber ich sehr froh bin. Im Laufe des Tages bekomme ich eine Zimmergenossin, die ein bisschen jünger ist als ich. Trotzdem überschreitet sie ebenfalls das Durchschnittsalter der Station, das ich auf neun Jahre schätze. Es ist schön, mit jemandem den Raum zu teilen, mit dem ich mich unterhalten kann. Sarah hat braune, mittellange Haare, trägt eine Brille und hat ein sehr freundliches Gesicht. Ganz nett und zurückhaltend fragt sie mich:

»Welcher Schrank ist denn noch frei?« Ich sage ihr, dass der vorne mit dem blauen Punkt ihrer ist, und während sie ihre Sachen hineinsortiert, fragen wir einander aus: woher wir kommen, wie alt wir sind und natürlich auch sehr schnell, wie wir von unserer Krankheit erfahren haben und damit umgehen. Wir sind super schnell bei den tiefgehenden Themen. Wie kann man auch über Lieblingsfilme und Co. sprechen, wenn man erst mal gesagt hat: »Ich habe einen Hirntumor«?

Nach der Arbeit kommt Papa vorbei, was mir noch mal den Tag verschönert.

Auch die darauffolgenden Tage vertrage ich die Chemo noch recht gut, bis auf die Übelkeit, das Erbrechen und die Müdigkeit. Ich bin relativ fit und habe kaum Schmerzen, sodass ich die Zeit auch ein bisschen genießen kann. Ja, ich sage bewusst »genießen«, denn ich kann im Prinzip den ganzen Tag über tun und lassen, was ich will. Habe keine Verpflichtungen oder Termine. Wenn man den Krebs bei der ganzen Sache mal für eine Sekunde vergisst, ist es fast wie Urlaub. Ich bin jedenfalls sehr froh, nicht im Lernstress, Arbeitsstress und sonstigem Stress festzustecken. Und ich habe hier auf der Station eigentlich alles, was ich brauche, um mich nicht zu langweilen: schnelles Internet, ein spannendes Buch und einen kleinen Fernseher an der Wand gegenüber von meinem Bett. Jeden Tag bekomme ich Besuch, und abends schaue ich irgendwelche Serien im TV. Jetzt, wo ich ja eine sehr nette Zimmergenossin in meinem Alter habe, fühle ich mich nicht mehr so allein, und wir quatschen viel. Sarah ist wegen eines auffälligen Gewuchers in ihrem Unterbauch hier, wahrscheinlich ein Tumor, das wird noch geklärt. Sie war vorher auch noch nie im Krankenhaus. Ich erzähle ihr von unserer großartigen Station und wie nett und lieb hier alle sind. Wir verstehen uns wirklich gut und freuen uns, dass wir in einem Zimmer gelandet sind. Wobei das bestimmt auch kein *so* großer Zufall war, denn die Schwestern kennen mich ja und gucken, wer »miteinander kann«, allein schon vom Alter her.

Während ich hier im Krankenhaus bin, versuche ich, nicht so viel über meine schlimme Situation und den Krebs nachzudenken. Das macht mich nur verrückt, und es verändert ja doch nichts an der Lage. Ich muss ehrlich dazu sagen: So ganz realisiere ich immer noch nicht, dass da in *meinem* Kopf etwas Bösartiges wächst. Es ist mir unvorstellbar und überhaupt nicht greifbar. Ich sehe und spüre ja auch nichts davon. Einen gebrochenen Arm beispielsweise sieht man, und man spürt ihn auch. Aber das Ding in meinem Kopf: ein blinder Passagier.

Die nächsten Tage führe ich immer wieder sehr nette Gespräche mit Sarah und erzähle ihr alles, was sie wissen will, über mich oder das Krankenhaus oder die Station. Beim Sprechen über meinen Krebs bin ich irgendwie überhaupt nicht empfindlich, sondern gehe ganz offen mit meinen

Erfahrungen und Empfindungen um. Sarah kommt von ein bisschen weiter her, und ich hoffe sehr, ich kann ihr den Start etwas leichter machen. Wir quatschen an manchen Tagen bis spät in den Abend hinein über Gott und die Welt, und für kurze Augenblicke vergessen wir sogar, dass wir in einem Krankenhaus sind und was für eine krasse Abzweigung unser beider Leben genommen hat, auf dass wir uns überhaupt kennenlernen konnten.

Über die Tage im Krankenhaus schneide ich immer wieder ein Stück meiner Haare ab, weil sie immer noch so verklebt und verzottelt sind, dass mein Hinterkopf ständig juckt. Und irgendwann bin ich dann so weit: Ich beschließe, meine Haare ganz abzurasieren. Genau das wollte ich nie. Aber ich halte es einfach nicht mehr aus, sie müssen ab. Sie haben ohnehin kaum noch etwas mit dem zu tun, auf das ich mal so stolz gewesen bin. Ich habe Mama schon Bescheid gesagt, dass sie die Ehre haben wird, mich neu zu »frisieren«. Außerdem möchte ich, dass Daniel dabei ist. Ich fühle mich wohler, wenn er den Prozess des Rasierens mitbekommt und nicht bei seinem nächsten Besuch beim Anblick meiner Glatze vor Schreck umkippt. Montag soll der Tag sein, weil dann beide Zeit haben. Der Rasierer liegt schon bereit – den stellt die Station.

Aber noch ist Sonntag. Und heute soll ich zum ersten Mal eine Chemotherapie über mein Rickham in den Kopf bekommen. Ich habe gemischte Gefühle, wenn ich daran denke. Aber auch jetzt wende ich wieder die Strategie an, einfach nicht so viel darüber nachzudenken, schließlich vertraue ich meinen Ärzten.

Mama und Papa sind heute zusammen gekommen, da erstens Wochenende ist, und ich zweitens beide dabeihaben wollte, wenn mein Rickham zum ersten Mal angestochen wird und ich die erste Chemo darüber bekomme. Sie bringen mir wieder ein selbst gekochtes Mittagessen mit, das Papa mir in der Elternküche aufwärmt. Ich freue mich, dass ich außerdem noch einen Gurkensalat und ein Brot für den Abend im Kühlschrank habe, dank Mama und Papa. Es ist wirklich sehr praktisch, dass wir hier auf Station eine Küche für die Eltern und Patienten haben, ausgestattet mit Kühlschrank und Tiefkühltruhe, Mikrowelle und einem großen Esstisch. So hat man wenigstens die Möglichkeit, wenn man möchte, sich mit eigenem Essen zu versorgen oder besser: versorgt zu werden.

Während ich im Bett esse, erzählen meine Eltern, was es zu Hause Neues gibt und was meine Geschwister, die Hunde und die Pferde machen. Es ist schön, diese kleinen Teile vom normalen Alltag mitbekommen zu dürfen, so habe ich zumindest ein kleines bisschen das Gefühl, daran teilzuhaben.

Eine Stunde später klopft ein älterer Arzt an meine Tür und betritt, begleitet von einer Schwester, das Zimmer. Erst schütteln beide mir und meinen Eltern die Hand, dann bereiten sie alles vor für die allererste Chemo über das Rickham. Mein Bett wird so in Position gebracht, dass ich aufrecht sitze und meine ausgestreckten Beine einen 90-Grad-Winkel zu meinem Körper bilden. Ich bin ein bisschen nervös und quetsche das Kissen, das meine Oma mir extra für die Zeit im Krankenhaus selbst gemacht hat, in meinen Händen. Es ist so schön blau, auf die Vorderseite sind verschiedene zarte Blumenmuster draufgenäht. Ich bin ganz stolz auf mein Kissen.

»Jetzt bitte ganz still halten. Und – schwupp – die Nadel ist drin!«, sagt der Arzt.

»Wie? Das war's schon?«, frage ich verwirrt.

»Ja, die Nadel steckt, und jetzt spritze ich gleich die Chemotherapie.« Der Arzt hält eine winzige Spritze in die Höhe, gefüllt mit einer gelben Flüssigkeit.

»Werde ich das spüren?«, frage ich unsicher.

»Nein, eigentlich solltest du gar nichts merken«, antwortet er mit ruhiger Stimme. Dann geht es los, und ich spüre tatsächlich: nichts! Bin ich froh! Nach ein paar Sekunden wird die Nadel wieder gezogen und fertig. Ich hatte mir das Ganze schlimmer ausgemalt: mit Schmerzen oder mindestens einem extrem unangenehmen Gefühl. Es klingt auch echt gruslig, was da über das Rickham passiert. Aber von allen Nadeln und Spritzen, die ich in den letzten Wochen bekommen habe, war das hier die harmloseste und hat mir am wenigsten wehgetan. Nur das komische Gefühl bleibt natürlich, dass da eine Nadel mitten in meinem Kopf, also im Rickham, steckte. Und die spürte ich auch, als ich die Augenbrauen hochzog und sich dabei die Kopfhaut bewegte.

Nach diesem Wochenende habe ich dann also die nächsten Hürden geschafft: habe die vorerst letzte Operation hinter mich gebracht und mein erstes Mal Chemotherapie in den Kopf bekommen. Und ich beginne zu lernen, dass man nur vorankommt, wenn man sich das große Ganze in kleine Etappen und Ziele einteilt. Denn wenn man jeden Schritt als Ziel sieht, hat man mehr Erfolgserlebnisse und sieht nicht nur den riesengroßen Berg vor sich, den man noch hochklettern muss. Die kleinen, realistischen Etappen kann man in naher Zukunft nach und nach abarbeiten. So komme ich zumindest viel besser klar. Hat Papa also mal wieder recht behalten, als er sagte:

»Wir machen das alles Stück für Stück, eins nach dem anderen.«

Am nächsten Morgen, es ist Montag, erwache ich aufgeregt: Heute rasiert Mama mir die Haare ab. Es klingt vielleicht albern, wenn man bedenkt, was ich hier sonst so alles über mich ergehen zu lassen habe, aber ich habe wirklich ein bisschen Angst vor meiner neuen Frisur. Und davor, dass ich mich mit ihr nicht mehr im Spiegel betrachten mag. Wenn erst mal meine Haare weg sind, kann mir jeder meine Krankheit ansehen, und jeder wird sich denken: »Das arme kranke Mädchen!« Und genau das will ich nicht, ich bin nicht das arme kranke Mädchen, das Mitleid braucht. Ich bin die 18-jährige Marlene, die Krebs hat und deshalb eine schicke Glatze trägt!

Während Sarah Besuch von ihrer sehr netten Familienbande bekommt, warte ich auf Mama und Daniel und schaue zum Zeitvertreib eine Serie. Am Mittag kommt Mama dann endlich, und kurz darauf ist auch Daniel da. Der Rasierer liegt im Bad bereit. Daniel stellt einen Stuhl vor den Spiegel im Bad. Kurz bevor Mama dann anfängt, betrachte ich mich und meine Haare, besser gesagt: meinen Knoten, noch ein letztes Mal. Dann surrt der Rasierer. Und meine Haare fallen, während Mama tapfer rasiert, nach und nach vor meinen tränenverschleierten Augen ins Waschbecken. Die ganze Zeit über halte ich Daniels Hand fest, während die kalten Klingen des Rasierers über meine Kopfhaut gleiten. Es ist ein ungewohntes und seltsames Gefühl. Plötzlich kommen alle meine Emotionen und Ängste hoch, ich weine ganz ungehemmt. Wir machen eine kurze Pause, ich betrachte mich und muss durch meine Tränen hindurch tatsächlich lachen. Ich sehe aus wie ein gerupftes Huhn, sodass ich nur noch froh sein kann, dass jetzt alles abkommt. Ich bete, dass es sich wie eine Befreiung anfühlen wird. Und ich habe Glück: Es ist wirklich sehr angenehm, keinen juckenden Hinterkopf mehr zu haben und nicht ständig Haare an allen Klamotten und Orten zu finden, an denen ich nur kurz gewesen bin.

Als ich mich das erste Mal mit Glatze im Spiegel ansehe und mit der Hand ganz behutsam über meine weiche Kopfhaut streiche, muss ich grinsen – ein höchst seltsames, aber auch sehr cooles Gefühl irgendwie. Mein nackter Kopf fühlt sich durch die winzigen Stoppeln, die der Rasierer nicht wegbekommt, ein bisschen an wie die Haut eines Pfirsichs. Ich spüre jeden Luftzug am Kopf, als ich mit meinem Ständer aus dem Bad zurück zu meinem Bett gehe. Die Familie meiner Zimmergenossin versichert mir eifrig und freudestrahlend, dass mir die Glatze gut stehe. Entweder sie haben Mitleid mit mir, oder sie meinen es wirklich ernst. Wie auch immer: Ich freue mich über ihre Reaktion.

»Wow, du hast wirklich einen schönen Kopf und eine perfekte Kopfform, Marlene!«, bekomme ich in den darauffolgenden Tagen auf Station oft zu hören. Das freut mich natürlich und ermutigt mich dazu, mich die nächsten Monate über nicht zu verstecken.

Die positiven Rückmeldungen sind es auch, die mich heute, drei Tage nach dem zweiten Chemoblock, darin bestärken, ein Foto von mir auf Instagram hochzuladen, auf dem meine Glatze genau zu erkennen ist. Mein allererstes Foto mit Glatze im Internet!

Einfach nur lachen

Na, was sagt ihr zu meiner neuen Frisur?«, frage ich Lina und Tabea gespannt.
»»Sie steht dir. Wirklich!«, sagt Lina, und Tabea stimmt ihr nickend zu. Ich lächele und freue mich über ihre Reaktion. Sie hatten bestimmt genauso ein mulmiges Gefühl vor dieser Begegnung wie ich.

»Danke, ich hatte schon Angst, ich könnte mich selbst nicht mehr im Spiegel anschauen«, sage ich erleichtert lachend. Wir sitzen draußen bei uns im Hof, es ist Anfang Juni, und die Luft ist schön mild. Eine Jahreszeit zum Wohlfühlen und nicht zum Verstecken, und ich genieße es jede Sekunde, draußen zu sein und die frische Luft einzuatmen und zu wissen: Ich bin am Leben. In so simplen Momenten, die doch eigentlich alltäglich sind, beginne ich das Leben mehr zu genießen, als ich es je getan habe. Ich genieße den Augenblick hier zu Hause bei gutem Wetter im Schatten bei uns im Hof. Zwar bin ich nicht fit genug, um unterwegs zu sein, aber hier zu sitzen und mit meinen liebsten Menschen das Wetter zu genießen, bereitet mir unglaubliche Freude und Wohltat.

»Vermisst du eigentlich die Schule?«, fragt mich Tabea vorsichtig.

»Schon«, antworte ich nachdenklich. »Obwohl alle gerade mitten im Prüfungsstress stecken, wäre ich gern dabei. Aber ich kann auch froh sein, nicht lernen zu müssen. Ich kann den ganzen Tag Serien schauen, ohne ein schlechtes

Gewissen haben zu müssen«, füge ich etwas verlegen lachend hinzu. Alles ist immer nur die halbe Wahrheit. Die ganze kann doch kein Mensch ertragen. Ich habe mir fest vorgenommen, nicht so viel darüber nachzudenken, was ich alles verpasse. Es macht mich nur traurig und zieht mich runter. Und dann komme ich womöglich überhaupt nicht mehr aus dem Bett.

Wir Mädels verbringen noch ein paar Stunden zusammen mit allen möglichen Gesprächsthemen. Es ist immer wieder heilsam und befreit mich für eine Weile aus meinem eigenen Strudel, die Geschichten des alltäglichen Wahnsinns zu hören und mich mit anderen über ihre kleinen Probleme aufzuregen, mich zu freuen, zu ärgern und zu lachen. Nachdem Tabea und Lina sich wieder auf den Heimweg gemacht haben, gehe ich ins Haus und steige die Treppen hinauf in mein vorübergehendes Zimmer, das Schlafzimmer meiner Eltern. Ich möchte duschen. Weil ich mich dabei unsicher fühle, vor allem so kurz nach einer Chemobehandlung, sage ich meinem Bruder Jan Bescheid, er solle ein Auge auf mich haben. Ich lasse die Badezimmertür ein Spaltbreit offen, damit er mich hört, während er in seinem Zimmer ein Buch liest. Das Duschen klappt zum Glück ohne Probleme. Wie aus dem Ei gepellt setze ich mich an den kleinen Schreibtisch im Schlafzimmer und schlage mein Tagebuch auf. Das habe ich von meinen Eltern geschenkt bekommen, kurz nachdem klar war, dass der Tumor in meinem Kopf bösartig ist. Sie dachten, es könnte mir vielleicht guttun, meine Gefühle und Gedanken aufzuschreiben, und ich war damit einverstanden, es mal zu probieren. Und so versuche ich, immer mal etwas aufzuschreiben, auch als Erinnerung an das alles hier. Nachdem ich ein bisschen geschrieben habe, werde ich müde. Ich bin immer so schnell erschöpft. Also setze ich mich aufs Bett, ein großes Kissen im Rücken, damit ich mich anlehnen kann, nehme mein Smartphone in die Hand und scrolle durch Instagram. Ich habe vor ein paar Tagen ja mein erstes Foto mit Glatze hochgeladen, und die Reaktionen sind überwältigend: Freunde, Bekannte und Mitschüler gratulieren mir zu meinem Mut, selbst fremde Menschen online, die mir bis dahin noch gar nicht gefolgt waren, liken das Foto und kommentieren es. Es tut gut, der Welt da draußen zu zeigen, dass ich noch da bin und kämpfe. Dass ich nicht nur die arme Marlene bin, die Krebs hat und keine Haare mehr.

Eines Tages kommt mich eine Freundin aus dem Chor, in dem ich singe, besuchen. Wir sprechen natürlich auch über mein neues Foto auf Instagram, und sie sagt, dass sie es extrem mutig von mir finde, so offen mit meiner Krankheit umzugehen. Dann erzählt sie mir von einem Blog, dem sie folgt, in dem eine junge Krebspatientin über sich, ihre Krankheit und ihren Umgang damit berichtet. Wir entscheiden uns dafür, dass wir diesen Schritt und ihre Offenheit sehr wichtig finden, weil sie so vielen Menschen ein Vorbild sein kann und Hilfe bietet in verzweifelten Situationen. Nicht nur für die Kranken selbst, sondern natürlich auch für die Angehörigen, die Freunde, die nicht wissen, wie sie mit der ganzen Sache, mit einem so kranken Menschen umgehen sollen.

Ich denke die nächsten Tage viel darüber nach, es beschäftigt mich beim Einschlafen und Aufwachen. Ich habe keine Hemmungen, über meine Krankheit und die Therapie zu sprechen, im Gegenteil: Ich erzähle jedem, der sich dafür interessiert, sehr gern davon. Bin ganz offen. Manchmal scheint meine Sicht auf die Dinge die Leute zu irritieren, wenn ich zum Beispiel beschreibe, wie aufgeregt ich war, dass ich in einem Krankenwagen mitfahren durfte. Oder dass ich es so genieße, manchmal einfach den ganzen Tag rumgammeln zu können. Klar, die denken immer: *Da ist Marlene so krank und kann sich über solche Dinge freuen, anstatt Todesängste zu haben?* Das klingt vielleicht merkwürdig, ja, aber – hey! – ich bin ja kein anderer Mensch geworden mit ganz anderen Bedürfnissen oder Gefühlen als vorher. Der Krebs hat mein Leben auf der einen Seite vielleicht um hundertachtzig Grad gedreht, aber ich, Marlene, bin noch gar nicht hinterhergekommen. Ich stehe noch da und schaue in die genau entgegengesetzte Richtung, denke über Dinge nach, die mich *vor* der grausamen Diagnose beschäftigt haben. Immer weniger zwar. Aber immer wieder. Und auch das möchte ich den Menschen da draußen erzählen: dass man nicht ein ganz, ganz starker und optimistischer Mensch sein oder werden muss, um das durchzustehen. Man ist der Mensch, der man eben ist. Und damit muss man klarkommen. Man wächst da sicherlich irgendwie Stück für Stück rein. Aber das kommt nicht einfach so.

Außerdem: Wenn ich das alles schon durchgemacht und bis ins kleinste Detail erfahren habe, Antworten auf all meine Fragen bekommen habe, mit denen ich tagtäglich die Ärzte und Pfleger löchere, warum soll ich mein Wissen nicht teilen und anderen damit eine Hilfe bieten?

Und nachdem der anfänglich ganz zarte Gedanke in mir weiter und weiter gewachsen ist, schreibe ich den ersten Text auf meinem Laptop über mich, den Krebs und die Therapie.

Bevor ich ihn aber online veröffentliche und so ja irgendwie zugänglich mache für die ganze Welt, lasse ich meine Eltern drüberlesen. Mir ist wichtig, dass auch sie sich damit wohlfühlen, sie kommen schließlich darin vor.

Nachdem ich noch ein paar Folgen meiner Serie geschaut habe, ist mir langweilig. Also taste ich mich ganz vorsichtig die Flurtreppe hinunter und in die Küche zu meinen Eltern, die das Abendessen vorbereiten.

»Ich bräuchte noch ein paar Sachen aus meinem Zimmer, kann vielleicht einer von euch später rübergehen und sie holen?«, frage ich in die Runde. »Es nervt mich, dass ich mein Zeug nicht bei mir habe und es auch nicht einfach holen kann. Ich fühle mich wie ein Sonderfall oder eine, die ständig Aufmerksamkeit braucht, dabei geht es mir ja eigentlich ganz gut«, schütte ich ihnen mein Herz aus.

»Aber wenn es dir mal nicht so gut geht und du Hilfe brauchst, sind wir halt direkt da. Und außerdem bringen wir dir gern alle Sachen, die du brauchst, damit du dich wohlfühlst«, beruhigt mich Mama, während sie Kartoffeln schält. Sie gibt mir einen flüchtigen Kuss auf die Stirn. Dann hält sie im Schälen inne und wechselt einen kurzen Blick mit meinem Papa. Der nickt ermunternd.

»Marlene, wenn es dir aber so viel bedeutet, denke doch mal darüber nach, ob du dir zutraust, die Treppen in dein Zimmer allein zu gehen, auch wenn du mal zur Toilette musst. Wir können es gemeinsam ausprobieren, und dann versuchst du es mal für eine Nacht«, ist ihre Idee. Ich bin ganz gerührt. Ich weiß, wie ängstlich Mama und Papa sind, dass mir etwas zustößt und sie nicht in meiner unmittelbaren Nähe sind, um mir zu helfen. Was für eine schwere Zeit auch sie durchmachen. Und trotzdem schlägt Mama mir vor, dass ich wieder in meinem eigenen Zimmer schlafen und wohnen kann. Das ist ein unglaublicher Vertrauensbeweis und zeigt mir, wie sehr sie mich lieben. Ich spüre plötzlich, wie mein Bauch kribbelt und ich am liebsten quietschen würde vor Freude. Ich umarme meine Eltern stürmisch, so stürmisch, wie ich in meinem Zustand sein kann:

»Lasst es uns gleich ausprobieren, bitte, bitte!«

»Und, wie hast du in deinem eigenen Bett geschlafen?«, fragt mich Mama lächelnd am nächsten Morgen. Wir sitzen mal wieder in der Küche, sie ist gerade aus dem Stall nach Hause gekommen und trinkt jetzt ihren geliebten Mittagskaffee. Der Reiterhof ist bei uns im Dorf, und Mama läuft jeden Morgen dorthin, egal bei welchem Wetter. Denn so kommen auch gleich die Hunde raus, und die Bewegung tut ihr und ihnen gut. Ich freue mich jeden Tag auf den Moment, wenn sie aus dem Stall zurückkommt und wir allein Zeit zu Hause haben und quatschen können. Ira, Jan und Aaron sind in der Schule, Erik im Kindergarten, und Pinkus und Papa sind auf der Arbeit. Erik hat seit Kurzem einen Kindergartenplatz zur Probe. Davor saß er jeden Morgen, wenn ich frühstückte, neben mir auf seinem Hochstuhl und leistete mir Gesellschaft. Das war immer sehr amüsant und unterhaltsam.

»*Richtig* gut! Es ist einfach so schön, wieder in meinen eigenen vier Wänden zu sein«, antworte ich ihr strahlend, während ich am Fenster stehe und die Hunde draußen beim Hundesein beobachte. Ich fühle mich in meinem eigenen Zimmer tatsächlich nicht mehr so sehr wie ein Pflegefall, und Mama und Papa kommen öfter zu mir hoch. Das gefällt mir auch ganz gut. Gestern Abend waren sie zum Gute-Nacht-Sagen bei mir. Das haben sie das letzte Mal gemacht, als ich ein Kind war. Ich kann mich gar nicht mehr richtig daran erinnern. Irgendwie habe ich das Gefühl, einen Rückschritt in meiner Entwicklung gemacht zu haben. Aber gleichzeitig ist es auch total schön, sich von seinen Eltern helfen zu lassen und es einfach ohne Druck genießen zu dürfen, noch zu Hause zu wohnen. Eigentlich war mein Plan, nach dem Abi auszuziehen, irgendwo zu studieren. Ich möchte meine eigenen vier Wände und Regeln haben, ich möchte selbstständig und nicht auf Hilfe von anderen angewiesen sein. Momentan bin ich es in vielen Dingen aber nun mal. Manchmal vermisse ich meine gerade zum ersten Mal zaghaft gefühlte Selbstständigkeit von vor guten zwei Monaten.

Dann eröffne ich freudestrahlend meiner Mama meinen Plan:

»Könntest du mich vielleicht heute Abend zur ›Adria‹ fahren?« Ich möchte mit meinen besten Freundinnen in unserer Lieblingspizzeria Abendessen gehen. Natürlich willigt meine Mama sofort von Herzen gern ein.

»Oh, es tut so gut, wieder mit euch hier zu sein und ganz normal Pizza essen zu können!«, proste ich Lina und Tabea mit meinem Glas zu. Auch wenn wir den Kellner mit meiner Cola noch mal wegschicken mussten, weil die Zitrone raus muss. Ausgerechnet! Die Cola ist kein Problem, aber die gesunde Zitrusfrucht ... Nicht gut gesäubertes Rohes und Ungeschältes kann nämlich immer irgendwelche Keime an sich haben. Und da ich durch die Chemotherapie ein sehr schwaches Immunsystem habe, ist immer die Gefahr da, dass ich mich leicht mit Krankheiten anstecke. Krank zu werden könnte für mich aber sehr gefährlich werden, eben aufgrund meines so geschwächten Körpers und Immunsystems.

Wir reden eine Menge und bringen uns gegenseitig in unserem Leben auf den neuesten Stand. Tabea erzählt von ihrem FSJ im Kindergarten, Lina von ihren Klausuren in der Schule und ich von meinem Umzug zurück in mein Zimmer. Es ist immer wieder eine schöne Ablenkung, meinen Freundinnen zuzuhören und mit ihnen ganz ungezwungen und nicht künstlich gewollt auch über *ihr* Leben zu reden – nicht nur über meins. Mein Leben ist momentan bei so vielen Menschen das Gesprächsthema Nummer eins. Ich genieße es, mal nicht im Mittelpunkt zu stehen und nicht über die eigene Lage und meine Chancen nachdenken zu müssen.

Nachdem wir alle drei mit unglaublichem Appetit unsere Lieblingspizza »Tatjana« verputzt haben – Tomaten, Mozzarella und viiiiiel Knoblauch –, kommen wir zum Gesprächsthema »Spontanität«. Wir stellen fest, dass wir total Lust hätten, gemeinsam etwas zu unternehmen und unserem Alltag und unseren Pflichten für eine Zeit zu entkommen. Da wir aber aufgrund von Arbeit, Schule und Krankenhaus leider nicht so einfach die Koffer packen und ins Auto steigen können, entschließen wir uns dazu, wenigstens für heute Abend an einen schönen Ort zu fahren. Wir laufen von der Pizzeria die Straße hoch zu Tabea. Mann, hat *die* ein Glück, in der Straße unseres gelobten Pizzabäckers zu wohnen! Tabea ist die Älteste von uns und hat ihren Führerschein schon seit anderthalb Jahren. Nur leider hat sie kein eigenes Auto. Wir setzen uns also in das Auto ihrer Eltern, das zum Glück gerade keiner benötigt, und fahren los, die kleine Straße mit

Kopfsteinpflaster runter und in den Kern des Dorfes. Von dort aus geht es in Richtung Umgehungsstraße, wobei wir die Burg, die diesen Ort so ehrfürchtig macht, hinter uns lassen. Wir fahren ein paar Kilometer, bis wir uns auf ein Ziel geeinigt haben. Bevor es dort hingeht, wollen wir aber erst mal etwas einkaufen: Eis. Das ist sehr schnell klar. Wir halten also beim nächsten Supermarkt. Bevor es reingeht, muss ich allerdings meinen Mundschutz aufziehen, um mich nicht mit irgendeiner Krankheit bei Fremden anzustecken. Damit ich nicht immer die Einzige bin, die von allen angeglotzt wird, hole ich grinsend zwei weitere Mundschutze aus meiner Tasche.

»So, heute habt ihr die Ehre, im Partnerlook mit mir herumzulaufen.« Die beiden schmunzeln und ziehen die Dinger direkt auf. Ich hole mein Handy aus der Tasche, um ein Selfie von uns zu machen. Und bin ganz stolz auf die beiden, dass sie so bedingungslos ihre Loyalität zu mir ausdrücken und sich nicht die Bohne dafür schämen.

Wir kaufen zwei große Packungen Eis, einmal Schokolade und einmal Vanille, und weiter geht die Fahrt. Wir fahren in eine wunderschöne Kleinstadt, die auch als Kurort bekannt ist. Sie liegt an einem Berghang, oben steht ein süßes, kleines Restaurant, von dem aus man einen wirklich tollen Ausblick über die Stadt und das Land drum herum hat. Wir suchen uns in der Nähe vom Restaurant einen schönen Platz, an dem wir in Ruhe unser Eis essen und die Aussicht genießen können. Ich nehme meine »Krebsmütze« ab, wie ich sie nenne: eine Mütze aus extrem dünnem Stoff, durch den man jede Unebenheit erkennen kann. Obwohl ich kein riesiger Fan von der Mütze bin, trage ich sie, damit nicht jeder meine Glatze anstarrt. Ich habe sie nicht immer auf und traue mich auch mit meiner puren Glatze unter Menschen, aber manchmal möchte ich eben so ungestört und unbeobachtet wie möglich sein und nicht alle Blicke auf mich ziehen.

Es ist so schön hier oben, der weite Blick erfüllt mein Herz, die frische Luft meine Lungen, und ich realisiere mal wieder, dass ich noch da bin – und auch auf jeden Fall bleiben will. Ich will noch ganz viele Abende mit Eis und meinen besten Freundinnen verbringen. Ich will sorglos sein und blöde Witze machen können, ich will frei sein und nicht ans Morgen denken müssen.

Jetzt steht noch das Erinnerungsfoto an diesen schönen Abend aus. Unsere Idee artet ein wenig aus, und so entstehen Hunderte lustiger Fotos, und wir lachen Tränen, bis uns der Bauch wehtut und wir voller Glückseligkeit den schmalen Pfad zum Auto zurücklaufen. Wir steigen ein, und Tabea dreht laut *Little Hollywood* von Alle Farben auf, das sofort *summer feeling* bei uns auslöst. *Natürlich* hören wir während der gesamten Autofahrt voll aufgedreht Musik, so wie wir das immer machen. Die Abendsonne spiegelt sich in der Windschutzscheibe, ich strecke meinen Arm aus dem Beifahrerfenster und fühle die warme Luft schnell an uns vorbeiziehen. Wir singen, nein, schreien den Text des Liedes mit, lachen und genießen. Obwohl das nichts Neues ist, fühlt es sich heute so ganz anders an. Ich fühle mich in diesem Moment frei und unbeschwert, als würde die Krankheit nicht existieren.

Als wir bei uns am Hof ankommen, will ich noch nicht aussteigen, will nicht, dass dieser schöne Tag endet. Ich möchte die Zeit anhalten und festhalten, für immer!

Später im Haus erzähle ich Mama und Papa voller Euphorie von meinem wundervollen Abend. Sie sitzen, wie so oft, am Küchentisch, analysieren die Welt und trinken einen Wein. Sie freuen sich mit mir, und ich kann förmlich spüren, wie ihnen das Herz aufgeht und mehrere Gesteinsbrocken vor Erleichterung herunterfallen. Sie sehen, wie glücklich und sorglos ich gerade bin, und haben vielleicht die Gewissheit, dass der Krebs das nicht kaputtmachen kann.

Später liege ich in meinem Bett, starre die Decke an und lasse die letzten Stunden Revue passieren. Ich spüre so eine große Zufriedenheit, so ein tiefes Glück in mir – dabei könnte ich doch auch heulend im Bett liegen. Es ist Gold wert, dass ich meine Freunde treffen kann und wir uns eine schöne Zeit machen, dass ich Momente, Augenblicke erlebe, in denen ich diese lebensbedrohliche Krankheit tatsächlich vergessen kann. Das hatte ich so nicht erwartet. Und da reift ein starker Gedanke in mir, der sich zu einem Willen formt: Ich will und darf mir mein Leben vom Krebs nicht kaputtmachen lassen! Ich bin erst 18 Jahre alt und habe noch so viel vor. Außerdem kann ich meine Eltern, meine Geschwister, meine Freunde und alle meine Lieben nicht alleinlassen. Irgendwie fühle ich mich dazu verpflichtet, für sie da zu sein, verantwortlich auch für ihr Lebensglück.

»Komm rein!«, rufe ich, als es an meine Zimmertür klopft. Ich weiß genau, wer da klopft und mich besuchen kommt, und kann es kaum erwarten. Da geht die Tür auf, und Daniel betritt mein Zimmer. Er hat eine kleine schwarze Tasche umgehängt und kommt grinsend auf mich zu, zu mir ans Bett, und gibt mir einen Kuss.

»Oh, mein Gott, zeig her!«, schreie ich ihn fast schon an. Ich bin so gespannt und freue mich total für ihn. Er holt *sie* mit der größten Vorsicht aus seiner Tasche und präsentiert sie voller Stolz, hält sie mit beiden Händen, fast schon zaghaft, als wäre sie ein zerbrechliches Lebewesen. Endlich hat er sich seinen Wunsch von einer *eigenen Kamera* erfüllt! Daniel war schon immer fasziniert von der Fotografie, aber er hat sich lange nicht die Zeit und Ruhe genommen, sich auch wirklich mit dem Thema zu beschäftigen. Als möglichen Lebensinhalt sozusagen. Aber seitdem wir uns kennen, führt für ihn kein Weg mehr daran vorbei, denn ich liebe es, fotografiert zu werden. Ich und meine Mädels haben schon immer regelmäßig Fotoshootings veranstaltet. Mit und ohne Pferde. Als dann der Stress in der Schule größer wurde, musste das Hobby leider in den Hintergrund treten. Und als ich dann irgendwann, nachdem ich zu Weihnachten so coole neue Schuhe bekommen hatte, unbedingt ein Foto mit mir darin haben wollte, musste eben Daniel ran. Anfangs war es ganz merkwürdig für mich, dass er mich so »professionell« durch die Linse betrachtete. Und ich traute mich kaum, mich »fotogen« zu bewegen und zu zeigen. Auch ihm war es am Anfang ein bisschen peinlich, mir Anweisungen als Fotograf zu geben. Doch mit der Zeit bekamen wir Übung darin und nahmen uns bald schon regelmäßig Fotosessions vor. Ich bewegte mich immer natürlicher, und Daniel wurde richtig gut. Unser letztes Shooting war nach meiner OP, aber noch vor der Chemo, als ich schon wusste, dass mir die Haare ausfallen würden. Da haben wir im Park noch mal ein paar Fotos geschossen, als Erinnerung an meine langen Haare.

Und heute ist der Tag, an dem wir da wieder anknüpfen wollen. Das erste Mal seit meiner Diagnose. Ich bin froh, dass ich mich langsam mit meiner Glatze so wohlfühle, dass wir wieder gemeinsam Fotos machen werden. Daniel zeigt mir erst mal ein paar Fotos, die er mit seiner neuen Kamera gemacht hat, und erklärt mir stolz all ihre krassen Funktionen und super Vorteile. Mich macht es selbst ganz glücklich, zu sehen, wie er in diesem Thema aufgeht und seiner Kreativität freien Lauf lassen kann. Vielleicht fängt eine ganz neue Ära für ihn an, in der er sich zum »echten« Fotografen mausert. Und ich bin dabei, an seiner Seite.

»Kannst du mal eins von mir machen?«, frage ich ihn ganz aufgeregt. Und natürlich macht er das sehr gern. Das Ergebnis haut mich dann regelrecht um. Obwohl ich einfach nur so in meinem Bett sitze, hat das Bild was. Ich mag es sehr gern ansehen, immer wieder!

»Wir können auch Fotos machen, auf denen wir gemeinsam drauf sind. Guck mal, diese Funktion hier ist megacool!« Er zeigt mir, wie er die Kamera mit dem Handy verbinden kann, sodass die Sicht der Kamera auf den Handybildschirm übertragen wird. Hochprofessionelle Selfies sozusagen. Er postiert die Kamera auf einem Regal neben meinem Bett. Ich bin zwar nicht perfekt zurechtgemacht, aber ich habe immerhin meine neue Lieblingshose an – eine lockere graue Leinenhose mit einem Band, zu einer Schleife geknotet, als Gürtel –, die habe ich mir vor dem letzten Chemoblock in der Stadt gekauft, und trage dazu ein lockeres grau meliertes Langarm-Shirt. Wir posieren gegenüber an der Wand, zusammen mit meinem Chemoständer mit den ganzen Infusionsbeuteln dran. Es macht eine Menge Spaß, wir schneiden Grimassen in die Kamera, und das ein oder andere Kussfoto ist natürlich auch dabei. Irgendwie finde ich es toll, Daniel zusammen mit meinem Chemoständer auf einem Bild zu haben. Es zeigt mir noch mal bunt in bunt, wie sehr Daniel hinter mir steht und mich unterstützt auf meinem Weg. Und es zeigt auch die Lockerheit, die man trotz Chemo und Haarverlust haben kann. So frei und unbeschwert mit meiner Situation umzugehen, auch lustige Bilder mit dem Chemoständer zu machen, mich selbst etwas auf den Arm zu nehmen, befreit mich irgendwie total. Ich schicke dem Beutel mit der Hydrierung einen Luftkuss oder strecke die Zunge heraus. Ich mache mal wieder einfach das, was mir Spaß macht. Mir, der »alten« Marlene, die gerade mal eben so erwachsen wird.

Millionen Schlafanzüge

Nach dem nächsten Chemoblock, dem dritten, ist es draußen sehr, sehr warm geworden. Mittlerweile ist es schon Juli. Meine Familie möchte an den See fahren und auch die Hunde schwimmen lassen. Ich beschließe, mitzufahren. Ich fühle mich relativ fit und möchte nicht immer nur zu Hause sein. Auf dem Weg wollen wir außerdem noch Daniel einsammeln. Also sitze ich kurze Zeit später mit Ira bei Papa im Auto, während meine Mama mit den drei Jungs und den Hunden hinter uns herfährt. Wir passen natürlich nicht alle in ein Auto. Pinkus ist heute nicht dabei, er ist anderweitig verplant. Als Ältester ist er bei unseren Familienausflügen sowieso immer weniger mit von der Partie. Ich bin heute natürlich zugekleistert mit Sonnencreme, Lichtschutzfaktor 50, denn ich darf *überhaupt* nicht in die Sonne. Falls es doch mal kurz dazu kommen sollte, muss ich eben gut geschützt sein. Gerade bin ich einfach nur froh, dass die Menschheit die Klimaanlage erfunden hat, denn ohne die würden wir vermutlich dahinschmelzen. Nach zwanzigminütiger Fahrt halten wir bei Daniel vor der Haustür, und ich drücke vom Beifahrersitz aus kräftig auf die Hupe, unser kleines Begrüßungsritual, oder eher gesagt meins, denn ihm ist das immer ein bisschen unangenehm. Deshalb drücke ich lachend noch mal extra auf die Hupe. Daniel steht schon vor der Tür, gibt mir einen kurzen Kuss, steigt hinten ein, und weiter geht's zum See. Ich freue mich, dass wir heute zusammen etwas mit meiner Familie unternehmen.

Am See angekommen treffen wir auch wieder auf Mama, die Jungs und die Hunde. Wir laufen den Weg am See entlang und suchen nach einer schönen Stelle, an der wir uns niederlassen können. Der See ist sehr groß und das Ufer weitläufig, sodass man immer Stellen findet, an denen kein anderer ist und die auch komplett im Schatten liegen. An so einem Platz machen wir es uns also gemütlich. Obwohl ich wegen der Ansteckungsgefahr an allen möglichen Keimen, die in einem See so herumschwimmen, nicht ins Wasser gehen darf, genieße ich es in vollen Zügen, auf der Decke im Schatten der Bäume neben Mama zu liegen und zuzuschauen, wie die anderen ihren Spaß im Wasser haben. Als Daniel aus dem Wasser kommt, legen wir uns ein Stück weiter runter ans Wasser, um nicht zu sehr von meiner Familie beobachtet zu werden. Wir liegen einfach da, ich auf seiner mit Wasserperlen gesprenkelten Brust, und genießen das Wetter und das Leben. Ich trage natürlich einen Bikini, ob ich nun ins Wasser gehe oder nicht, und nehme so wenigstens ein bisschen das Sommer-See-Feeling in mich auf. Wir schauen meiner Schwester Ira dabei zu, wie sie versucht, ihre zuckersüße Zwergpudelhündin Leni davon zu überzeugen, dass Schwimmen Spaß macht. Leni ist davon aber nicht zu überzeugen, was die Sache nicht unlustiger für uns auf den billigen Plätzen macht. Dann steht auch Mama auf und versucht es. Mama und Ira sind eindeutig die »Hundemenschen« in der Familie. Ich liebe sie auch, klar, aber Hunde sind halt eher ihr Ding. Meine Mama hatte schon immer Hunde, und Ira hat in Leni ihren

Wunschhund gefunden. Ich bin eher der Katzenmensch, denn die sind selbstständiger, und man hat nicht ganz so viel Arbeit mit ihnen.

Die kleine Leni ist aber besonders schlau und herzlich. Sie erfüllt einfach jedes Klischee des Hundes als Schoß- und Kuscheltier. Leni liegt gern den ganzen Tag im Bett, wahlweise auf der Couch oder im Arm meiner Mutter, freut sich über jeden Menschen, der ihr Aufmerksamkeit schenkt und mit ihr kuschelt, und hasst es, wenn es kalt ist. Als ich nach der ersten Operation, als der Großteil meines Tumors entfernt worden war, zwei Wochen im Krankenhaus bleiben musste und zwischendurch nur mal kurz vor das Gebäude gehen durfte, habe ich mich immer so darauf gefreut, wenn mich meine Schwester mit der kleinen Leni besuchen kam, ich sie draußen auf der Bank vor dem Haupteingang der Klinik auf dem Schoß halten durfte und einfach ihre Liebe spüren konnte.

Es erfreut mein Herz auch heute, Leni beim Herumtollen und Spielen und dem schlichten Existieren zuzuschauen. Gerade hat sie sich völlig verausgabt und liegt glücklich und zufrieden hechelnd neben unserem Riesenschnauzerrüden Igor im Gras.

»Ira, machst du ein Foto von Daniel und mir?«, frage ich meine Schwester, die gerade etwas unschlüssig in der Gegend herumsteht, nachdem ihre Mission »Hund ins Wasser« gescheitert ist. Daniel ist aufgestanden, steht am Wasser, in Tanktop und Cap, gerade dreht er sich zu uns um.

»Schatz, wir machen jetzt ein Foto, ja?!«, teile ich ihm eher mit, als dass ich ihn frage.

»Habe ich denn eine Wahl?«, grinst er mich breit an.

»Lass mich kurz überlegen ... Ehm ... Nö!«, lache ich ihn an und hüpfe neben ihn. Mit theatralisch gequältem Gesicht schaut er mich an. Wir posieren vor dem glatten See, ein Bild wie im Paradies. Daniel hat mal wieder nur Blödsinn im Kopf, während ich ein romantisches Foto machen möchte. Während wir zwischen Posieren und Rumalbern sind, drückt Ira immer wieder auf den Auslöser.

»Bitte schön, ihr Turteltäubchen, reicht das jetzt?«, fragt sie lachend, während wir uns immer noch gegenseitig ärgern.

Wir lassen den Tag am See langsam ausklingen, jeder hängt so seinen Gedanken nach, liest ein Buch, spielt mit den Hunden, ich bearbeite eins der Fotos von Daniel und mir, um es später auf meinem Instagram-Profil hochzuladen.

Als wir am Abend wieder zu Hause ankommen und die Autos ausgepackt haben, mache ich es mir in meinem Zimmer auf dem Bett bequem und bereite das Foto fürs Posten vor. Es zeigt den braun gebrannten Daniel mit seinen schwarzen Haaren und daneben mich mit meiner extrem hellen Haut und meiner Glatze. Er hält mein Gesicht in seinen Händen, meine Hände halten sich an seinen Unterarmen fest – und wir lachen. Er in mein Gesicht und ich in seines. Ich finde, man sieht richtig, wie viel ehrlichen Spaß wir haben und dass da Liebe zwischen uns ist. Ich habe mich sofort in das Foto verliebt (und natürlich noch ein bisschen mehr in Daniel). Der Kontrast unserer Hautfarben und unserer Frisuren macht das Bild so ganz besonders. Ich möchte es posten, ich möchte, dass es auffällt und dass die Leute sehen, wie glücklich wir trotz des Krebses sind, und dass uns nichts und niemand diese Freude nehmen kann. Also lade ich es hoch. Die Reaktionen der darauffolgenden Tage sind so gut: Ich bekomme ganz viele liebe Kommentare und Likes, was mich natürlich sehr stolz macht. Und viele neue, mir fremde Menschen beginnen, mir zu folgen.

Und da bin ich wieder, liebes Krankenhaus, lieber Infusionsständer und liebe Chemotherapie. Nach ein paar schönen Tagen zu Hause laufe ich, begleitet von Mama, mit meinen Taschen voll mit Kleidung und Essen in den Händen zur Station. Heute bricht die Zeit für den vierten und letzten Block Chemotherapie für diesen ersten Zyklus an, anschließend geht es mit dem zweiten Zyklus und der davon ersten Chemo weiter. *On and on it goes* ... Unglaublich, wie schnell die Zeit vergeht. In den nächsten Tagen werde ich den ersten Meilenstein geschafft haben.

Die Flügeltüren öffnen sich wie durch Zauberhand. Aber es war doch nur Mama, die die gelbe Taste am Eingang zur Station gedrückt hat. Mit meinem ganzen Gepäck setzen wir uns ins Wartezimmer, das gar nicht nach einem Wartezimmer aussieht. In dem kleinen Raum stehen die von mir schon so platt gesessene rote Ledercouch, ein Tischkicker, ein Tisch mit zwei Stühlen und eine Art Spielcomputer für Kinder. Wir stellen meine Sachen an die Wand, damit sie nicht den ganzen Raum versperren, und Mama setzt sich auf die Couch. Ich melde mich im Schwesternzimmer, um zu fragen, ob schon ein Bett für mich frei ist. Schwester Helene antwortet mir, dass es noch etwas dauern wird und ich ruhig noch Platz nehmen soll.

»Kannst du mir noch Emla geben? Ich habe total vergessen, zu Hause etwas drauf zu machen«, bitte ich sie. Ich komme mir schon so routiniert vor. Sie reicht mir eine kleine Tube und ein Pflaster, und ich schmiere mir einen großzügigen Klecks der Creme auf die Stelle, wo mein Port sitzt, und klebe das Pflaster darauf. Das Anstechen des Ports, also wenn die große Nadel durch die Haut in meinen Port gebohrt wird, tut mir meist weh. Damit ich diesen immerhin nur kurzen Schmerz nicht ertragen muss, gibt es eine Creme, die die Haut betäubt. Das funktioniert wirklich sehr gut. Meistens.

Seitdem vor ein paar Wochen beim Anstechen drei verschiedene Ärzte elf Versuche gebraucht haben, bis die Nadel richtig saß, bin ich empfindlich geworden. Das war wirklich extrem unangenehm. Ich hatte sowieso schon so große Angst vor der Nadel, und dann hat es sich ewig hingezogen und war so schmerzhaft, weil es einfach keiner geschafft hat. Ich musste so oft gepikst werden, dass mir die Tränen kamen. Ich habe wohl, jedes Mal wenn die Nadel zustach, vor Angst meine Muskeln im Brustkorb angespannt und so den Port verschoben. Der muss aber ruhig gehalten werden, um ihn zu treffen. Alles meine Schuld ... Seitdem lege ich mich immer auf die rechte Hand, damit ich sie nicht zur Faust schließe und so automatisch die Muskeln anspanne. Und dann erfuhr ich außerdem von der Wundercreme: Emla. Warum ich das Zaubermittel nicht gleich bekommen habe, ist mir schleierhaft. Auf jeden Fall trage ich jetzt immer Emla-Creme auf, um die ganze Prozedur so angenehm wie möglich hinter mich zu bringen.

Nach zwei Stunden Warten werde ich endlich aufgerufen. Mama ist in der Zwischenzeit schon nach Hause gefahren, es wurde für sie zu spät. Sie hat ja noch ein paar andere

Kinder zu versorgen, und ich bin mittlerweile geübt und schaffe das schon allein.

»Brauchst du meine Hand?«, fragt mich Schwester Helene im Untersuchungszimmer. Ich nicke und nehme sie dankbar. Das Anstechen des Ports steht bevor. Während der Arzt die Spritze auspackt, steigt die Anspannung in mir, denn ich weiß: Gleich geht es los. Ich versuche, wegzuschauen, das Knacken der Verpackung zu ignorieren und nicht an den Schmerz vom letzten Mal zu denken.

»Soll ich zählen?«, fragt er mich.

»Nein, bitte nicht, ich will nicht wissen, wann Sie stechen, sonst verkrampfe ich noch mehr«, antworte ich mit einem unsicheren Lächeln. Ich drehe den Kopf zur Wand, die mit Tierstickern verziert ist. Wie ich so daliege, fühle ich mich der Situation komplett ausgeliefert und ohne Kontrolle über mich und meinen Körper. Ich spüre, wie der Arzt meinen Port ertastet und ihn zwischen Daumen und Zeigefinger hält. Das ist ein extrem unangenehmes Gefühl: Er drückt mit zwei Fingern auf meinem Brustkorb herum und sucht nach etwas, das eigentlich gar nicht zu mir gehört: der Fremdkörper Port. *Oje, gleich kommt die Nadel!* Ich drücke mit der linken Hand die Hand von Schwester Helene, so fest ich kann, und versuche, ruhig zu bleiben. Hoffentlich tue ich ihr nicht weh. Ich spüre einen kurzen Druck – und dann ist es auch schon vorbei.

»War's das?«, frage ich sofort.

»Ja, hat alles super geklappt«, grinst er mich an. Mir fällt ein Riesenstein vom Herzen.

»Oh Gott, bin ich froh! Ich habe fast gar nichts gespürt«, sage ich erleichtert.

»Schwester Helene hängt dich noch an den Wagen an, und dann bist du für den Moment fertig. Heute Abend bekommst du noch eine Punktion«, gibt der Arzt mir noch mit auf den Weg, während er den Raum verlässt.

Nach einer weiteren Stunde auf der roten Couch wird mir von der Praktikantin endlich ein Zimmer zugewiesen. Es ist ein Einzelzimmer mit Blick auf die Stadt. Das Zimmer hat einen grasgrünen Boden, mein letztes Zimmer war blau. Die Böden hier haben die Farben Grün, Blau oder Rot. Und der Flur der Station ist in einem freundlichen Gelb gestrichen. Ich nehme an, die Farben sollen für mehr Heiterkeit sorgen und es uns Patienten hier so schön wie möglich machen. Auf dem Flur klappt das super, vor allem dank der Sozialarbeiter: Die dekorieren mithilfe der Kinder auf Station entsprechend jeder Jahreszeit mit selbst gebastelten Tieren oder Ähnlichem. Zu Ostern hingen von der Decke Ostereier und Osterhasen – niedlich! Ich stelle meinen Rucksack auf meinem Bett ab, drapiere meine wichtigsten Sachen, iPad, Kopfhörer und mein Buch, auf meinem Nachttisch. Mittlerweile habe ich da meine ganz eigene Anordnung entwickelt, die ich immer brauche und auch mag. Ich weiß genau, wo ich was finde, auch im Halbdunkeln, und muss nicht immer blöd rumsuchen und -rascheln. Das stört vor allem, wenn ich mal nicht allein im Zimmer liege und zu später Stunde kein Licht anmachen möchte. Meine Tasche mit Kleidung werfe ich auf die Fensterbank, da ich zu faul bin, alles in den Schrank zu räumen. Ich bleibe ja nur fünf Tage. Ich schlüpfe in meine Jogginghose, stelle das Kopfteil des Bettes hoch, stecke das Netzkabel der Pumpen an meinem Ständer an und mache es mir auf dem Bett bequem. Auf der Magnettafel an der Wand gegenüber stehen Sprüche von Eltern, die ihren Kindern Kraft geben sollen, oder von Kindern, die den Verlauf ihrer Therapie dokumentieren, wie eine Art Tagebuch.

Irgendwann später kommen der Arzt von vorhin und eine neue Schwester in mein Zimmer, um mich zu punktieren und mir die Chemo in den Kopf zu spritzen. Währenddessen sitze ich ganz ruhig und aufrecht auf meinem Bett, damit alles ohne Probleme läuft und der Arzt das Rickham auf meinem Kopf trifft. Als die Nadel steckt, nehme ich mein Handy und spiegele mich im schwarzen Display, um zu sehen, wie ich mit der Nadel auf dem Kopf aussehe. Der Anblick stört mich komischerweise überhaupt nicht. Ich beobachte, wie der Inhalt Methotroxat dieser Minispritze in meinen Schädel läuft, und bin wie immer fasziniert von den Möglichkeiten der Medizin. Es bleibt für mich einfach unvorstellbar, dass über einen Schlauch, der in meinen Kopf, in mein Gehirn (!), führt, Chemotherapie gespritzt wird. Obwohl ich es ja mit eigenen Augen sehe, bleibt es unwirklich.

Später am Abend gehe ich zum Kühlschrank in der Elternküche und hole mir meinen Tomaten-Mozzarella-Salat, den mir meine Mama für den Abend gemacht hat. Die Tomaten sind natürlich geschält und Basilikum ist nicht dabei. Mal wieder: Keimgefahr.

Zum Glück ist das WLAN im Krankenhaus seit meinem letzten Aufenthalt richtig gut geworden. Das macht das Serienschauen um einiges angenehmer. Und das nutze ich heute Abend auch richtig aus.

Am nächsten Tag passiert, außer einem Besuch von Papa inklusive meines Mittagessens, nicht viel. Ich telefoniere mit Daniel und lese ein bisschen in meinem Liebesroman. Die

Nebenwirkungen der Chemo sind bis auf Müdigkeit und Antriebslosigkeit nicht sehr schlimm. Ich gehe wieder gefühlte eine Million Mal auf die Toilette, wegen der Wässerung, und schaue meine Serie. Gegen Mitternacht beschließe ich, ein letztes Mal aufs Klo zu gehen, bevor ich schlafen gehe, und mir die Zähne zu putzen. Natürlich ist mein Chemoständer mein treuer Begleiter. Danach ziehe ich mir mein Schlafshirt an, das ich von Daniel stibitzt habe, und lege mich wieder ins Bett.

Ich möchte schlafen, doch meine Gedanken tanzen, ich denke über mein Leben und meine Krankheit nach und lasse alles bisher Geschehene Revue passieren. Ich frage mich, ob es gut ist, dass ich seit der Diagnose nie viel geweint habe. Verstehe ich vielleicht nicht den Ernst der Lage? Gehe ich zu locker und mit zu wenig Respekt an die Sache heran, sollte ich aufhören, nur an das Gute zu denken? Lebe ich vielleicht nur in einer Scheinwelt, in der ich meinen möglichen Tod verdränge? Mir wird auf einmal ganz kalt, und ich beginne zu zittern. Ich habe Angst. Ich kann es nicht wissen. Ich weiß nicht, ob mein Weg der richtige ist, ich weiß nur, dass ich nicht sterben will. Ich will leben, und ich muss dafür kämpfen. Aber muss das nicht eigentlich jeder Mensch, ob krank oder gesund? Im Prinzip kämpft doch jeder Mensch jeden Tag gegen oder für irgendetwas, mal mehr, mal weniger hart. Und doch auch immer gegen die Möglichkeit, selbst zu erkranken, woran auch immer.

Doch warum muss gerade ich, Marlene, warum das kleine Mädchen, das noch nicht mal laufen gelernt hat, oder der kleine Junge, der immer gut gelaunt auf dem Bobbycar die Station unsicher macht, gegen den Krebs kämpfen? Die Ärzte sagen, keiner weiß, wieso *wir* den Krebs bekommen haben, warum *wir* die »Auserwählten« sind. Es ist schlicht und einfach Zufall. Ich hätte nicht mehr Sport treiben oder mich noch gesünder ernähren müssen, damit der Krebs mich verschont hätte. Die Tatsache, dass keiner und nichts dafür verantwortlich ist, beruhigt mich irgendwie. Ich weiß, dass ich nichts falsch gemacht habe und dass ich nichts hätte dagegen tun können. Und ja, es *ist* unfair und gemein, aber ändern lässt sich unser Schicksal darum auch nicht. Und was bringt es dann, den Kopf in den Sand zu stecken und den ganzen Tag zu weinen? Davon verschwindet der Krebs auch nicht wieder. Das Einzige, was wir Krebskranken machen können, ist, dem Krebs zu trotzen und das Beste aus dieser beschissenen Situation zu machen, dem Krebs zu zeigen, dass er uns nicht unsere Lebensfreude und unseren Mut, unsere Hoffnung nehmen kann.

Eines Nachts kommt mir dann der Gedanke, dass es vielleicht doch einen Grund gibt, wieso gerade *ich*, *wir* hier auf Station und alle an Krebs Erkrankten gegen diesen Fremdkörper kämpfen müssen. Zumindest habe ich mir für mich einen schönen Grund zusammengedacht. Ich glaube, dass wir stark genug sind, um es zu schaffen, den Krebs zu besiegen, oder mindestens gut mit der Krankheit umzugehen. Mir ist bewusst, dass es leider nicht jeder schafft, aber wir kämpfen für alle mit, die es nicht schaffen oder es vielleicht nie geschafft hätten und deshalb verschont geblieben sind. Krebs ist nicht abhängig von der Hautfarbe oder dem Glauben. Es ist egal, wie groß, klein, dick oder dünn man ist, es kann jeden treffen. Aber ich bin davon überzeugt, dass wir, die den Krebs bekommen haben, die Stärksten unter uns Menschen sind und die, die diesen Blödmann besiegen können. Die Betonung liegt auf *Können*, denn ich weiß, dass es auch auf Station Kinder gibt, die es nicht schaffen. Aber dann denke ich, wir kämpfen für sie mit, und wir tragen sie im Herzen.

Mit dieser Erklärung bin ich zufrieden und glücklich, und sie beantwortet mir ein bisschen die Frage, warum ich krank werden musste. Außerdem weiß man doch: Was dich nicht umbringt, macht dich nur stärker. Nach jedem Tief kann nur ein Hoch kommen. Irgendwann muss es also wieder bergauf gehen, und ich freue mich darauf und bin gespannt, was das Leben dann für mich bereithält.

Heute wird ein guter Tag, beschließe ich, gleich als ich die Augen aufschlage. Ich verputze mit Appetit die Cornflakes in der Schale, die mir meine Eltern extra fürs Krankenhaus gekauft haben, mit so einem niedlichen wolligen Schaf drauf, das mir ganz viel Kraft wünscht. Von der Chemo habe ich ein flaues Gefühl im Magen, doch das ignoriere ich. Ich möchte heute fit sein und mich bitte nicht übergeben müssen, denn heute ist ein ganz besonderer Tag für mich: Meine Oma und mein Opa kommen mich besuchen! Damit hätte ich nie im Leben gerechnet, weil sie sehr alt sind und eine Autofahrt von einer Stunde sehr anstrengend für sie ist. Doch für mich nehmen sie all ihre Kraft und Energie zusammen. Zum Glück fährt sie mein Onkel, der bei ihnen um die Ecke wohnt, und auch meine Tante kommt mit. Ich freue mich wie ein kleines Mädchen und kann ihren Besuch kaum erwarten. Ich gehe gut gelaunt ins Bad, ziehe mir eine frische kurze Stoffhose und einen BH an. Den brauche ich an sich hier nicht, aber allein ihn zu tragen, fühlt sich für mich so an, als würde ich mich ganz normal fertig machen, wie jeden normalen Morgen, als ich noch gesund war. Dazu wähle ich mein liebstes T-Shirt in einem schönen Türkiston, putze dann noch die Zähne und setze mich erwartungsvoll aufs Bett. Dann stehe ich doch noch mal auf: falte die Bettdecke sorgfältig und lege sie an mein Fußende, räume meinen Nachtschrank auf. Dann hole ich auch noch mein Schminktäschchen heraus, um mich ein bisschen aufzufrischen. Viel ist leider nicht zu machen, da ich so gut wie keine Wimpern und Augenbrauen mehr habe.

Als der Haarausfall begann, habe ich nicht nur meine Kopfhaare verloren, sondern auch alle anderen Haare an meinem Körper. Meine Wimpern habe ich immerhin am längsten behalten dürfen, und trotzdem war es ein schreckliches Gefühl. Mit dem Ausfallen der Wimpern und Augenbrauen sah ich einfach jeden Tag noch ein wenig kränker aus. Ich wollte mich am liebsten verstecken. Zum Glück habe ich mir meine Augenbrauen auch vor dem Krebs schon täglich aufgemalt, weil sie so hell sind, dass man sie kaum sieht. So habe ich wenigstens Übung. Ich male sie mir also weiterhin jeden Tag auf, zumindest, wenn es mir gut genug geht und ich entsprechend Lust dazu habe. Ich fühle mich mit Augenbrauen einfach mehr wie ich selbst und sehe lange nicht so krank aus. Verrückt, wie viel diese zarten Haare ausmachen! Das wurde mir zum ersten Mal bewusst, als sie plötzlich nicht mehr da waren. Erst Augenbrauen und Wimpern machen einen ausdrucksstark und lassen das Gesicht und die Augen strahlen.

Ich benutze ein bisschen Concealer gegen die Augenringe und tupfe Rouge auf meine Wangen für ein bisschen Farbe im Gesicht. Als ich fertig bin, checke ich meine Nachrichten auf dem Handy und frage Papa ungeduldig, wann mein Onkel mit meinen Großeltern ungefähr eintreffen wird. Ich fange dann noch eine Serie an und ruhe mich lieber noch ein bisschen aus, bevor es aufregend wird. Ich bin auch ein bisschen geschafft nach den paar Handgriffen, die ich heute Morgen gemacht habe. Die Chemo ist einfach anstrengend. Ich merke das oft erst, wenn ich in Bewegung komme, und sei es für noch so eine kleine Kleinigkeit.

Gegen drei Uhr am Nachmittag klopft es dann *endlich* an meiner Tür! Das war ein langer Vormittag. Aufgeregt rufe ich »Herein!«. Ich freue mich so sehr, meine Großeltern hier bei mir begrüßen zu dürfen. Ganz vorsichtig kommen sie herein, mein Opa schließt als Letzter die Tür. Die Gesichter der beiden strahlen mich an, und ich kann nicht anders, als mit einem breiten Grinsen zu antworten. Ich setze mich aufrecht im Schneidersitz auf mein Bett und unterdrücke ein Gähnen. Kurz kommen auch mein Onkel und seine Frau ins Zimmer, um mich zu begrüßen, lassen uns dann aber allein. Nachdem Oma und Opa eingeschätzt haben, dass es mir gut geht und ich fit genug bin, stellt Oma mir viele Fragen. Darüber bin ich froh, weil das diese komische Krankenhaussituation direkt auflockert. Ich bin jedes Mal erstaunt, wie gut die beiden mich mit purem Lippenlesen verstehen. Ich hatte es ja schon erzählt: Oma und Opa sind gehörlos, und ich kann leider keine Gebärdensprache. Aber zum Glück haben wir uns auch immer so gut verständigen können. Und ich kenne es auch nicht anders, weil ich nie Großeltern hatte, die hören können – die Eltern meiner Mama sind leider bereits vor meiner Geburt gestorben. Also unterhalten wir uns auf unsere Art, und ich freue mich, dass es mir heute so gut geht und ich ihnen zeigen kann, dass es vorangeht.

Und wirklich: Mein erstes MRT seit Therapiebeginn hat gezeigt, dass der Resttumor auf die Chemotherapie anspringt und beginnt, sich zu verkleinern. Das sind großartige Neuigkeiten, die ich nun auch freudestrahlend Oma und Opa erzähle. Ich kann förmlich sehen, wie ihnen ein Riesenstein vom Herzen fällt. Es tut mir gut, sie so glücklich über diese Nachricht zu sehen, denn ich weiß, wie sehr sie meine Krankheit mitnimmt und wie ängstlich sie sind. Meine Oma sagte am Anfang oft, wie unfair sie das alles finde, und fragte sich, warum ich in so jungen Jahren Krebs bekommen müsse und nicht ein alter Mensch wie sie. Das habe ich nie gut von ihr hören können, denn ich wünsche diese Krankheit natürlich keinem! Und mag gar nicht darüber nachdenken, dass jemand anderes mir den Krebs abnehmen wollen würde. Ich bin stark für uns alle.

Irgendwann steht mein Opa auf, holt eine Tüte, die er an die Garderobe gehängt hatte, und reicht sie meiner Oma. Sie haben es sich natürlich nicht nehmen lassen, mir etwas mitzubringen. Vor ein paar Wochen hatte Oma mich gefragt, ob ich einen Schlafanzug fürs Krankenhaus gebrauchen könne. Da ich nur in alten T-Shirts von mir oder zu großen von Daniel schlafe, fand ich die Idee gut. Meine Oma aber hat nicht *einen* oder vielleicht zwei Schlafanzüge gekauft ... Nein, sie muss *alle* Schlafanzüge aus sämtlichen Läden der Stadt aufgekauft haben. So kommt es mir zumindest vor. Es sind lange Schlafanzughosen und kurze dabei, natürlich auch lang- und kurzärmelige Oberteile. Ich bin für jede Jahreszeit gerüstet. Die ich natürlich hoffe, hier nicht alle verleben zu müssen.

Oma präsentiert mir alle Modelle und erklärt mir zu jedem, warum sie sich jeweils dafür entschieden hat. Da sie nicht genau wusste, was mir gefällt, hat sie lieber ein paar mehr mitgenommen. Ich finde das supersüß von ihr und bin ganz gerührt. Beim Anblick von ein, zwei Modellen mit Schäfchen drauf muss ich mir das Lachen verkneifen, manchmal vergessen sie wohl, dass ich keine zehn mehr bin. Die hätte ich mir niemals selbst gekauft. Ich nehme trotzdem alle Schlafanzüge dankend an. Ab jetzt werde ich immer an meine Oma denken, wenn ich einen davon trage. Und es wird jeden Abend ein anderer sein. Vielleicht trage ich auch einfach gar keine normalen Sachen mehr, denn Abwechslung im Outfit habe ich ja jetzt, und Schlafanzüge sind schon am bequemsten. Außerdem verbringe ich ja nun mal auch die meiste Zeit des Tages im Bett.

Da klopft es an der Tür, und Papa schaut herein. Natürlich weiß er, dass seine Eltern bei mir zu Besuch sind, was ihn mindestens genauso glücklich macht wie mich. Das kann ich an seinem Gesichtsausdruck ablesen. Er begrüßt beide herzlich, und wir führen unsere Unterhaltung zu viert fort. Währenddessen spüre ich ganz deutlich, wie glücklich mich der heutige Tag macht und der Fakt, dass meine Großeltern mich hier im Krankenhaus besuchen kommen. Meine Oma lag letztes Jahr selbst noch im Krankenhaus, und es sah nicht gut für sie aus. Umso glücklicher bin ich, dass sie es geschafft hat und dass es ihr heute so gut geht.

Nach etwa zwei Stunden kommen mein Onkel und seine Frau wieder, um Oma und Opa abzuholen und sie wieder nach Hause zu bringen. Wir verabschieden uns, was vor allem meiner Oma sichtlich schwerfällt. Wir haben dann beide

Tränen in den Augen. Ich versuche es ihr so leicht wie möglich zu machen und ihr noch mal all meine Stärke und meinen Optimismus zu zeigen, denn beides ist vorhanden, und ich möchte, dass sie sich dessen sicher ist.

»Es wird alles gut, Oma! Bis zum nächsten Mal, ich muss euch mal wieder besuchen kommen!«, gebe ich ihr mit auf den Weg, während ich fest ihre Hand halte und ihr dann einen Kuss auf die Wange gebe. Mein Opa bekommt auch noch einen, und dann sind sie wieder weg. Mein Papa bleibt zum Glück noch eine Weile bei mir, bis auch er nach Hause muss. Es reißt immer ein großes Loch, wenn ich gerade nach so berührendem und intensivem Besuch wieder allein in meinem Krankenhausbett sitze. Trotzdem bin ich bis in die Zehenspitzen erfüllt und glücklich.

Nach dem Abendessen liege ich im Bett und lasse den Tag noch mal an mir vorüberziehen. Ich bin heute so glücklich gewesen, und obwohl wir den ganzen Tag nur im Krankenhaus verbracht haben, hatte sogar das für ein paar Stunden keine Bedeutung mehr.

Es sind die kleinen Augenblicke, die zählen

Ich starre an die Decke, wieder einmal. Es ist Chemopause vor dem zweiten Zyklus, und ich bin wieder zu Hause. Ich habe also die erste Hürde schon erfolgreich hinter mich gebracht. Ich schaue mir die dunklen Stellen zwischen den einzelnen Holzbrettern an, die Daniel und ich letztes Jahr gestrichen haben. Ich habe mein ganzes Weihnachtsgeld dafür ausgegeben. Für neue Möbel und Deko. Fehlte nur noch der neue Anstrich von Wänden und Decke. Die Decke hatte den Raum sehr dunkel gemacht, da sie aus dunklem Holz gefertigt ist. Jetzt, wo sie weiß gestrichen ist, wirkt der Raum viel größer und freundlicher. Die zwei ursprünglich lilafarbenen Wände haben ebenfalls ein Weiß und ein selbst gemischtes Beige verpasst bekommen. Und fertig! Mein Zimmer ist nicht wiederzuerkennen. Es gefällt mir so viel besser! Ich fühle mich richtig ein Stück erwachsener. Was solche doch bloß oberflächlichen Veränderungen alles bewirken können, um sich wohler zu fühlen oder sogar einen richtigen Neustart zu wagen! Ich schätze, deshalb lassen sich manche Menschen nach einer Trennung einen neuen Haarschnitt oder eine neue Haarfarbe verpassen.

Für mich stand die Veränderung meines Zimmers damals auch im Zusammenhang mit einem ganz neuen Abschnitt meines Lebens, mit einem Mich-Entwickeln und Mein-Kindsein-Abstreifen. Mit Daniel, meiner ersten großen Liebe, veränderten sich ein paar Dinge grundlegend, und ich wurde reifer. Damals konnte ich ja noch nicht wissen, *wie* erwachsen ich in so kurzer Zeit noch werden sollte ... Jedenfalls: Ich brauchte plötzlich eine schlichte Farbe an Wänden und Decke. Es war toll und hat sehr viel Spaß gemacht, dass ich das gemeinsam mit Daniel umsetzen konnte. Wir starteten in ein ganz neues Abenteuer, in dem ich selbstbestimmter wurde. Solche Dinge erkennt man ja meist nicht, wenn sie passieren, sondern erst viel später. Und da komme ich auf das Thema Schicksal. Ich bin mir bis heute nicht sicher, ob es das überhaupt gibt. Ich denke natürlich sehr viel darüber nach, und wenn mich jemand fragt:

»Warum musste dir das passieren?«, antworte ich wie selbstverständlich:

»Tja, Schicksal.« Vielleicht sollte es so sein? Jedenfalls bin ich mit dem Gedanken zufrieden, weil ich weiß, dass ich es schaffen kann.

Und während ich hier sitze, in meinem Bett, in meinem Zuhause, haut mir plötzlich der besagte Holzhammer auf den Kopf, und mir wird klar wie nie: Diese ganze Zeit wird mich extrem prägen für mein ganzes restliches Leben, für alles, was ich jetzt bin und werde. Relationen sind für mich zum Beispiel eine schwierige Sache geworden. Es fällt mir oft schwer, Dinge »richtig« einzuschätzen, so, wie ich es vor der Krankheit vielleicht getan hätte. Das, was mich früher geärgert hätte, bringt mich heute gar nicht mehr aus der Ruhe, das, was ich vor dem Tumor übersehen habe, fällt mir jetzt als etwas ganz Besonderes und Wertvolles auf.

Während ich noch darüber nachdenke, wie unfair diese Krankheit im Besonderen und das Leben im Allgemeinen manchmal ist, muss ich mich wieder einmal ermahnen, an mich zu denken, an *meinen* Fall, *meine* Therapie und *meinen* Körper. Wir alle haben unser Päckchen zu tragen, wie man so schön sagt, und wir sollten uns nicht miteinander vergleichen, unser Schicksal und unsere Probleme nicht kleiner machen, als wir sie nun mal empfinden. Aber doch auch nicht größer, oder? Ich glaube, es ist fast unmöglich, sich *nicht* zu vergleichen mit der Welt da draußen. Darum ist es umso wichtiger, sich ab und an selbst auf den Boden zurückzuholen und sich zu sagen:

»Hör auf damit! Es bringt nichts, dich kleiner zu machen, als du bist.«

Und manchmal, wenn man das selbst nicht kann, müssen das eben andere für einen machen. Das ist aber überhaupt nicht schlimm, finde ich. Mir helfen in diesen Situationen am besten meine Mama oder meine Schwester. Sie kennen mich einfach am besten und wissen, wie ich ticke. Sorry, Papa, aber das scheint so ein Frauending zu sein. Du kennst mich natürlich genauso gut.

Während ich also in meinem Zimmer im Bett liege, an die Decke starre und in Gedanken bin, fühlen sich mein Rachen und mein Mund an, als wäre man einmal mit Schleifpapier über sie drübergegangen. Ich greife nach der Wasserflasche, die neben meinem Bett auf dem Boden steht, und möchte einen Schluck trinken. Je mehr ich über meine Schleimhäute nachdenke und die damit verbundenen Schmerzen beim Trinken von Sprudelwasser, umso größeren Durst bekomme ich. Ich möchte Sprudelwasser trinken, jetzt sofort! Doch ich weiß, ich kann es nicht. Mein Hals ist so offen, dass ich nur stilles Wasser herunterbekomme. Ich koche vor Wut auf diese blöde Therapie und ihre Nebenwirkungen, obwohl ich genau weiß: Sie ist das, was mich rettet.

Ich habe beschlossen: Es ist okay, dass ich mich auch mal über kleine Dinge aufrege, das ist menschlich und zeigt mir, dass ich genauso am Leben bin wie jeder andere. Also rege ich mich auf und fluche ordentlich vor mich hin. Ich war schon immer ein Mensch, der sehr explosiv werden kann. Daher kommt auch mein Spitzname »Drama Queen«. Als Kind haben das meist meine Eltern oder Geschwister zu spüren bekommen, klar. Je älter ich wurde, desto mehr verschwand diese Explosivität. Ich kann mich bei Panik und Wut durchaus selbst hochschaukeln, doch mittlerweile kann ich es auch sein lassen. Ich weiß heute, dass es selten etwas an der Situation ändert, manchmal macht es sie nur noch schlimmer. Deshalb versuche ich, diese Ausbrüche zu minimieren und nicht zu viel Zeit in sie hineinzustecken: Ein bisschen ist okay, zu viel aber verschwendete Lebenszeit. Wie sagte die Bloggerin Kim, die gegen ihren Brustkrebs kämpfte, auf ihrer Plattform *kimspiriert* doch so schön?

»Reg dich nie länger als fünf Minuten über Dinge auf, die in fünf Jahren keine Rolle mehr spielen.« Und sie hat recht, und deshalb höre ich jetzt auch auf damit und schnappe mir lieber wieder meinen Roman.

Am Abend kommen meine Eltern auf mein Zimmer, um mir eine Kanne Tee zu bringen und mir eine gute Nacht zu wünschen. Sie merken, wie gedankenversunken ich bin, und fragen mich, ob mir etwas auf dem Herzen liegt. Als ich anfangen möchte zu sprechen, kommen mir die Tränen, und ich vergesse, was ich eigentlich sagen wollte. Sie setzen sich zu mir aufs Bett und nehmen mich beide in den Arm.

»Das ist alles so blöd, ich kann kaum etwas trinken, weil mein Hals so wehtut«, beklage ich mich unter Tränen. Gerade ist so ein Moment, in dem mir wieder alles zu viel wird. Ich merke, wie schwer das ganze Thema doch auf meinen Schultern lastet und auch das Starksein mich auslaugt. Papa streichelt mir verständnisvoll über den Kopf, was mir ein warmes Gefühl von Sicherheit, Geborgenheit und Kraft verleiht. Wir reden noch ein bisschen, und ihre liebevollen und aufmunternden Worte beruhigen mich. Dann gehen sie rüber ins Haus, und ich schlafe erschöpft von den Schmerzen und den Tränen ein.

Ein paar Tage später ist Daniel zu Besuch, es geht mir besser, und ich freue mich auf den heutigen Tag. Seine Anwesenheit gibt mir Mut und lässt mich meine Sorgen für eine Weile vergessen. Ein bisschen aufgeregt bin ich auch, denn heute gibt es etwas Neues zu entdecken: Meine Perücke ist endlich angekommen, die will ich ihm natürlich präsentieren. Leider muss ich schnell zugeben: Das ist nicht meins, und ich fühle mich mit ihr nicht wirklich wohl. Es sind einfach nicht meine eigenen Haare, und der Haarschnitt bin nicht ich. Die Perücke ist als blonder Bob geschnitten, dessen Enden nach innen geföhnt sind. Ich habe eine ganz einfache Perücke genommen, die die Kasse bezahlt. Es ist kein Echthaar, das war leider im Preis nicht drin. Der Friseur meinte zwar, dass künstliches Haar eigentlich nur Vorteile hätte, weil man es nicht nach jedem Waschen stylen müsse und es insgesamt einfach pflegeleichter sei, trotzdem spürt man natürlich, dass es kein Echthaar ist. Ich wollte nicht, dass meine Eltern viel Geld für eine hochwertige Perücke ausgeben, die ich wahrscheinlich nicht mal tragen werde. Ich habe in den letzten Wochen gemerkt, dass ich eine Glatze gar nicht so schlimm finde, wie ich gedacht hätte, sie hat sogar ihre Vorteile: Ich habe keine Haare mehr, die ich pflegen muss, und sie bringen mich also auch nicht zusätzlich zum Schwitzen, wenn ich aufgrund der Chemospritze unter Hitzewallungen leide. Ich mag meine gleichmäßige Kopfform sehr und finde darum, die Glatze steht mir gar nicht mal so schlecht. Es hätte wesentlich schlimmer sein können. Auf jeden Fall gehört sie im Moment mehr zu mir als dieser blonde Perückenbob.

Typisch Daniel: Er muss die Perücke natürlich auch gleich anprobieren. Ich musste schon lachen, als *ich* sie aufhatte, und jetzt, wo er sie trägt, kann ich mich kaum noch halten. Wir stellen uns nebeneinander vor den Spiegel, wir sehen so absurd aus: Er mit diesem Bob auf dem Kopf und ich ohne Haare, als hätten wir die Rollen getauscht und uns verkleidet. Da kommt mir eine lustige Idee: Ich krame aus dem Kleiderschrank eine weiße Off-Shoulder-Bluse mit Rüschen hervor und drücke sie ihm in die Hand.

»Bitte zieh die an!«, flehe ich ihn lachend an. Ich ziehe mir sein Shirt über und setze sein Cap auf. Wir schauen uns an und brechen in prustendes Gelächter aus. Dann macht er typisch weibliche Bewegungen, und ich verhalte mich wie ein Kerl, was die ganze Situation noch komischer macht. Oh Gott, sind wir bescheuert! Ich kann nicht mehr vor Lachen. Ich genieße unsere Unbeschwertheit und dieses wunderbare Gefühl von Glücklichsein und guter Laune. Er zieht mich an der Hüfte zu sich heran und küsst mich sehr gefühlvoll. Es tut so gut, ihn bei mir zu haben und seine Liebe zu mir trotz allem zu spüren. Er gibt mir Kraft und das Gefühl, immer noch ich zu sein, die Marlene, die ich vor der Krankheit war, die mit den langen Haaren, die mit ihm schon so viel erlebt hat: Festivals, Städtetrips, gemeinsamen Skiurlaub, bei dem er mir das Snowboardfahren beigebracht hat, und, und, und.

Wir stehen einfach so in meinem Zimmer und umarmen uns, ich schließe die Augen und genieße den Moment und versuche ihn so fest wie möglich zu halten, damit ich ihn immer wieder aus meinen Erinnerungen holen kann, wenn ich ihn brauche.

»Danke«, flüstere ich ihm ins Ohr. Er gibt mir als Antwort einen Kuss auf die Stirn, und ich könnte schon wieder anfangen zu heulen. Wahrscheinlich habe ich auch schon Tränen in den Augen. Ich bin einfach so froh, dass er da ist. Ich habe ihn in den Wochen vor meiner Diagnose sehr von mir weggehalten, da es mir oft nicht gut ging und ich deshalb Zeit für mich brauchte. Ich dachte anfangs, es läge vielleicht an ihm, an uns, dass etwas zwischen uns nicht mehr richtig funktionierte. Doch dann war plötzlich klar: Ich war einfach zu kaputt gewesen, um mich auf seine Nähe einlassen zu können. Ich war schon immer ein Mensch, der gern für sich allein ist, wenn es ihm körperlich nicht gut geht. Ich möchte dann nicht reden oder dass jemand bei mir ist. Das ist mit meiner Krankheit schwieriger geworden, denn da brauche ich Menschen, die mir helfen. Für den Augenblick ist das dann immer okay, und ich freue mich auch, wenn sich meine Eltern oder Daniel um mich kümmern und mir etwas Gutes tun. Aber dann brauche ich auch wieder Zeit für mich. Auch direkt nach der Tumoroperation, also kurz nach der furchtbaren Diagnose, haben Daniel und ich uns nicht allzu oft gesehen. Ich war einfach noch nicht dazu bereit, musste so vieles mit mir selbst ausmachen. Und ich bin dankbar und froh, dass Daniel das akzeptiert und respektiert hat. Er hat mir Zeit und meinen Freiraum gelassen, erst einmal selbst einigermaßen mit der Situation klarzukommen. Ich hatte wirklich manchmal Angst, dass es ihm vielleicht zu viel werden würde, und ich hätte es verstanden, wäre er gegangen. Doch das ist er nicht. Er ist geblieben. Wie selbstverständlich sagte er:

»Wir ziehen das gemeinsam durch.« Er hat mich und uns nie aufgegeben.

Natürlich war er, nach meinen Eltern, die erste Person, die von dem Tumor erfahren hat, und er kam auch direkt vorbei. Doch wir haben seitdem auch viele Tage ohne einander verbracht. Ich glaube, dass das gut so war. Denn ich merke im Unterschied, wie sehr ich ihn *jetzt* brauche. Jetzt, wo wir alle nicht mehr in diesem Anfangsschock feststecken und uns mit der aktuellen Situation arrangieren, das Beste draus machen, dem Krebs trotzen. Daniel hilft mir dabei ungemein. Wir machen jetzt noch mehr Fotos als ohnehin schon. Es ist ein wundervolles und verbindendes Gefühl, dass wir unser gemeinsames Hobby trotz Krebs weiterführen! Und es tut mir unglaublich gut, mich von Daniel fotografieren zu lassen und meine Glatze in den Vordergrund zu stellen. Ich freue mich richtig über die ganzen Fotos mit ihr. Die Glatze macht mich zu einem anderen Menschen. Mein Gesicht hat einen ganz anderen Ausdruck, ist viel klarer, so offen. Der Fokus verändert sich, ich habe noch nie so sehr die einzelnen Partien meines Gesichts wahrgenommen wie jetzt. Bisher funktionierte immer alles als Gesamtheit: Gesicht und Haare. Jetzt stehen meine Augen für sich, meine

Nase, mein Mund, meine Wangen und meine Ohren. Und ich mag alles.

Ich fürchtete am Anfang, dass ich keine Fotos mehr machen wollen würde. Doch das Gegenteil ist der Fall. Also präsentiere ich meine Glatze mit einem breiten Lächeln. Und alle mögen meine Fotos! Damit habe ich nicht gerechnet. Ich hatte, um ehrlich zu sein, Angst, dass meine Fotos die Leute abschrecken könnten, dass sie sie nicht verstehen würden. Nicht verstehen, warum ich meine Glatze so gern in Szene setze. Doch es ist ganz anders: Ich bekomme im Internet und vor allem auf Instagram so viel positive Rückmeldung! Die Leute schauen sich gern meine Bilder an. Ich scheine ihnen Mut zu machen, ein Vorbild zu sein für viele.

Ich ziehe mir Daniels Shirt wieder über meinen weichen Kopf, rieche noch mal daran, atme seinen Duft ein und reiche es ihm. Als wir uns wieder umgezogen haben, gehen wir gemeinsam runter in den Hof. Wir haben heute noch etwas vor: Fotosession in der Nähe der Dorfkirche, ein paar Orte weiter.

»Kann Ira mitkommen? Sie will auch so gern, dass du mal Fotos von ihr machst«, frage ich ihn.

»Na klar!«, antwortet Daniel mir aufmunternd.

»Komm raus, du kannst mitkommen!«, schreibe ich ihr, und ein paar Minuten später kommt sie freudestrahlend aus der Tür geschossen. Wir steigen in Daniels Auto und fahren ein paar Minuten bis in den Ort, wo ich auch im Supermarkt gearbeitet habe. Jedes Mal, wenn ich diese Strecke fahre, muss ich daran denken, wie schlecht ich mich in der letzten Zeit vor der Diagnose immer gefühlt, und wie sehr ich meine Kollegen ins Herz geschlossen habe, die mich so selbstlos unterstützt haben. Als sie von meiner Krankheit erfuhren, haben sie alle zusammengelegt für einen Gutschein, und alle haben ganz herzlich mit Wünschen auf einer Karte unterschrieben. Ich habe mich natürlich total gefreut, einfach, weil sie an mich gedacht haben. Ich mochte meinen Nebenjob, auch wenn er oft sehr anstrengend war. Das hing aber wahrscheinlich schon mit meinem Tumor zusammen, den ich die letzten Monate ja schon mit mir herumgetragen habe.

Wir kommen im Kern des Dorfes, der Kirche, an. Hier ist es eigentlich ganz schön. Ira und ich setzen uns auf die kleine Treppe vor der Kirche, und Daniel knipst ein paar süße Schwesternfotos von uns. Wir lachen sehr viel dabei. Diese Momente, die für die Ewigkeit festgehalten werden, erinnern mich beim Anschauen immer wieder daran, wie sehr meine Liebsten hinter mir stehen. Das macht mich unglaublich glücklich und beruhigt mich.

Nach den Bildern zusammen posieren Ira und ich abwechselnd vor Daniel und seiner Kamera, die beiden machen tolle Arbeit. Daniels Bilder sind so schön, und er schießt Hunderte davon. Als wir schon zum Gehen ansetzen, halte ich plötzlich an:

»Ira, kannst du noch ein Foto von Daniel und mir machen?«, frage ich meine kleine Schwester. Ganz oben auf der Treppe der Kirche stellen wir uns neben eine Weide. Wir stehen uns gegenüber und schauen uns an. Und dann gibt es auch ein Foto mit Kuss. Natürlich.

Als wir nach Hause fahren, bin ich voller Vorfreude, denn ich weiß, wer uns dort erwartet. Wir parken vor dem Hoftor, steigen aus dem Auto, und da kann ich seine Stimme schon hören: Es ist mein Onkel Jesko aus München, der mit meiner Tante Albina und meiner Cousine Valentina zu

Besuch gekommen ist, ihre Dackel Seppi und Cleo haben sie natürlich mitgebracht. Sie kommen uns öfter mit alle Mann besuchen, seit sie von meiner Krankheit wissen. Ihnen ist es so wichtig, mich zu unterstützen und mir und uns zu zeigen, dass sie für uns da sind.

Als wir den Hof betreten, ruft mir mein Onkel schon zu: »Da ist sie ja, das Marlenchen!« Auch wie gewohnt. Ich muss lachen und laufe auf die drei zu. Stolpernd begrüße ich auf dem Weg Cleo und Seppi, die mir aufgeregt zwischen den Beinen herumtollen. Ich drücke alle drei ganz fest und freue mich, dass sie heute da sind.

»Ich mach dann mal den Grill an«, höre ich Papa rufen, während er mit einem Teller Fleisch über den Hof läuft. Ich liebe es, mit der Familie im Sommer zu grillen! Mit meiner Familie um mich herum bin ich glücklich. Und je mehr, desto besser. Ich kann für heute abschalten und mich einfach nur auf sie und das leckere Essen konzentrieren. Leider darf ich nichts von Daniels Salat probieren, der so verlockend aussieht, weil seine Zutaten ja leider roh sind. *Egal*, tröste ich mich, *nächsten Sommer kann ich wieder alles essen und muss nicht jedes Mal vorher überlegen, ob vielleicht noch irgendwo irgendwelche Keime dran sein könnten.*

Wir essen und trinken, bis es dunkel wird und wir alle uns wärmer anziehen müssen. Meine kleinen Geschwister sind im Bett, und nur noch wir »Erwachsenen« sitzen hier draußen, genießen die frische Abendluft und unterhalten uns. Daniel ist in der Zwischenzeit mit seinem Stuhl noch näher an mich herangerutscht, sodass wir unsere Hände halten können. Seine Hand gibt mir Sicherheit, und ich fühle mich auf einmal sehr wohl. Was für ein schöner Abend!

Ganz normal schöne Tage

„**O**h, mein Gott, danke, das tut gerade so gut!«, stöhne ich, während ich in meinen Burger beiße. Ich sitze auf meinem Krankenhausbett und esse mein Menü von McDonald's. Der zweite Zyklus meiner Chemotherapie hat begonnen, Block eins. Mitgebracht hat es mir Linda, die heute wieder zu Besuch ist. Bis vor ein paar Monaten war Linda niemand anderes als nur eine Bekannte. Ich habe sie über Daniel kennengelernt: Ihr Ex-Freund und Daniel haben mal zusammen Fußball gespielt, und so lernten Linda und ich uns auf dem Sportplatz beim Zuschauen kennen. Spielerfrauen sozusagen. Sie war mir von der ersten Sekunde an sympathisch. Ich mag ihre warmherzige und aufmerksame Art. Bei ihr habe ich immer das Gefühl, dass sie jedes meiner Worte aufnimmt und wirklich zuhört. Sie ist ein besonderer Mensch, und ich war immer gern mit ihr und den Jungs unterwegs. Darüber hinaus hatten wir aber leider nie viel Kontakt, warum, weiß ich heute gar nicht mehr. Doch als sie von meiner Krankheit hörte, schrieb sie mir sofort, wollte vorbeikommen, mir beistehen und hat mir ihre Hilfe angeboten. Sie arbeitet nämlich zurzeit beim Rettungsdienst, macht dort ein Freiwilliges Soziales Jahr. Seitdem sehen wir uns oft und haben uns richtig angefreundet. Am ersten Tag meines zweiten Chemoblocks kam Linda zum ersten Mal auf mein Zimmer, um mich zu besuchen. Sie bleibt jedes Mal sehr lange, und wir reden über Stunden bis spät in den Abend hinein. Wir fanden heraus, dass wir viele Gemeinsamkeiten haben und oft ähnlich denken und ticken. Wir können einfach über alles reden. Ihre Anwesenheit und die Freundschaft, die wir langsam aufgebaut haben, tun mir sehr gut. Ich bin wirklich froh, dass sie mich immer besuchen kommt und so für mich da ist. Und obwohl wir uns noch nicht so lange richtig gut kennen, kommt es mir vor, als wären wir schon jahrelang befreundet. Es imponiert mir, dass sie so angstbefreit und ganz offen und locker an meine Krankheit herangeht und mit mir umgeht, als wäre ich ein ganz normaler Mensch. Das klingt vielleicht komisch, aber es gibt natürlich Menschen, die mit meinem Zustand und meiner Erkrankung nicht so gut umgehen können, die Angst davor haben oder sich sogar etwas schämen, mir zu begegnen. Linda ist da ganz anders.

»Wie viel Hirnwasser hat ein normaler Mensch eigentlich?«, fragt Linda interessiert die beiden jungen Ärzte, die mir gerade Nervenwasser über das Rickham abnehmen. Einer von ihnen nennt eine ungefähre Zahl, die ich mir aber nicht merken kann, und macht dann noch ein paar Witze, die Linda und mich zum Lachen bringen. Die beiden sind echt nett, und ich mag ihre lockere Art, das macht diese typische komische Stille zwischen Arzt und Patient entspannter.

Ich beobachte die Nadel auf meinem Kopf über die Innenkamera meines Handys und mache ein paar Selfies. Die Ärzte nehmen mir in *diesem Augenblick* eine Flüssigkeit ab, die bis vor ein paar Sekunden noch *in* meinem Kopf war! Wie gruselig und gleichzeitig irgendwie cool ist das denn bitte?! Auch Linda, die Medizin studieren möchte, verfolgt den Vorgang sehr gespannt, und es freut mich, dass ich ihren Besuch ein bisschen interessanter gestalten kann. Meine Therapie *ist* nämlich wirklich sehr interessant, vor allem die Punktionen des Nervenwassers. Vor jeder Chemogabe in den Kopf muss nämlich erst der Spiegel des Nervenwassers überprüft werden: ob die Werte der letzten Chemogabe ausreichend abgeklungen sind und ich für eine neue schon wieder bereit bin. Mich stört es überhaupt nicht, wenn Freunde oder Familie dabei sind und zuschauen, wie ich eine Nadel in den Kopf bekomme oder wie eine neue Chemotherapie angehängt wird. Ich könnte sie rausschicken, wenn ich wollte. Will ich aber nicht. Meist bekomme ich dieselbe Frage gestellt:

»Tut das nicht weh?«

Und meist muss ich auf diese Frage hin schmunzeln, da die Punktion am Kopf die harmloseste Nadel von allen ist. Ich mag die faszinierten und interessierten Gesichter meiner Besucher und auch ihre Fragen. Ich selbst stelle schließlich auch Hunderte Fragen an die Ärzte und Schwestern. Als nichtbetroffene Person ist dieses Thema für die meisten natürlich sehr, sehr weit weg. So war es ja auch für mich. Ich wusste gerade mal: Chemotherapie bedeutet Haarausfall. Aber wie so eine Chemotherapie im Detail abläuft, was genau das ist – davon hatte ich keine Ahnung. Und weil ich das alles selbst so spannend finde, erzähle ich auch so gern davon. Anfangs nur meiner Familie und Freunden, aber mittlerweile kläre ich auch in den sozialen Medien darüber auf, in meinem Blog und über Instagram. Dass mir so viele Menschen folgen, haut mich bis heute um. Andererseits: Ich selbst hätte doch vor einem Jahr auch niemals damit gerechnet, dass ich eine Chemotherapie werde machen müssen – und schwuppdiwupp, stecke ich mittendrin.

Nachdem ich mich im Schreiben ja erst mal geübt und alles noch mal meinen Eltern zum Lesen gegeben hatte, ist am 28. April mein *eigener* Blog tatsächlich online gegangen. Bei meiner Internetpräsenz ist Daniel mein größter Unterstützer, er macht fast jedes Foto, und er hat meinen Blog erstellt. In meinem allerersten Beitrag habe ich von dem Tag erzählt, an dem ich ins Krankenhaus gekommen bin, wie es mir da ging und wie ich mit Papa von einem Arzt zum nächsten gewandert bin. Anschließend habe ich das Ganze erst mal für zwei Wochen sein lassen. Es war am Anfang für meine Familie und mich nicht leicht, dass jeder, der wollte, nun über mich und irgendwie auch über unser aller Leben im Internet nachlesen konnte. Ich denke, es war einfach alles noch zu frisch für uns und für meine Eltern und Geschwister viel zu aufrüttelnd, wenn sie in der Schule, auf der Arbeit oder beim Einkaufen auf mich angesprochen wurden. Nach der Pause bemerkten wir aber auch die Vorteile des Blogs: Meine Verwandten, die weiter weg leben, können so viel mehr aus erster Hand über mich, meine Krankheit und das Leben damit erfahren, da ja ich es bin, die die Einträge schreibt. Und sie müssen nicht immer meine Eltern anrufen und alles erfragen. So haben langsam und nach und nach alle Menschen, die wir so kennen, mitbekommen, dass ich erkrankt bin. Das hat das Ganze einfacher gemacht. Und mich wieder sicherer mit meinem Blog. Mir hat gefallen, dass die Menschen weniger über mich spekulieren oder reden, weil ich das schon selbst erledige. Es gibt keine Gerüchte, und ich kann mich einfach ganz offen und normal im Supermarkt unterhalten.

Seit dem Start meines Blogs bekomme ich außerdem E-Mails von anderen Betroffenen oder deren Angehörigen, denn meine Texte und Erfahrungen scheinen ihnen Mut zu machen und ein bisschen Kraft zu schenken, was mich natürlich sehr freut. Und ich bin auch überrascht, denn ich hätte nicht mit *so* einem positiven Feedback gerechnet, damit, dass das, was *ich* schreibe, für jemand anderen so wichtig und von Bedeutung sein könnte.

Vor ein paar Tagen habe ich nun meinen vierten Beitrag hochgeladen, und auch der kam super gut an: Ich bekomme Mails von Betroffenen als Rückmeldung und Tausende Klicks auf meinen Beitrag. Ich erzählte von der Chemotherapie, wie diese abläuft und wie ich mich mit dem Ganzen fühle. Es macht mir Spaß, aus dem Krankenhausalltag zu berichten und auch von den schönen Dingen zu erzählen. Denn so grausam, wie es sich viele im Krankenhaus immer vorstellen, ist es nicht unbedingt immer.

Doch alles teile ich nun auch nicht mit der Außenwelt. Ich berichte beispielsweise nicht von MRT-Ergebnissen oder überhaupt, dass wieder ein MRT ansteht, das nach jedem Zyklus gemacht werden muss. Das ist mir in der jetzigen Phase noch zu nah dran an mir selbst. Ich erzähle nur, dass die Therapie verläuft, wie sie soll, und also anschlägt. Denn es kann ja immer noch alles anders laufen, mein Tumor könnte plötzlich nicht mehr reagieren, und meine Therapie könnte schlecht verlaufen. Und vielleicht möchte ich *das* dann so genau nicht mit der ganzen Welt teilen. Solange ich noch mitten in der Therapie stecke, gibt es also keine MRT-Ergebnisse oder Prognosen von mir im Internet. Wenn ich den Krebs besiegt habe, man keine Reste mehr auf den Bildern sieht, dann werde ich vielleicht darüber reden.

Seitdem ich mit dem Bloggen angefangen habe, ist mir klar geworden: Man muss schon aufpassen, was man über sich im Internet preisgibt, und dass man da in einem »schwachen« oder euphorischen Moment nicht zu viel erzählt. Ich bin sehr froh, dass mir meine Eltern klug dabei helfen, die Informationen richtig zu sortieren und zu filtern, was für wen bestimmt sein sollte. Und ich darf nicht vergessen, meine Familie genauso gründlich mit Informationen zu versorgen darüber, wie es mir geht und was es Neues gibt, wie meine Internetgemeinde. Da ich diese rund um die Uhr erreichen kann und ich ja nun mal viel allein und wach im Bett liege, passiert es mir manchmal, dass ich ihnen mehr »erzähle« als meiner Mama. Aber am Ende ist es meine Familie, die Bescheid wissen muss, denn sie ist es, die beim Einkaufen, auf der Arbeit oder in der Schule, also in der realen Welt, auf mich angesprochen wird und die damit konfrontiert wird, wie viel die Menschen allein über das Internet über mich und meinen Gesundheitszustand herausfinden können.

Heute ist Linda also zu mir gekommen, und wir verbringen den Abend zusammen. Nachdem ich fertig mit Essen bin und ein letztes Mal auf Toilette war, verlassen wir mein Zimmer und laufen über den Gang meiner Station. Ich mag es sehr, abends über die Station zu laufen, wenn es so ruhig ist und man nur die Maschinen und Pumpen aus den Zimmern hört. Oft trifft man Eltern, die sich noch etwas zu essen holen oder auf dem Gang ein bisschen miteinander quatschen. Ich besorge mir oft ein Eis oder einen Joghurt, irgendwas von dem, was meine Eltern in Kühlschrank und Tiefkühltruhe für mich deponiert haben. Außerdem fülle ich jeden Abend meine Flasche am Wasserspender auf, weil ich manchmal gerade nachts totale Durstanfälle bekomme. Dann frage ich mich immer, *wieso das bloß?* Ich kriege doch am Tag fünf Liter Hydrierung zugeführt. Müsste das nicht eigentlich genug Flüssigkeit sein? Ich gehe doch so schon jede Stunde auf die Toilette ...

Linda und ich laufen bis kurz vor den Eingang der Station und biegen dann nach links ab in den Aufenthaltsraum mit der roten Couch. Wir fläzen uns darauf und reden weiter über alles, was uns so beschäftigt. Ich finde es erstaunlich, wie offen ich mit ihr über alle möglichen Themen reden kann. Gerade bin ich meinem beschissenen Krebs fast ein bisschen dankbar dafür, dass er uns zusammengebracht hat.

In den fünf Tagen pro Chemoblock, die ich in der Regel im Krankenhaus verbringen muss, ist immer eine Menge los bei mir. Meine Mama oder mein Papa kommen jeden Tag zu Besuch, das ist ihnen nämlich sehr wichtig, sie bringen mir selbst gekochtes Essen und ein Brot oder einen Tomaten-Mozzarella-Salat für den Abend mit. Keiner, der dazu verdammt ist, länger hierzubleiben, isst noch das Krankenhausessen. Je länger man hier ist, desto weniger mag man es. Ich habe eine richtige Abneigung gegen das Krankenhausessen entwickelt. Vielleicht hängt das auch mit der bitteren Erkenntnis zusammen: Ich habe noch viele, viele Tage vor mir. Vor diesem traurigen Hintergrund wird das Essen dann tatsächlich ungenießbar.

Schon verrückt, wie gut ich mich eingelebt habe: Ich kenne fast alle Gesichter von Eltern und Kindern, die hier ein und aus gehen, die Station ist wie ein zweites Zuhause geworden, nur auf Zeit natürlich. Ich mag es, hierherzukommen.

Es wäre alles viel schlimmer, wenn ich mich nicht wohlfühlen würde. Die Ärzte und Schwestern, alle Mitarbeiter hier sind so nett und hilfsbereit, ebenso wie die Eltern und natürlich auch die Kinder, also die Patienten. Da kann man sich eigentlich nur wohlfühlen.

Einen Tag kommen mich Lina und Tabea besuchen, einen anderen Tag Daniel. Heute ist Mama zusammen mit Ira und Pinkus zum mitgebrachten Mittagessen da. Also essen wir gemeinsam. Das ist schön! Und irgendwie so normal in diesem doch sehr anderen Krankenhausalltag. Ich freue mich jedes Mal, wenn sie es schaffen, mitzukommen, verstehe es aber auch, wenn es nicht geht. Ich weiß, meine Schwester hat Schule und ihr Pferd jeden Tag zu versorgen und mein Bruder ist eigentlich immer den ganzen Tag auf der Arbeit. Heute hat er frei und Ira Ferien.

Ich bin froh, dass wir nicht weit weg vom Krankenhaus wohnen und meine Eltern und Freunde so oft die Zeit finden, mich zu besuchen. Ich erlaube aber nicht immer allen den Besuch. Wenn es mir zum Beispiel nicht gut geht, möchte ich nur meine Eltern sehen. Einmal war auch Daniel da, als ich gar nicht fit war. Das hat mir dann aber doch ganz gutgetan. Ich mochte es eigentlich nie, wenn er mich »leiden« sah, bei einer fiesen Erkältung oder so. Aber an dem Tag war es wirklich schön, einfach so dazuliegen und seine Hand zu halten und zu hoffen, dass die Übelkeit irgendwann einfach vorübergeht und ich wieder lächeln kann.

Nach jedem Besuch von Freunden bin ich meist sehr erledigt und müde, denn es ist anstrengend, so viel zu reden und auch immer mit dem Kopf bei der Sache zu sein. Ich weiß, ich darf sie jederzeit nach Hause schicken, wenn ich nicht mehr kann, aber das will ich auch nicht. Der Krebs oder die Therapie sollen mich nicht daran hindern, Spaß zu haben und ein bisschen Ablenkung zu bekommen.

Als meine Familie weg ist, ruhe ich mich aus und höre einfach nur Musik, die Playlist mit meinen momentanen Favoriten: Die Musik der deutschen Sängerin Lina und insbesondere ihr Song *Leicht* baut mich auf und *Sowieso* von Mark Forster natürlich sowieso. Ich liebe es, diesen Texten zu lauschen, die mir richtig aus der Seele sprechen und mich motivieren, weiterzumachen, der Therapie und dem Krebs ins Auge zu blicken.

Gegen sieben Uhr abends vertrete ich mir ein bisschen die Beine und hole mir mein Brot aus dem Kühlschrank. Süß: Das hat mir Mama noch geschmiert. Meinen Lieblingsschokopudding nehme ich auch noch mit. Den Rest des Abends verbringe ich damit, mein Essen zu essen und dabei die Serie *Club der roten Bänder* zu schauen. Vor meiner Erkrankung hat die mich überhaupt nicht interessiert, da wollte ich mich gar nicht mit dem Thema »Krebs« und schon gar nicht bei Menschen in meinem Alter beschäftigen. Jetzt ist das ganz anders. Ich schaue die Serie mit viel Mitgefühl an, bin extrem emotional und weine oft mit. Ich erkenne mich und meine Verhaltensweisen darin oft wieder und freue mich über Parallelen. Ich mag die Serie wirklich, da sie zeigt, wie es tatsächlich im Krankenhaus ist, oder zumindest ein bisschen, und dass es auch mal lustig sein kann.

Ich schaue so lange, bis ich dabei einschlafe, und ich wache erst wieder auf, als die Schwester in der Nacht bei mir Blutdruck misst. Danach schalte ich den Laptop aus und kuschele mich zum Weiterschlafen in mein Kissen.

Nach fünf Tagen Krankenhaus und Chemotherapie bin ich endlich wieder zu Hause. Ich bin müde, mein Magen fühlt sich immer noch flau an, und mein Mund und Hals sind wie immer offen – aber ansonsten geht es mir gut. Ich denke immer, es könnte mir auch schlechter gehen.

»Nicht so gut«, antworte ich auf die Frage, wie es mir geht, nur wenn es mir wirklich *richtig schlecht* geht. Das sieht man mir dann meist sowieso sofort an, da erübrigt sich das Fragen. Auf Hazels Schmerzskala von eins bis zehn in *Das Schicksal ist ein mieser Verräter* würde ich im Übrigen vermutlich nie eine Zehn nennen. Denn das wäre für mich persönlich gleichbedeutend mit dem Ende, so wie die Erzählerin es auch in der Geschichte beschreibt. Irgendwie ist das immer so eine merkwürdige Situation, wenn man einer Person sagt, dass es einem nicht gut geht. Ich meine, was soll das Gegenüber antworten?

»Oh, wie blöd, das tut mir aber leid!«, ist wahrscheinlich noch das Beste, was dabei herausspringt. Tatsächlich aber kann sich der andere doch sowieso nicht in meine Lage versetzen. Und dann entsteht stellvertretend dieses ätzende Mitleid. Ich persönlich kann damit gar nicht gut umgehen. Klar, bei den Ärzten muss ich ehrlich sein und sagen, wie ich mich *wirklich* gerade fühle, aber das muss ja nicht jeder mitbekommen. Meist wird man dann nämlich sofort mit Samthandschuhen angefasst. Das kann auch mal ganz schön sein, aber oft möchte man das einfach nicht. Man möchte ganz normal behandelt werden, halt wie jemand, der gesund ist. Auch oder gerade, weil man es nicht ist. Aber ich kann ohnehin immer nur von meinem eigenen Empfinden berichten, denn es scheint so zu sein, dass jeder Mensch ein ganz eigenes Schmerzempfinden hat. Lange Rede, kurzer Sinn: Alles in allem geht es mir meist eher »Es geht so« als »Nicht so gut«. Zum Glück.

Ich verbringe die ersten zwei Tage nach der Therapie damit, auf der Couch zu sitzen, versuche, etwas zu essen und viel Tee zu trinken. Ich gehe mit Mama spazieren, wobei ich eher an ihr hänge, als viel zu laufen. Nach dem dritten Tag spüre ich langsam eine Verbesserung meines Zustandes, ich fühle mich eindeutig fitter und möchte nicht nur den ganzen Tag auf der Couch oder im Bett liegen. Die regelmäßige Blutkontrolle im Krankenhaus, die ich alle zwei bis drei Tage machen muss, und die in der Kinderklinik nur der »Fingerpiks« genannt wird, hat heute Morgen ergeben, dass meine Blutwerte sich langsam wieder fangen.

Ich bin jedes Mal wieder erstaunt, wie stark und souverän die Kinder von meiner Station diesen Piks mitmachen. Es wird dafür immerhin mit einer kleinen Nadel in den Finger gestochen, und zwar ganz schön brutal, wie ich finde. Die Nadel steckt in so einem Gerät, das etwa wie ein Kuli funktioniert, aber nicht ganz so lang ist, bei dem auf einen Knopf gedrückt wird, und dann schnellt sie hervor. Sofort löst die Nadel einen ganz kurzen Stich aus. Oft muss der Finger nur ein bisschen gedrückt werden und – schwupp – ist das kleine Röhrchen voll mit der dunkelroten Flüssigkeit. Und das war sie dann auch schon, die kapillare Blutkontrolle, mit deren Hilfe unsere Blutwerte während der Therapie meist mehrmals pro Woche überprüft werden. Das ist zwar unangenehm, aber natürlich tausendmal besser und schneller, als jedes Mal mit einer Nadel in eine Vene oder den Port gestochen zu werden. Wie oft man gemessen wird, hängt von den Blutwerten und der Therapie ab. Ich musste auch schon mehrere Tage hintereinander kommen, weil meine Werte einfach zu schlecht waren und sie zur Sicherheit regelmäßig überprüft werden mussten. Durch die Chemotherapie oder auch durch eine Bestrahlung fallen die Blutwerte, und man muss gegebenenfalls eine Bluttransfusion bekommen oder zumindest ein Medikament, das dem Blut hilft, sich zu regenerieren. Ich habe während der intensiven Chemophase nur einmal eine Transfusion benötigt, worauf ich auch, ehrlich gesagt, ein bisschen stolz bin. Mein Körper hat sich sonst immer von selbst wieder aufgepäppelt.

Zu der Zeit hatte ich gerade Chemopause zwischen zwei Blöcken, dem letzten des ersten Zyklus' und dem ersten des zweiten Zyklus', und war zu Hause. Man muss auch dort natürlich gut aufpassen, ob die Blutwerte fallen, deshalb musste ich regelmäßig über den Tag verteilt Fieber messen. Bei 38,5 Grad oder mehr hätte ich sofort auf Station erscheinen müssen. Denn Fieber ist ja oft ein Zeichen für eine Entzündung im Körper, und das kann während der Therapie sehr gefährlich werden, weil der Körper es ohne Antibiotikum kaum schafft, die Keime allein zu bekämpfen.

Tja, und natürlich *hatte* ich einmal Fieber und musste sonntagsabends spontan ins Krankenhaus. Natürlich am Wochenende! Mann, war ich sauer, als Mama mit mir dorthin fuhr. Ich hatte *überhaupt* keine Lust, schon wieder ins Krankenhaus zu müssen, fühlte mich auch gar nicht schlecht. Doch meine Temperatur sagte leider etwas anderes. Da saß ich also im Untersuchungszimmer auf Station anstatt mit meiner Familie beim Sonntagsessen. Ich teilte dem behandelnden Arzt dann auch genervt und bestimmt mit, dass ich in zwei Stunden wieder gehen wolle, weil es mir gut gehe. Aber es kam, wie es kommen musste: Ich blieb volle fünf Tage auf Station! Ich hatte mir einen hartnäckigen Keim eingefangen, und dieser musste mit Antibiotikum behandelt werden. Ich teilte mir in dieser Zeit das Zimmer zum Glück mit einem sehr netten zwölfjährigen Mädchen und seiner Mutter. Manchmal tut es auch einfach gut, eine so junge Zimmergenossin zu haben und mitzuerleben, wie positiv und irgendwie bedingungslos so viel jüngere Kinder mit ihrem harten Schicksal umgehen.

Es gibt in den Krankenhauszimmern Klappbetten, die man ganz schnell auf- und auch wieder zusammenbauen kann für die Eltern, damit vor allem die sehr jungen Kinder nicht allein schlafen müssen. Bei einem Chemoblock hat Mama auch mal bei mir im Krankenhaus übernachtet, weil ich ein Einzelzimmer hatte. Das war allerdings eine Ausnahme, weil ich eigentlich schon zu alt bin, um begleitet zu werden. Es war aber wirklich ziemlich cool. Sie hat ihr Klappbett direkt neben meines gestellt, und so haben wir abends dann einen Film vom Bett aus geschaut. Dazu gab es Pizza, die sie mitgebracht hatte. Auch im Bett, klar. Ich fand es total schön, ihr zu zeigen, wie es ist, eine Nacht im Krankenhaus zu verbringen.

Noch in der Nacht meiner Ankunft bekam ich die Bluttransfusion, die mich wieder ein bisschen aufpäppeln sollte. Pro Beutel, weil ich erwachsen bin, bekomme ich zwei, dauert so eine Infusion übrigens an die zwei Stunden, dann ist alles in den eigenen Blutkreislauf eingelaufen. Plus einer Stunde Wartezeit im Anschluss, damit eine allergische Reaktion auf das Fremdblut ausgeschlossen werden kann.

Zurück in die Gegenwart: Mein Hals tut zwar noch weh, aber das ist gut auszuhalten für mich, wenn alles andere doch bergauf zu gehen scheint. Auf dem Heimweg vom Krankenhaus halten Papa, der mich begleitet hat, und ich im Reitstall in unserem Dorf und besuchen meine Mama, die gerade dabei ist, ihre Pferde zu versorgen. Ich liebe es, bei meiner Mama im Stall zu sein! Leider darf ich nur vom Tor aus zuschauen, weil der Stall natürlich eine Brutstätte für Keime ist. Ganz stolz erzähle ich ihr von dort aus von meinen Blutwerten. Papa verabschiedet sich, er muss zur Arbeit. Keine zehn Minuten später ist meine Mama fertig, und wir laufen gemeinsam den Weg runter ins Dorf und nach Hause. Wir kommen an Wiesen und Feldern vorbei und quatschen, reden über dies und jenes.

»Also hast du morgen Zeit und bist auch fit?«, fragt sie mich irgendwann. Ich schaue ihr in die Augen und versuche, irgendetwas daraus zu lesen, ich weiß nicht, worauf sie hinauswill.

»Äh, ja, ich denke schon«, antworte ich etwas verwirrt.

»Gut, dann sei bitte um sieben Uhr morgen früh bereit, dann wirst du abgeholt«, teilt sie mir mit einem verschmitzten Grinsen mit.

»Was? Von wem denn, und was machen wir?« Jetzt verstehe ich überhaupt nichts mehr. Ich hoffe, dass nicht irgendwelche Bekannten irgendetwas planen, was dann vielleicht ganz unangenehm für alle wird. Ich möchte nicht, dass Menschen, die mir nicht so nahestehen, etwas mit mir unternehmen und ich es dann am Ende vielleicht ganz schrecklich finde, es mich überfordert und ich sogar zickig werde. Den ganzen Weg nach Hause versuche ich irgendeinen Hinweis auf die Person oder die Personen, die mich abholen werden, herauszufinden, doch Mama hält komplett dicht, nichts zu machen.

»Was soll ich denn anziehen, wenn ich nicht weiß, wohin es geht?«, frage ich sie fast schon ein bisschen unfreundlich, als wir zu Hause angekommen sind. Ich muss mich ja irgendwie auf den morgigen Tag einstellen können.

»Nicht zu kalt und nicht zu warm, ihr werdet eine lange Zeit im Auto sitzen, zu unbequem sollte es also nicht sein.« Wow, danke, Mama, für die große Hilfe!

»Super, alles klar, dann weiß ich ja Bescheid«, antworte ich sarkastisch. Ich steige die steile Holztreppe in mein Zimmer hinauf. Wenn ich oben angekommen bin, bin ich seit der Therapie immer komplett außer Puste, und jedes Mal macht es mich traurig, wenn ich daran denke, dass ich sie mal mit Leichtigkeit, zwei Stufen auf einmal nehmend, hochrennen konnte.

Am nächsten Morgen sitze ich überpünktlich um zehn vor sieben mit meiner Mama im Hof und trinke meine Tasse Tee. Es nieselt ein klein wenig, der Himmel ist grau bedeckt. Ich bin total aufgeregt und habe überhaupt keine Ahnung, was gleich auf mich zukommen wird.

»Oh, Mama, ich hoffe, du lässt mich nicht mit nervigen Leuten mitfahren! Ich hab wirklich keine Lust auf peinliche Gespräche«, flehe ich Mama an in der kleinen Hoffnung, sie weiht mich jetzt vielleicht doch noch ein. Doch auch dieser Versuch ist vergebens.

Die Minuten gehen einfach nicht um, während ich immer mehr darüber nachdenke, die ganze Aktion abzubrechen und zu sagen, es gehe mir nicht gut. Aber ich möchte unbedingt wissen, wer hinter allem steckt, deshalb entscheide ich mich dazu, es durchzuziehen. Vielleicht wird es ja sogar ganz lustig.

Da höre ich, wie die Hoftür geöffnet wird, und versuche anhand der Schritte zu erraten, wer da gerade auf uns zukommt. Von dort aus, wo wir sitzen, kann man die Tür nicht sehen. Die Person muss erst um die Ecke gebogen kommen ... Und da stehen sie:

»Nein, oder?!« Ich fange sofort lautstark an zu lachen, vermutlich kann man mir ansehen, was für eine Erleichterung von meinen Schultern fällt, während ich die zwei Personen vor mir anstarre und wir uns in die Arme fallen. Es ist niemand anderes als Lina und Tabea, die da prustend vor mir stehen, während ich mich kaum noch einkriege. Mit den beiden habe ich gar nicht gerechnet.

Während wir auf die Autobahn fahren, erklären sie mir wild durcheinander, dass sie meiner Mama geschrieben und mit ihr alles abgeklärt hätten, damit ich keinen Verdacht schöpfte. Ihre Idee war gut, denn ich hatte ja wirklich überhaupt keine Ahnung. Immer noch geplättet von dem, was meine besten Freundinnen hier gerade für mich machen, sitze ich auf der Rückbank und kann nicht fassen, was ich für ein Glück habe mit den beiden an meiner Seite. Obwohl ich noch nicht das Ziel unserer Reise kenne, freue ich mich so sehr, dass ich schreien möchte. Als unser Lied auf ihrer Playlist dran ist, dreht Tabea das Radio voll auf, und wir singen zu dritt lautstark mit, während Regen auf das Auto prasselt. Nichts kann mir meine Laune in diesem Augenblick vermiesen, nicht mal der Regen.

Im Laufe der Fahrt versuche ich zu erraten, wohin es geht. Ich weiß schon: Wir fahren in eine Stadt im Ausland, in der wir alle drei noch nicht waren. Erst dachte ich an Amsterdam, doch das liegt in der ganz anderen Richtung.

»Wir fahren aber nicht nach Straßburg, oder?«, frage ich so nebenbei, nachdem ich schon zig verschiedene Orte abgefragt habe. Beide sagen erst gar nichts, dann brechen sie in Lachen aus. Da habe ich meine Antwort.

»Wie cool ist das denn?! Wie cool seid *ihr* denn drauf?!« Meine Vorfreude ist riesig. Während wir die Snacks verdrücken, die meine Mädels wohlweislich eingepackt haben, genießen wir die Fahrt mit lauter Musik, tiefgründigen Gesprächen und viel Lachen.

»Wow, und schon sind wir einfach so in Frankreich!« Lina spricht das aus, was ich gerade sagen wollte. Wir fahren in die Stadt hinein, und es kommt mir so surreal vor. Ländergrenzen zu überqueren, ohne dass man es so wirklich spürt. Wie nah der Alltag und das Normale, Bekannte doch immer wieder am Unbekannten und so ganz Unvertrauten und Unglaublichen liegen. Ich bin in diesem Moment überglücklich und dankbar.

Wir laufen über das Kopfsteinpflaster dieser traumhaft schönen Straßen, und ich vergesse vollkommen, dass ich eine Glatze trage und die Leute mich deshalb anschauen. Ich bin jedes Mal wieder froh, dass mein »Look« auch Lina und Tabea kein bisschen stört, meine Krankheit schränkt uns in unserem Freundinnensein einfach überhaupt nicht ein. Ich kann nur genießen. Wir besichtigen die wunderschöne Münsterkirche und gehen dann weiter in die Einkaufsstraße. Während unserer Shoppingtour ziehe ich mir in den Läden einen Mundschutz auf. Mit den Keimen anderer bin ich doch lieber etwas vorsichtig. Ich habe meine Krebsmütze in der Jackentasche, falls mich die Blicke der Leute zu sehr stören. In einem Geschäft trage ich sie, setze sie danach aber auch gleich wieder ab. Ich finde, mit ihr sehe ich erst recht krank aus.

Ich kaufe einen dünnen Parka für den Herbst und freue mich über mein Schnäppchen. Es macht mir solchen Spaß, einfach ganz normal durch die Straßen zu schlendern und ein bisschen zu shoppen – wie vor dem Krebs. Seit dem einen Mal mit Papa und Ira in der Stadt, als es mir so schlecht ging, war ich lieber nicht mehr einkaufen. Die Ärzte raten den Krebspatienten in Therapie auch immer wieder davon ab, wegen der großen Menschenmassen. Doch heute versuche ich, nicht zu sehr an das Risiko der Keime zu denken, und wir gehen den ganz großen Massen einfach aus dem Weg. Nach dem Shoppen trinken wir einen Kaffee, also Lina und Tabea, ich nehme einen Erdbeershake, weil ich keinen Kaffee mag. Danach bewundern wir noch ein wenig die Stadt und suchen uns ein Restaurant zum Mittagessen, wir entscheiden uns für eine Pizzeria. Leider kann ich meine Salamipizza kaum essen, da sie für meinen immer noch gereizten Hals viel zu scharf ist. Und da wird mir plötzlich wieder bewusst: *Du bist nicht normal, du hast Krebs, und du steckst mitten in der Therapie.*

Also esse ich nur so viel, wie ich kann, und versuche mich nicht zu sehr über meinen Körper aufzuregen. Ich bin wütend und traurig. Ich beobachte die Schulklasse am Nebentisch und beneide sie. Die Schüler in unserem Alter sehen alle so sorglos aus, als hätten sie einfach Spaß. Sie verbringen auch einen Tag in dieser Stadt, einen *ganz normalen* Tag, ohne Sorgen und Probleme, ohne lebensbedrohliche Krankheit und ohne Nebenwirkungen von einer Chemotherapie.

»Können Sie ein Foto von uns machen?«, frage ich kurzerhand eine Frau, die gerade an uns vorbeiläuft. Wir stehen auf einer süßen Brücke, und ich will ein Erinnerungsfoto von dem schönen Tag und uns mit der Stadt. Nach dem Schnappschuss packen wir schnell unser Zeug zusammen, das wir an der Seite abgestellt hatten, denn es beginnt zu regnen. Im strömenden Regen und mit den Einkaufstüten über dem Kopf laufen wir zurück zum Auto.

Macarons haben wir natürlich auch gekauft und sitzen jetzt kaputt, aber überglücklich wieder im Auto, während wir uns die schönsten aus der Packung herauspicken und genüsslich verspeisen. Wir müssen erst einmal durchatmen und verschnaufen. Der Tag war doch sehr anstrengend, besonders für mich. Nach ein paar Minuten lässt Tabea den Motor an, und wir starten in der untergehenden Abendsonne auf die Autobahn und in Richtung Zuhause. Während die Musik wieder voll aufgedreht ist, schaue ich aus dem Fenster des Beifahrersitzes und lasse den Tag Revue passieren. Ich kann es immer noch nicht glauben, dass wir heute mal kurz in Frankreich waren. Was für eine grandiose Überraschung! Ich kann gar nicht in Worten ausdrücken, was für eine Liebe ich für die beiden empfinde. Ich bin so glücklich, sie immer an meiner Seite zu wissen, »in guten wie in schlechten Tagen«. Und weiß nicht, was ich ohne sie machen würde. Unsere Freundschaft ist etwas ganz Besonderes und eines der wertvollsten Dinge, die es für mich auf dieser Welt gibt.

Der Regen hat aufgehört. Und während die Abendsonne mir ins Gesicht scheint, bin ich einfach froh, dieses Leben hier und jetzt zu leben.

Ich bin immer noch 18 Jahre alt

»Hier ist der Arztbrief, gegen 14 Uhr kannst du vermutlich nach Hause gehen«, teilt mir meine Ärztin mit. »Viel Glück, Marlene!«

Sie legt den Entlassungsbericht über meinen letzten Chemoblock auf den Tisch und verschwindet wieder. Wow, die zwei Chemotherapie-Phasen habe ich tatsächlich geschafft!

Es ist Ende Juli, und so kann ich die sechs Wochen Pause, die ich jetzt im Anschluss vor der Bestrahlung habe, richtig genießen. Und da ich bestimmt recht fit sein werde, möchte ich auch viel machen. Ich freue mich auf die Zeit und bin sehr, sehr froh, den ersten großen Berg, die zwei Zyklen Chemotherapie, hinter mir zu haben. Doch der nächste Berg wartet schon auf mich ... Ich schnappe mir den Brief und lese gespannt nach, was da über mich in der Therapie geschrieben wird.

»Alles gut vertragen, konnte in einem guten Allgemeinzustand entlassen werden.« So in etwa lauten die letzten Sätze des Berichts. Irgendwie stolz stecke ich den Brief in meine Tasche. Danach schreibe ich in die Familiengruppe, dass mich jetzt jemand abholen kann, und fange schon langsam an zu packen, damit wir dann auch direkt losfahren können. Ich habe es nun sehr eilig, hier wegzukommen, und bin voller Vorfreude. Insgesamt vier Monate, davon um die 50 Tage, habe ich in dieser Klinik auf der Kinderstation verbracht. Und jetzt ist diese Zeit erst einmal vorbei. Ich gehe mit einem lachenden Auge und einem weinenden Auge. Ich werde meine Schwestern, Ärzte und Mitpatienten vermissen, aber ich weiß auch: Ich komme zurück, nach meinem »Bestrahlungs-Ausflug« nach Essen. Denn dann bricht zum Abschluss meines Therapieplans die Langzeittherapie an, und die werde ich wieder hier in »meiner« Klinik ableisten.

Nachdem ich also den Großteil gepackt und mich in meine Shorts geschmissen habe, setze ich mich auf mein Bett und beschließe, fernzusehen. Die Wässerung läuft wie immer, und mein Ständer ist mein treuer Begleiter zu jedem (häufigen) Toilettengang. Apropos: Ich muss schon wieder. Während ich mich schon freue, die Schläuche, die Beutel und überhaupt den ganzen Ständer bald los zu sein, bleibt Letzterer wie so oft an der Leiste zum Bad hängen. Sofort fängt eine der drei Pumpen an zu piepsen. *Och nee!,* ärgere ich mich. Ich kann zwar das Piepsen für eine Minute ausstellen, darf es aber nicht ganz wegdrücken – obwohl mir mal eine Schwester heimlich gezeigt hat, wie das geht. Wenn sich die Pumpe zu doll bewegt, wie zum Beispiel, wenn ich irgendwo gegenfahre oder eben hängen bleibe, löst sie »Tropfalarm« aus. Das Piepsen. In einem wirklichen Notfall, also wenn ich nicht mehr richtig angeschlossen sein und die Infusion nicht mehr einlaufen sollte, ist das natürlich wichtig, damit das von den Schwestern rechtzeitig gehört wird, aber bei Fehlalarm einfach nur nervig, weil ich irgendwie fast jedes Mal an der Schwelle zum Badezimmer hängen bleibe. Trotz all des Ärgers über meinen ständigen Begleiter auf Rollen, die vielen langen Schläuche, die wie Kabel aussehen, über meine Eingeschränktheit, überlege ich, ob ich diese Zeit vielleicht sogar eines Tages vermissen werde ... Klingt total absurd, ich weiß, aber ich fühle mich hier echt wohl. Ich mag es, dass ich jederzeit über meinen Körper Bescheid weiß und rund um die Uhr auf mich aufgepasst wird.

»Hallo, Marlene, wie geht's dir?« Schwester Carinas Strahlen steckt mich an, und ich kann nicht anders, als zurückzulächeln und »Eigentlich richtig gut« zu antworten. Carina ist immer gut gelaunt. Ich empfange Papa vor dem Schwesternzimmer, er ist heute mein Fahrer. Er muss jetzt mit, wenn ich Schwester Helene suche, die mir meinen »Fingerpikszettel« zum Ausfüllen für die heutige erste Blutkontrolle nach der Chemophase geben soll. Ich hoffe, meine Blutwerte sind nicht zu schlecht. Zumindest fühle ich mich heute relativ gut: Das übliche flaue Gefühl habe ich im Magen, und mein Mund ist ein bisschen offen. Nachdem ich Helene gefunden und meinen »Fingerpikszettel« eingeheimst habe, gehe ich, Papa immer im Schlepptau, durch die Flügeltüren Richtung Aufzug. Im ersten Stock steigen wir aus und gehen zum Untersuchungszimmer der netten Dame mit osteuropäischem Akzent, die jeden Tag von sieben Uhr dreißig bis 14 Uhr die Blutwerte aller Kinderpatienten misst. Ich hoffe, dass nicht so viel los ist und ich schnell drankomme. Als wir um die Ecke biegen, stelle ich erleichtert fest, dass ich tatsächlich die Nächste bin.

»Deine Blutwerte sind okay, sie dürfen aber gern noch ein bisschen steigen«, sagt der Chefarzt der Station, nachdem er sich auf dem Computer meine Auswertung angeschaut hat. Danach untersucht er mich, fragt mich nach meinem Wohlbefinden, und dann bin ich auch schon fertig.

»Komm bitte in zwei Tagen noch mal wieder, so gegen elf Uhr, passt dir das?«, fragt er mich freundlich.

»Klar, das passt«, antworte ich und stehe schon von der Untersuchungsliege auf.

»Bis zum Beginn deiner Bestrahlung in sechs Wochen werden deine Werte aber sicher gut genug sein«, lächelt er mir aufmunternd zu.

»Ja, ich hoffe doch«, lächle ich etwas gezwungen zurück. Denn das ist meine nächste große Etappe: die Bestrahlungstherapie in Essen, richtige Großstadt, 35 Tage von Montag bis Freitag, zweimal am Tag, insgesamt sieben Wochen lang.

Ich verabschiede mich vom Chefarzt, hake mich bei Papa ein, und wir spazieren beschwingt aus der Klinik in Richtung Parkhaus.

Die nächsten sechs Wochen sind die schönsten der letzten Monate. Ich unternehme viel, treffe Freunde, Daniel und lebe mein Leben halbwegs normal. Das einzig Nervige ist, dass ich bei den heißen Temperaturen nicht schwimmen gehen darf, wegen der möglichen Ansteckungsgefahr mit Keimen im Schwimmbad, und der See ist sowieso verboten. Aber ich mache das Beste draus. Ich gehe sogar auf eine Feier von einem Freund aus meinem Jahrgang. Er gibt eine Abschiedsparty, weil er mit seiner Schwester für ein Jahr ins Ausland geht, um dort *Work and Travel* zu machen. Der Abend ist total schön. Ich treffe viele Leute aus meinem Jahrgang und verbringe einen ganz normalen Abend auf einer ganz normalen Party im Garten eines Freundes. Das ist auch der Grund, warum ich hindarf, trotz der Menge an Menschen: Es findet draußen statt, und ich passe auf, dass ich nicht gerade mitten in der Menge stehe oder neben Menschen, die erkältet sind. Natürlich habe ich aber für den »Notfall« einen Mundschutz dabei. Lieber auf Nummer sicher gehen. Ich stoße sogar mit einem Cola-Bier an. Das überrascht die Leute, was mich wiederum amüsiert. Es bereitet mir große Freude, zu zeigen, dass ich immer noch Marlene bin und nicht nur das kranke Mädchen, das Krebs bekommen hat und deshalb sein Abitur abbrechen musste. Viele gehen sehr vorsichtig mit mir um, als wäre ich zerbrechlich. Ich verstehe das natürlich, auch wenn es mir nicht gefällt, und versuche, ihnen zu zeigen, dass es mir gut geht und sie ganz normal mit mir umgehen können. Ich rede ganz offen, mache sogar Witze über meine Glatze, was die Stimmung auflockert.

An dem Abend führe ich ganz tolle Gespräche, ich sitze auf einer Bierzeltbank neben Dana, der Freundin eines Freundes von mir. Wir hatten nie wirklich viel Kontakt, sie war manchmal mit dabei, wenn wir in einer größeren Gruppe etwas unternommen haben, aber das war's auch schon. Doch an diesem Abend kommen wir ins Gespräch. Sie erzählt mir von einem Todesfall in ihrer Familie, wegen Krebs. Wir verstehen uns total gut und denken in vielen Dingen gleich. An diesem Abend entsteht eine Verbindung zwischen uns, und wir beschließen, auch mal so etwas zusammen zu unternehmen, uns zu treffen. Von dem Abend an halten wir tatsächlich den Kontakt, wir werden Freundinnen. Sie will mich sogar in Essen, wenn ich zur Bestrahlung bin, besuchen.

Ich nutze die schönen Sommertage, mache viele Fotos mit Daniel und Ira, schreibe weiter an meinem Blog und veröffentliche Fotos auf Instagram. Meine Mädels aus der Schule überraschen mich mit riesigen pinkfarbenen Heliumballons zur Feier meiner fünfzehntausend Abonnenten auf Instagram. Am Abend der Feier sind es schon knapp zwanzigtausend. Wirklich verrückt, wie rasch sich das verändert: Ich poste regelmäßig Fotos und schreibe darunter über meinen aktuellen Gesundheitszustand. Die Leute mögen offenbar meine Bilder und Beiträge, und mir macht es Spaß, zu berichten und quasi »aus dem Krankenhausnähkästchen« zu plaudern.

Meine Verwandtschaft aus München kommt in den sechs Wochen, die ich zu Hause bin, auch wieder zu Besuch, wir grillen viel und genießen gemeinsam die unbeschwerte Zeit. Ich muss immer seltener zur Blutkontrolle ins Krankenhaus, meine Werte sind gut.

Diese Zeit, dieser Sommer, könnte meinetwegen ewig so weitergehen. Ich fühle mich von Woche zu Woche besser und stärker und bekomme fast schon eine Routine in meinen Alltag. Ich bin in vielen Augenblicken unbeschwert, kann den Krebs und die Therapie vergessen. Dieser Sommer zwischen Chemotherapie und Bestrahlung bleibt für immer in meinem Kopf verankert, und ich bin sehr froh, dass ich zudem viele Momente auf Fotos festgehalten habe.

An Pinkus' 22. Geburtstag macht Daniel ganz tolle Bilder von meiner ganzen Familie. Dank ihm habe ich so viele schöne Erinnerungen. Total verrückt: Wir sind in der nächsten Woche schon zwei Jahre zusammen. Leider können wir an unserem zweiten Jahrestag nicht zusammen sein, ebenso wenig wie wir es an unserem Einjährigen waren. Letztes Jahr war ich in Dublin auf Abschlussfahrt, und dieses Jahr bin ich in Essen zur Bestrahlung.

Zum Glück haben wir ein aktuelles, sehr schönes Foto von uns, das ich an dem Tag auf Instagram posten werde. Den Tag holen wir nach, wenn ich am Wochenende wieder zu Hause bin. Versprochen. Denn ich muss jeweils nur von Montagmorgen bis Freitagmittag in der Klinik sein und darf am Wochenende nach Hause fahren. Ich fahre aber immer schon am Sonntagnachmittag nach Essen, um am Montagmorgen pünktlich im Protonentherapiezentrum zu sein.

Ich erwarte gespannt die nächsten sieben Wochen, die Bestrahlung, das Wohnen im sogenannten Elternhaus und wie das mit meiner Begleitung wird. Über die Zeit in Essen werden mich verschiedene mir nahestehende Menschen begleiten, damit ich nicht allein sein muss, weil Mama und Papa nicht die ganzen sieben Wochen bei mir sein können. Denn es ist eine krasse Phase in meinem Leben, durch so eine Krankheit durchzumüssen mit so einer aggressiven Behandlungsmethode. Da wollen meine Freunde und meine Familie mich keinesfalls alleinlassen.

»Frau Bierwirth, Sie können jetzt runtergehen«, ruft die Frau an der Rezeption in die Wartehalle des Westdeutschen Protonentherapiezentrums in Essen. Es sind kaum Menschen hier, ich bin heute, am Mittwoch, eine der Ersten. Es ist kurz nach halb acht, und man merkt, dass es noch früh am Morgen ist: Ich hab das Gefühl, dass alle, die hier sitzen, genauso müde sind wie ich und am liebsten wieder zurück ins Bett möchten.

»Ich geh dann mal«, verabschiede ich mich von Dietmar. Dietmar ist mein »Stiefopa«, er war der Lebensgefährte der Mutter meiner Mama. Er ist derjenige, der mich in dieser allerersten Woche der Strahlentherapie begleitet, er wird die gesamte Woche der Bestrahlung bei mir bleiben und mich unterstützen.

Dietmar nickt mir also zu und steckt seinen Kopf wieder in die Zeitung. Ich gehe eine Steintreppe hinunter und erreiche einen weiteren Wartebereich mit Rezeption. Dort warte ich wenige Minuten, bis eine Schwester kommt und mir ein Zeichen gibt, dass ich mitkommen soll.

»Na, bist du schon wach?« Ich unterdrücke ein Gähnen und antworte lachend:

»Nicht wirklich.«

Ich werde in den Raum gebracht, den ich von den letzten zwei Tagen schon kenne, das scheint wohl meiner zu sein. Ich gehe schnurgerade zu dem Stuhl, auf dem ich meine Kleidung ablegen kann. Nur in Unterhose und mit einem Handtuch bedeckt, nähere ich mich der großen Maschine, die mich an ein MRT- oder CT-Gerät erinnert. Sie ist aber zum Glück viel weiter geöffnet. Ich muss bei jeder Bestrahlung exakt gleich liegen, das ist sehr wichtig, jedes Mal aufs Neue. Das ist natürlich nicht ganz so einfach, darum bedarf es einiger Vorbereitungen und Hilfsmittel, um mich richtig einzustellen. Das machen die sogenannten MTRAler, das steht für »Medizinisch-technische Radiologieassistenten«. Ich lege mich so bequem, wie es irgend möglich ist, auf dem Bauch auf die sogenannte Couch und mit den Beinen in meine Form hinein. Das ist ein blaues Plastikding, das genau an meinen Körper angepasst ist. Diese Form wurde vor ein paar Wochen extra für mich angefertigt, damit ich es ein bisschen bequemer habe und fest darin und also still liege. Dann richten die MTRAler meinen Körper aus, vom Hals bis zum

Steißbein. Dafür haben sie mir mit schwarzem Edding Kreuze auf den Rücken gemalt. Nach diesen Markierungen richten sie sich, damit an jedem Tag die exakt gleiche Liegeposition erreicht wird und die richtigen Regionen meines Körpers bestrahlt werden. Ich werde die komplette Wirbelsäule runter bestrahlt, weil die Gefahr besteht, dass noch kleinste böse Zellen des Tumors im Nervenwasser enthalten sind, die auf dem MRT nicht zu sehen sind und bei der Punktion nicht gefunden wurden. Mein Gesicht umspannt eine an mich angepasste neongrüne Netzform. Darin wird mein Kopf dann ganz fest eingespannt, und ich kann ihn kein Stück mehr bewegen. Diese Position ist alles andere als gemütlich, aber auszuhalten. Es ist ein ganz merkwürdiges Gefühl, dass ich meinen Kopf gar nicht mehr bewegen kann, ich kann nicht einmal mehr lächeln, geschweige denn sprechen. Beim ersten Mal war das noch extrem unangenehm, ich fühlte fast so etwas wie Klaustrophobie, aber nach und nach gewöhne ich mich daran. Wobei, nicht an alles: Manchmal spüre ich mein Kinn nach der Behandlung nicht mehr und habe überall im Gesicht juckende Abdrücke von dem Netz.

Das Einstellen dauert zwei bis zehn Minuten. Die zu bestrahlende Fläche, also vom Steißbein bis zum und inklusive Kopf, wird in vier Abschnitte eingeteilt.

Jetzt liege ich also da, darf mich nicht bewegen, und natürlich kribbelt es genau in diesem Moment an meiner Hüfte! Aber ich *darf mich nicht bewegen*, sonst dauert das Ganze noch länger.

Jetzt geht es los. Die MTRAler schalten den CD-Player ein, in dem meine Musik dudelt, und verlassen den Raum, denn sie halten sich in einem Nebenraum auf, von dem aus sie die Maschine starten. So wird mir die Zeit wenigstens ein bisschen erträglicher gestaltet. Die Bestrahlung an sich dauert eigentlich nur circa zwei Minuten. Für jeden der vier Körperabschnitte muss die »Couch«, auf der ich liege, aber bewegt werden, damit das Gerät die nächste Stelle erfassen kann. Und ich wieder exakt ausgerichtet werden. Das wird dann vor der Bestrahlung noch mal mit einem CT überprüft. So dauert die gesamte Bestrahlung dann doch um die dreißig bis 45 Minuten, es kann aber auch bis zu einer Stunde werden.

»Dann bis später, Marlene«, verabschiedet mich eine MTRAlerin, nachdem sie mich auf den Gang nach draußen begleitet hat. Ich muss heute am frühen Nachmittag zur zweiten Bestrahlung wiederkommen. Studien haben gezeigt, dass die Bestrahlung meines Tumors effektiver ist, wenn man die tägliche Dosis auf zwei Termine mit mindestens sechs Stunden Pause dazwischen verteilt. Deshalb bin ich morgens um sieben Uhr dreißig meist die erste und nachmittags gegen 15 Uhr dreißig eine der letzten Bestrahlungspatientinnen. Zwischendrin habe ich dann Zeit, Mittag zu essen oder etwas zu unternehmen. Bis jetzt fühle ich mich recht fit und merke noch nicht viel von der Bestrahlung, was sich aber, laut der Ärzte, schnell ändern kann. Häufige Nebenwirkungen sind wohl Niedergeschlagenheit und Müdigkeit, die ich aktuell nicht verspüre. Ich bin zwar nicht in Topform, und lange Anstrengungen halte ich kaum durch, aber das ist ja nichts Neues seit der Therapie.

Heute werden Dietmar und ich uns nach der Bestrahlung trennen, er schaut sich die Stadt an, und ich ruhe mich aus, mache mir was zu Mittag und warte auf den zweiten

Termin. Auf meinem Zimmer schnappe ich mir mein Handy und rufe Daniel an. Heute ist nämlich unser Jahrestag. Während wir quatschen und ich sehr froh bin, seine Stimme zu hören, bereite ich den Post auf Instagram vor. Heute wird es, passend zum Anlass, das Bild von Daniel und mir mit folgendem Text geben:

06.09.2015 – 731 Tage = 2 Jahre ♥
Genau heute vor zwei Jahren fing alles an. Nein, um genauer zu sein: Anfang der Sommerferien 2015. Du damals 17, ich süße 16 Jahre alt, wie schnell die Zeit doch vergeht ... Mittlerweile ist sooo viel passiert. Wir sind durch Höhen und Tiefen, haben alles zusammen durchgestanden und schon viel zusammen erlebt. (...) Danke, dass du immer bei mir geblieben bist und wir alles zusammen durchgestanden haben. Danke auch, dass du jetzt in dieser schweren Zeit bei mir bist und mich unterstützt, respektierst und ablenkst. Du nimmst mich einfach so, wie ich bin, und dafür liebe ich dich!

Es ist das Bild, das Ira vor der Kirche von uns gemacht hat. Darauf ist der Unterschied zwischen uns beiden so riesengroß: Daniel, der ohnehin einen dunklen Hauttyp hat, ist durch den Sommer noch brauner, und ich, die ich sowieso schon eine sehr helle Haut habe, wirke durch meine Glatze und im Kontrast zu Daniel noch heller, fast weiß, irgendwie zerbrechlich. Gegensätzliche Welten.

Dietmar und ich sitzen in einem kleinen, schnuckeligen Restaurant am See, ich lasse mir meine Kartoffelpuffer schmecken und höre Dietmar gespannt zu. Er erzählt von meiner Oma und auch von meinem Opa, Mamas Eltern, die ich leider nie kennengelernt habe. Dietmar war schon immer Teil meines Lebens, solange ich denken kann. Aber er war mehr wie ein Onkel für mich als ein richtiger Opa. Er war immer da, an Weihnachten und Geburtstagen, und kommt uns bis heute immer mal besuchen. Aber »Opa« habe ich ihn nie genannt, dafür war unsere Beziehung zueinander doch zu distanziert. Ich konnte Dietmar als Kind nur schwer einschätzen, habe seinen Humor nicht verstanden und fand ihn darum eher merkwürdig. Darum war es für mich auch irgendwie unangenehm, mir vorzustellen, dass er mich ausgerechnet die erste Woche nach Essen begleiten würde. Ich hatte keine Lust auf befremdliche Unterhaltungen und peinliche Momente. Doch jetzt, wo wir hier zusammensitzen, miteinander Zeit verbringen, er mir sogar schon etwas zum Mittag gekocht hat, lerne ich eine sanfte, fürsorgliche Seite an ihm kennen. Er erzählt mir von der Kindheit meiner Oma und wie sie meinen Opa kennengelernt hat, aus der Zeit, als meine Mama und mein Onkel noch Kinder waren, und ich höre Geschichten, die mir ganz neu sind. Ich bin richtig froh, dass er mit mir hier ist und ich ihn so besser kennenlernen kann.

Nach dem Essen gehen wir noch am See spazieren, und Dietmar muss seine Fotografierkünste unter Beweis stellen, denn ich will von diesem schönen Abend ein Erinnerungsfoto mit mir vor dem See haben. Das Foto ist dann mehr oder weniger brauchbar, aber es erinnert mich an den schönen Abend. Zurück im Elternhaus schaue ich auf mein Handy: eine Nachricht von meinem Papa. Er schreibt, dass mein

Instagram-Account gerade regelrecht explodiert und ich immer mehr Follower dazubekomme. Ich öffne sofort die App und kann gar nicht glauben, was da gerade passiert: Ich habe fast *fünftausend* neue Follower! Woher kommen die denn alle? Ich habe doch nur das Bild mit Daniel und mir gepostet. Das können doch nicht so viele Menschen gesehen haben. Ich werde eines Besseren belehrt: Das Bild hat so viele Likes wie kein anderes, das ich bisher gepostet habe, und wurde von *allen* geteilt. Wow, wie krass! Ich freue mich wie blöd und kann es immer noch nicht fassen. Das Gefühl, niemals allein zu sein, so eine große Gemeinschaft hinter mir zu wissen, die sich für mich und mein Schicksal interessiert, vor allem aber mit mir meine schönen Momente teilen will, macht mich mit einem Mal noch so viel stärker.

Zwei Tage später habe ich die erste Woche Bestrahlung hinter mir, mit einem kleinen Zwischenfall: Freitagnachmittag, an meinem zweiten Termin für den Tag, kann ich einfach nicht ruhig liegen bleiben während der Bestrahlung. Ich muss auf die Toilette und habe Schmerzen beim Wasserlassen. Es ist so schlimm, dass ich keine drei Minuten still liegen kann, und die Position auf dem Bauch macht es nicht gerade besser. Ich bin so sauer auf die Schmerzen und darauf, dass ich den ganzen Laden aufhalte und alle daran hindere, ins Wochenende zu starten. Ich bin an diesem Tag nämlich die Letzte, und nur noch ein paar Schwestern sind extra meinetwegen noch da. Ich entschuldige mich ständig, aber zum Glück sind alle ganz verständnisvoll und entspannt und sagen mir immer wieder, ich solle mir keinen Kopf machen. Letztendlich bekomme ich von der behandelnden Ärztin eine Tablette gegen die Schmerzen, um die Bestrahlung noch durchzuziehen für diesen Tag. Man kann nicht einen Tag nur die Hälfte der Strahlendosis geben. Ganz oder gar nicht. So bringe ich anstatt in maximal 45 Minuten die letzte Bestrahlung in fast neunzig Minuten hinter mich. Ich bin danach sehr erschöpft und will nur noch mit einem Tee ins Bett. Für Dietmar und mich liegt noch der Weg zum Elternhaus vor uns, der einen steilen Berg auf dem Klinikgelände hinaufführt. Normalerweise fährt hier ein Shuttlebus, aber um diese späte Uhrzeit ist der Verkehr längst eingestellt. Doch ich habe Glück: Mich nimmt eine Laborangestellte, die nach uns alles abschließt, mit ihrem Auto mit. Dietmar ist so lieb und kauft mir noch eine Wärmflasche in der nächsten Drogerie, die er mir kurz rumbringt. Das rettet mir wirklich den Abend, denn jetzt liege ich mit einem Tee und der Wärmflasche auf dem Bauch in meinem Bett und ruhe mich aus.

Am Samstagmorgen frühstücke ich einen Toast und packe meine Sachen. Dann warte ich auf Dietmar, der mich gleich abholt, um mich nach Hause zu bringen. Ich bin ihm dankbar für alles.

»Der Sonne hinterheeeeeeeer, irgendwo ans Meer!«, singen Pinkus und ich lauthals in seinem Auto und brechen danach in Gelächter aus. Den Song hat er selbst mitgeschrieben für die Band, in der er mal Gitarrist war. Es macht solchen Spaß, mit ihm in seinem roten Ford Fiesta zu fahren, zu singen, zu quatschen und die Seele baumeln zu lassen. Meine Sachen liegen im Kofferraum, und ich bin bereit für meine zweite Woche Bestrahlung. Mein Bruder bringt mich nur nach Essen und kann aufgrund seiner Arbeit leider nicht bei mir bleiben, aber dafür holen wir am Bahnhof meine Tante Ute aus Norddeutschland ab. Sie ist die Schwester meines Papas. Auch bei ihr habe ich ein bisschen Sorge, dass es komisch werden könnte, vor allem, da wir uns mein Zimmer im Elternhaus teilen werden. Da stehen nämlich zwei Einzelbetten, sodass immer Platz für meine Begleitung ist.

»Hallo, ihr beiden«, kommt Ute strahlend auf uns zu. Ich freue mich, sie wiederzusehen, und ihr warmes Lächeln gibt mir sofort ein gutes Gefühl. Sie steigt zu uns ins Auto, und wir fahren weiter. Beim Elternhaus angekommen, mache ich erst mal einen Rundgang mit den beiden: in die gemeinsame Küche und den Ess- und Aufenthaltsbereich, den Garten und natürlich in mein Zimmer und das Badezimmer, die Tür links neben meiner Zimmertür.

Irgendwann verabschiedet sich mein Bruder, denn er muss ja noch den ganzen Weg wieder nach Hause fahren, und meine Tante und ich machen uns Abendbrot.

Wir haben eine tolle Woche miteinander, genauso wie es meine Eltern vorausgesagt hatten:

»Ute wird dich sicherlich verwöhnen, da brauchst du dir überhaupt keine Gedanken zu machen.«

Und sie behalten recht. Als es mir mal nicht so gut geht und Appetitlosigkeit und ein flaues Gefühl im Magen mich plagen, schneidet Ute mir Äpfel und bringt sie mir zusammen mit einer Tasse Tee ans Bett. Ich kann mich ausruhen und habe nicht das Gefühl, als müsste ich sie unterhalten oder etwas mit ihr unternehmen. Natürlich verlangt sie das nicht von mir, das verlangt nie einer von mir, doch ich habe immer das Gefühl, dass es blöd ist, nur rumzuliegen und die Tage nicht zu nutzen. Weil mir das so auf dem Herzen liegt, spreche ich es dann einfach an und erzähle meiner Tante von meinen Sorgen. Sie beruhigt mich und sagt mir, dass es überhaupt kein Problem sei, sie sich extra ein Buch mitgenommen und sich natürlich darauf eingestellt habe.

»Du machst eine harte Therapie durch, das darfst du nicht unterschätzen. Wir sind hier ja nicht im Urlaub!«, lächelt sie mich an, während sie bei mir auf dem Bett sitzt. Sie streicht mir über die Glatze und verlässt mich dann, um einkaufen zu gehen. Nach dem Gespräch fühle ich mich viel besser und kann mich mit einem guten Gefühl ausruhen.

»Was? Davon wusste ich aber nichts!«, antworte ich dem Arzt im Protonentherapiezentrum, der mir gerade mitteilt, dass ich zusätzlich zur Bestrahlung weiterhin einmal pro Woche eine Chemotherapie bekommen soll. Also bin ich heute nach der ersten Bestrahlung zusammen mit Ute auf dem Weg ins Tumorzentrum, das etwa dreihundert Meter entfernt liegt, auf dem Gelände des Essener Uniklinikums. Da hat wohl etwas mit der Kommunikation nicht so ganz geklappt. Mir hat zu Hause in der Klinik und auch hier niemand gesagt, dass ich noch Chemotherapie bekommen muss. Total verunsichert rufe ich nach dem Gespräch mit dem Arzt meinen Papa an. Eine meiner liebsten Ärztinnen, mit der ich mich immer über Pferde unterhalten habe, weil sie selbst auch reitet, erklärt Papa übers Telefon, wieso ich die Chemotherapie zusätzlich bekommen muss. In Kombination mit der Bestrahlung soll die Heilung einfach noch effektiver sein. Sie entschuldigt sich stellvertretend bei Papa dafür, dass mir diese wichtige Information offenbar nicht mitgeteilt worden ist und ich mich nun so vor den Kopf gestoßen fühle. Mehr dazu soll mir der Arzt hier im Tumorzentrum erklären, zu dem Ute und ich gerade auf dem Weg sind. Als ich die ambulante Station betrete, bin ich ziemlich überrumpelt. Hier stehen in großen, hellen Räumen schwarze Ledersessel, neben jedem ein Infusionsständer. Auf vielen dieser Sessel sitzen Menschen, die meisten sind wohl über fünfzig Jahre alt. So wie ich das hier sehe, bin ich mit Abstand die Jüngste. Erst mal melden wir mich an einem großen Pult an, hinter dem Pfleger und Schwestern sitzen, und laufen anschließend links den Gang entlang Richtung Büro des Arztes. Wir setzen uns auf zwei Stühle vor dem Zimmer und warten stumm. Ich bin immer noch ganz benommen. Die Gedanken in meinem Kopf kreisen, ich bin, ehrlich gesagt, total überfordert von der Situation und dem Anblick der ganzen Menschen. Und da wird mir auf einmal bewusst, wie ernst die ganze Sache ist. Immer wieder vergesse ich nämlich, worin ich da gerade stecke, dass ich an einer *tödlichen* Krankheit erkrankt bin, und dass die Therapien, Strahlen- wie Chemotherapie, einfach lebensnotwendig für mich sind! Trotzdem: Ich möchte am liebsten einfach gehen. Mir ist das hier alles so fremd, weil ich noch nie auf einer Erwachsenenstation war. Nur auf unserer bunten und fröhlichen Kinderstation. Ich habe überhaupt nicht darüber nachgedacht, dass ich mit meinen 18 Jahren für eine ambulante Chemotherapie auf der ambulanten Erwachsenenonkologie landen würde. Da, wo Menschen hinkommen, sich ihre Dosis Chemo geben lassen und dann wieder nach Hause fahren. Mir kommen die Tränen, und ein schwaches Gefühl der Panik macht sich in mir breit. Ich versuche, diese Gefühle aber für mich zu behalten, da ich keine Lust auf Mitgefühl oder tröstende Worte habe. Nach einigen Minuten, in denen ich meiner Tante immerhin davon erzähle, wie anders *meine* Station ist, öffnet sich die Tür des Büros, und ein dunkelhaariger Arzt in weißem Kittel bittet uns herein.

»Die ist aber süß.« Ich muss schmunzeln, als die Schwester mit meiner Chemo in der Hand auf uns zukommt. Ich bin auf jeden Fall größere Beutel gewöhnt und frage mich, wie lange die vielleicht fünfzig Milliliter mit der Pumpe brauchen, um in mich hineinzulaufen.

»Brauche ich keine Wässerung?«, frage ich, irgendwie fachmännisch.

»Nein, die Chemo läuft einfach durch, das dauert höchstens fünf Minuten. Danach kannst du schon direkt wieder gehen«, erklärt mir die Schwester. Frage beantwortet.

Ich finde es am Anfang sehr gewöhnungsbedürftig, dass die Schwester mir die Nadel in den Port sticht. Bei uns auf Station haben das immer die Ärzte gemacht. Ich muss zugeben, am Anfang habe ich das Können dieser jungen Schwester wirklich infrage gestellt, nach dem Motto:

»*Du* willst meinen Port anstechen?«

Doch nachdem alles schnell und reibungslos verlaufen ist, bin ich ganz von ihr überzeugt. Tja, irgendwie bin ich durch das eine Mal am Anfang, als sie elf Versuche gebraucht haben, etwas empfindlich geworden.

Meine Tante sitzt neben mir und beobachtet interessiert, was jetzt passiert. Irgendwie bin ich jedes Mal so ein bisschen stolz, wenn ich Menschen, die so etwas noch nie erlebt haben und die mich begleiten, zeigen kann, wie eine

Chemotherapie abläuft und wie harmlos die ganze Prozedur doch eigentlich ist. Das Schlimme ist unsichtbar, bis die Nebenwirkungen eintreten.

Die Chemo geht wie angekündigt ganz schnell, läuft sogar innerhalb von drei Minuten ein, dann zieht die Schwester die Nadel wieder aus meinem Port, ein Pflaster kommt drauf, und wir können gehen.

»Hallo, Marlene, wie geht's dir denn?«, begrüßt mich mein Onkel Frank, der Mann meiner Tante Ute. Er ist da, um uns abzuholen und mich nach Hause zu fahren. Denn heute ist schon wieder Freitag, und die Bestrahlungswoche um. Wir gehen zu dritt in der Kantine des Uniklinikums noch etwas essen, müssen noch ein wenig die Zeit totschlagen, denn leider komme ich heute nicht früh hier weg. Ich habe zwar schon am frühen Nachmittag meinen zweiten Bestrahlungstermin, allerdings bekomme ich danach im Tumorzentrum noch eine Bluttransfusion, da meine Blutwerte aufgrund von Bestrahlung und Chemo zu sehr gesunken sind. Ich bin richtig genervt und sauer deswegen und würde am liebsten jemanden dafür verantwortlich machen und verfluchen – aber leider kann keiner etwas dafür. Dementsprechend ist meine Laune:

»Geht so«, antworte ich also meinem Onkel ausweichend. Ich versuche, nicht ganz so genervt zu wirken, aber innerlich möchte ich schreien und kurz mal explodieren. Aber es hilft alles nichts, und so sitze ich gegen fünf Uhr am Nachmittag immer noch im Tumorzentrum auf einem dieser großen schwarzen Sessel und warte darauf, dass der Blutbeutel komplett eingelaufen ist. Etwa eine Stunde später bin ich dann durch, und wir gehen ins Elternhaus, um meine und Utes Sachen ins Auto zu packen und uns auf den Weg zu mir nach Hause zu machen. Fast die ganze Autofahrt über lese ich in meinem momentanen Lieblingsroman, den ich regelrecht verschlinge. Ich bin heute eher verschlossen. Meine Tante und mein Onkel nehmen darauf Rücksicht und stellen zum Glück keine Fragen oder versuchen mich aufzumuntern. Wir machen einen Zwischenstopp bei BURGER KING, der meine Laune bessert und meinen Hunger stillt. Gegen 21 Uhr kommen wir endlich zu Hause an. Ich lasse mich kurz, aber herzlich von meinen Eltern drücken, die meine angespannte Stimmung gleich bemerken und respektieren, und falle eine halbe Stunde später sehr müde und erschöpft in mein eigenes Bett.

»Hi, da seid ihr ja!« Woche drei der Bestrahlung beginnt. Ich laufe auf zwei Mädchen in meinem Alter zu, kann es noch gar nicht glauben. Ein Grinsen kann ich mir nicht verkneifen, als ich sie gleichzeitig fest drücke. Die beiden sind Freundinnen, die ich vor vier Jahren über das Internet kennengelernt habe, auf einer Social-Media-Plattform für Reiterinnen und Pferdeverrückte: Jule und Paula. Sie kennen sich schon lange und sind Freundinnen. Zehn von uns, die sich auf Anhieb besonders gut verstanden haben, haben dann noch eine kleine Gruppe auf WhatsApp gegründet, die sich heute *Trash Queens* nennt. Seit vier Jahren kennen wir uns nun also schon und treffen uns zu dritt heute zum ersten Mal! Mir ist die ganze Gruppe, diese zehn Mädels aus ganz Deutschland, unheimlich ans Herz gewachsen, auch wenn unser ganzer Kontakt »nur« online stattfindet. Na ja, bis heute. Trotzdem hatte ich immer das Gefühl, dass wir alle füreinander da sind, uns alles schreiben oder per Sprachnachricht erzählen, uns Bilder unserer Leben schicken. Schon verrückt, was man für eine Bindung zu Menschen aufbauen kann, die man nur über das Internet kennt ... Irgendwie haben wir in den letzten vier Jahren schon ganz schön viel miteinander erlebt. Die zehn kennen auch meine Geschichte, mein Schicksal, von der Diagnose bis heute, und begleiten mich online extrem eng, fast jeden Tag. Wenn mich in meiner realen Welt alle nerven, nehme ich mein Handy und schreibe ihnen, hole mir von ihnen Meinungen, Ratschläge und Tipps ab.

Während meines letzten Chemoblocks vor zwei Monaten kam bei mir zu Hause ein riesiges Paket von ihnen an. Sie hatten es einmal an alle Mädels rumgeschickt, sodass jede eine Kleinigkeit hineintun und ein paar persönliche Worte an mich senden konnte. Ich habe damit überhaupt nicht gerechnet, war sprachlos und überwältigt. Diese Aktion von den »Pferdemädels«, wie ich sie immer nenne, hat mir gezeigt, dass ich auf sie immer zählen kann, selbst wenn sie nicht direkt in meiner Nähe sind.

Deshalb freue ich mich jetzt umso mehr, Jule und Paula hier in der Klinik in Essen zwei Nächte im Elternhaus als Unterstützung bei mir zu haben. Nachdem die beiden sich kurz eingerichtet und wir das Klappbett aufgestellt haben, das uns vom Team des Elternhauses für die dritte Person zur Verfügung gestellt worden ist, machen wir uns auf den Weg zur letzten Bestrahlung von heute. Sie begleiten mich bis ins Gebäude, warten dann bei der Anmeldung im Wartebereich, wie alle meine Begleiter. Dort gibt es Sofas und einen Spielbereich für Kinder.

»Bis gleich«, verabschiede ich mich von ihnen. Paula und Jule haben es sich auf einer Couch gemütlich gemacht und ihre Handys gezückt. Außerdem haben sie ja sich. Zum Glück haben die beiden keine Berührungsängste, sind ganz entspannt und gehen gut mit der gesamten Situation um. Wir reden auch sehr offen über das Thema und meine Krankheit. Als die Bestrahlung abgeschlossen ist, laufen wir zur U-Bahn und fahren in die Stadt. Wir gehen etwas essen und bummeln ein bisschen durch das Shoppingcenter. Spontan beschließen wir den Abend mit einem Kinobesuch ausklingen zu lassen. Später am Abend liegen wir dann in unseren Betten und quatschen noch eine Menge, bis wir nacheinander einschlafen.

»Wir sind in circa einer halben Stunde da«, schreibe ich in unsere WhatsApp-Gruppe den zwei anderen Pferdemädels, die sich gleich mit uns in Oberhausen im Centro treffen wollen: Ellen und Sidney. Dieses Einkaufszentrum ist wirklich richtig groß, und ich freue mich, dass ich es endlich mal hierherschaffe, denn hier gibt es Läden, die wir in Frankfurt, unserer nächstgrößeren Stadt, nicht haben. Als wir auf die beiden treffen, ist es ein großes Hallo. Wir laufen durch die Läden, shoppen ein bisschen und quatschen die ganze Zeit. Die Situation ist schon ein bisschen befremdlich, weil wir uns eigentlich schon so lange kennen, uns aber jetzt hier zum ersten Mal persönlich treffen. Und trotzdem so viel voneinander wissen. Wir verstehen uns einfach super, und so geht wieder ein schöner Tag vorbei. Am Abend verabschieden wir uns sehr herzlich voneinander, und Jule, Paula und ich fahren wieder zurück in mein »Zuhause auf Zeit« nach Essen.

Am nächsten Morgen begleiten die beiden mich ein letztes Mal zur Bestrahlung, denn dann fahren sie weiter zu Sidney, um auch dort noch ein paar Tage zu verbringen. Meine Mama ist mittlerweile angekommen, um die letzten zwei Tage mit mir hier in Essen zu verbringen und mich dann wieder mit nach Hause zu nehmen.

»So, dann alle mal lächeln, bitte!«, gibt Mama an und schießt ein Foto von uns. Natürlich bleibt es nicht bei diesem einen, und sie muss mindestens noch fünf Minuten lang verschiedene Bilder von uns machen, bis wir zufrieden sind. Dann bringen wir die Sachen von Paula und Jule ins Auto. Unsere Verabschiedung ist beinahe tränenreich, aber wir lachen die ganze Zeit dabei. Es ist einfach so schön, dass wir uns »live« kennengelernt haben und jetzt über unsere Gruppe irgendwie noch enger verbunden sein werden. Da bin ich mir ganz sicher. Trotzdem ist es ein komisches Gefühl, zu wissen, dass man eben doch nicht so auf einen Sprung vorbeikommen kann, weil wir über ganz Deutschland verteilt leben.

Die erste Bestrahlung des Tages verläuft glatt und ohne Verzögerungen. Danach wartet Mama auf mich, und wir fahren mit dem Shuttlebus vom Uniklinikum den Berg hinauf und laufen die letzten zweihundert Meter zum Elternhaus. Während Mama ihre Sachen auspackt, ruhe ich mich in meinem Bett kurz aus. Dieses frühe Aufstehen macht mich doch immer sehr müde. Das, muss ich sagen, ist etwas, das mich an der Bestrahlung echt nervt. Ich komme morgens immer kaum aus dem Bett, und meistens ist es noch dunkel, wenn wir den Weg runter zum Protonentherapiezentrum laufen.

»Wie gefällt es dir hier?«, frage ich Mama gespannt.

»Bis jetzt ganz gut, du hast es dir sehr schön gemacht«, antwortet sie mir lächelnd. Ich bin ein bisschen stolz und freue mich sehr, dass es meiner Mama gefällt und sie die nächsten Tage mit mir hierbleiben wird. Ich freue mich darauf, ihr alles zu zeigen. Nach kurzem Ankommen machen wir uns auf den Weg ins Tumorzentrum nebenan, wo ich mir meine wöchentliche Chemo abhole. Ich bin so froh, dass meine Mama rechtzeitig da war, um mich dorthin zu begleiten. Ich hatte Mama nämlich schon im Vorhinein genervt, dass sie ja pünktlich sein solle, damit ich nicht allein zur Chemo gehen müsse.

»Das ist ja wirklich nicht viel, im Vergleich zu denen, die du schon bekommen hast«, kommentiert meine Mama aufmunternd, während mir der kleine Chemobeutel angehängt wird. Er läuft ohne Probleme ein. Ruckzuck sind wir wieder draußen. Am Nachmittag habe ich dann noch einmal Bestrahlung, während Mama es sich im Wartebereich gemütlich macht und ihr Buch liest. Ein bisschen fühle ich mich jedes Mal, als wäre ich ein Kind, das von seiner Mama zu Freunden zum Spielen gebracht wird, und die so lange wartet, bis wir fertig sind, um mich dann wieder mit nach Hause zu nehmen. Ich bin aber auch wirklich froh, dass immer jemand da ist, auch für den Notfall, der quasi auf mich »aufpasst«. Nachdem die Bestrahlung geschafft ist, gehen Mama und ich einkaufen. Wir kaufen Zutaten für unser Essen heute Abend, denn wir wollen es uns gutgehen lassen mit Kartoffeln, Fisch und einem Eis als Nachtisch. Ich habe glücklicherweise die Phase der Appetitlosigkeit überwunden! Das macht so viel aus, ich kann es gar nicht fassen. Es ist so ein beschissenes Gefühl, wenn man eigentlich Hunger hat und spürt, wie leer der Magen ist, aber der bloße Anblick oder der Geruch des Essens einen einfach nur anekelt und die Vorstellung, etwas zu essen, einem den Magen umdreht. Da geht einem richtig ein Stück Lebensqualität verloren. Noch ein ganz wichtiger Nachteil ist natürlich, dass, wenn ich nichts esse, ich ganz schwach, müde und antriebslos bin.

»Komm, Mama, wir setzen uns erst mal da hin.« Meine Mama hat sich bei mir im Arm eingehängt, und ich laufe schnurstracks mit ihr zur nächsten Bank.

»Mir wird schwarz vor Augen, alles bewegt sich«, bringt sie mühsam hervor. Ich habe wirklich Angst, dass sie mir hier gleich zusammenbricht.

»Beruhig dich erst mal, hol tief Luft! Es ist alles gut, wir sitzen jetzt hier auf der Bank, und du kannst runterkommen«, versuche ich sie zu beruhigen. In diesem Moment tut mir meine Mama so leid, und ich weiß nicht, ob ich sie jemals so hilflos gesehen habe. Es ist gerade ein bisschen so, als hätten wir die Rollen getauscht, was ich aber keineswegs als Belastung empfinde.

»Die U-Bahn, die Stadt und das alles hier weckt so viele Erinnerungen, und ich bekomme einfach nur Angst um dich«, ist das, was sie sagt. Und das tut mir so unendlich weh. Denn ich weiß natürlich, *warum* meine Mama keine leichte Zeit als junge Frau hatte: Ihre eigene Mama war früh an Krebs erkrankt – und sie hat sie an ihn verloren, bevor ich geboren wurde. Alles hier erinnert sie so sehr an diese Zeit, also nicht die Stadt an sich, da wir zusammen zum ersten

Mal in Essen sind, aber diese ganz bestimmte »Großstadt-stimmung« und ihre Geräusche um uns herum.

Ich weiß genau, wie emotional und auch ängstlich meine Mama in Bezug auf mich und das ganze Thema »Krebs« ist, seitdem die Diagnose im Raum steht. Es tut weh, meine Mama so verletzlich zu sehen, und ich möchte sie einfach nur beruhigen und trösten. Also nehme ich sie in den Arm und flüstere ihr ins Ohr:

»Mama, ich werde nicht sterben.«

Mir kommen auch die Tränen. Ich versuche krampfhaft, sie zurückzuhalten, um stark für meine Mama zu sein. Aber es funktioniert nicht. Nach weiteren fünf Minuten, die wir hier Arm in Arm mitten in der Fußgängerzone der Essener Innenstadt sitzen und schluchzen, haben wir uns beruhigt und neuen Mut geschöpft, um weiterzumachen. Wir entschließen uns dazu, einfach ein bisschen bummeln zu gehen. Wir verbringen den Rest des Tages in der Stadt, versuchen so unbeschwert wie möglich zu sein – vielleicht auch, um uns von bösen Geistern zu verabschieden –, bevor wir uns am Abend auf den Weg zurück ins Elternhaus machen.

Am nächsten Tag ist schon Freitag, unser Abreisetag. Die letzten zwei Bestrahlungen für die dritte Woche stehen noch an. Meine Mama hat überhaupt kein Problem mit dem frühen Aufstehen, denn das ist sie von zu Hause gewohnt. Dort ist sie morgens schließlich die Erste, die das Haus verlässt, um in den Stall zu gehen und sich um die Pferde zu kümmern. Nach einem kurzen Frühstück und einem Kaffee für meine Mama machen wir uns auf den Weg zum Proto-nenzentrum. Es macht mich sehr glücklich, dass Mama mich begleitet und ich ihr alles zeigen kann und sie sieht, wo ich mich die Wochen über aufhalte und was so alles mit mir geschieht. Die Bestrahlung klappt ohne Zwischenfälle, was schon mal gut ist und hoffentlich bedeutet, dass alles heute nach Plan laufen und die zweite Bestrahlung auch pünktlich stattfinden wird, sodass wir uns so früh wie möglich auf den Heimweg machen können. Wir haben Glück, und es tritt genauso ein. Ich habe, wie immer, nicht viel gepackt, da ich mein Zimmer hier noch für die nächsten vier Wochen behalte und ich es abschließen und also meine Sachen einfach dort lassen kann bis zu meiner Rückkehr in zwei Tagen, am Sonntag.

Auf dem Rückweg hören wir ganz viel laute Lieblingsmusik von mir, zu der ich glücklich mitsinge. Meine Mama sitzt am Steuer und lächelt still vor sich hin.

»Und hier ist mein Zimmer«, ich schließe die Tür auf und trete in mein kleines, gemütliches Reich ein.

»Leider müssen wir getrennt schlafen.« Ich zeige auf die zwei Einzelbetten, die an den gegenüberliegenden Seiten des Zimmers stehen.

»Ach, das ist ja nicht so schlimm, das werden wir schon aushalten, oder?«, entgegnet Daniel verschmitzt lächelnd. Ich nicke zustimmend. Ich bin so glücklich und ganz aufgeregt, dass endlich *er* es ist, der die nächsten Bestrahlungstage an meiner Seite verbringen wird. Mein Freund. Irgendwie bin ich total stolz, ihn »herumzuzeigen«. Und habe auch richtig Schmetterlinge im Bauch, weil wir uns momentan ja so oft auch nicht mehr sehen können. Es bedeutet mir irre viel, ihn hier bei mir zu haben, und ich empfinde es als großen Vertrauensbeweis von beiden Seiten, dass wir diese intimen Momente, meine Schwäche, meinen Kampf, miteinander durchstehen.

»Puh, ist das früh!«, höre ich Daniel murmeln, als mein Wecker klingelt.

»Ich hab noch mal auf ›Schlummern‹ gestellt«, antworte ich ihm schlaftrunken. Eine halbe Stunde später sitzen wir, immer noch todmüde, am Küchentisch und essen ein Toastbrot zum Frühstück. Im Anschluss gehen wir zur Bestrahlung, und danach fahren wir mit der U-Bahn in die Stadt. Mir geht es immer noch gut, was mich sehr freut, da ich so recht unbeschwert unterwegs sein kann. Ganz oft vergesse ich sogar, warum ich hier bin und warum immer in so netter Begleitung, und dass das Ganze ja nicht zum Spaß veranstaltet wird. Die ganze Prozedur ist über die Wochen für mich so zur Gewohnheit geworden, dass ich während der Bestrahlung schon zweimal eingeschlafen bin.

Der nächste Tag ist ein Feiertag, was bedeutet, dass die Termine ausfallen und dann am Ende der sieben Wochen noch nachgeholt werden müssen. Aufgrund des freien Tages haben Daniel und ich uns vorgenommen, auszuschlafen und an einen coolen Ort zu fahren, um Fotos zu machen. So cool, wie wir uns das vorgestellt hatten, ist der Ort dann zwar nicht, aber für ein paar Fotos von mir für Instagram und zur Erinnerung reicht es dann doch. Am Abend gehen wir essen und lassen den erstaunlich unbeschwerten freien Tag ausklingen.

»Och nee, muss das sein?«, nörgele ich, als die Schwester mir eröffnet, dass ich heute für eine Bluttransfusion ins

Tumorzentrum muss, weil meine Blutwerte zu niedrig sind. Na, wenigstens habe ich die erste Bestrahlung schon hinter mich gebracht, sodass ich zwischen dieser und der nächsten genug Zeit habe, um mir mein frisches Blut reinzuziehen. Ich bin sichtlich genervt über diese Nachricht, aber was muss, das muss. Eingehängt in Daniels linken Arm, laufen wir die paar Meter den Berg hoch zum Tumorzentrum, und ich beschwere mich noch ein bisschen über meinen Körper, die Bestrahlung und die Chemo.

»Das ist sooo nervig! Das nimmt einfach so viel Zeit vom Tag weg. Das ist doch kacke!«

»Klar ist das blöd, aber wir können es nicht ändern. Reg dich nicht so drüber auf, wir fahren einfach morgen nach Oberhausen und unternehmen heute Nachmittag noch etwas Kleines«, versucht Daniel mich zu trösten. Ich nicke kleinlaut, da er ja recht hat und ich das auch weiß. Trotzdem rege ich mich manchmal auf. Dann geht es mir immer ein bisschen besser, weil es auch gesünder ist, als seinen Ärger nur zu unterdrücken.

»Du kannst auch heimgehen oder etwas einkaufen, das hier dauert jetzt mindestens zwei Stunden«, kläre ich Daniel auf, während ich in meinem Sessel Platz nehme und der Raum sich mit weiteren ambulanten Patienten füllt.

»Gute Idee, dann bewege ich mich wenigstens ein bisschen.« Er gibt mir einen Kuss auf die Stirn und verlässt die onkologische Ambulanz. Wenn ich ehrlich bin, bin ich froh, dass er das Einkaufen übernimmt, weil ich mich nicht zu hundert Prozent fit fühle und nicht besonders motiviert wäre, nach der Transfusion noch zum nächsten Supermarkt zu laufen. Also mache ich es mir so bequem wie möglich und lese in meinem Buch. Pünktlich nach zwei Stunden ist Daniel wieder da, um mich abzuholen. Der zweite Beutel braucht noch etwa zwanzig Minuten, bis er eingelaufen ist und ich gehen kann.

»Endlich kann ich mal richtig shoppen gehen und habe dich als geschmackssicheren Berater dabei«, strahle ich Daniel an und drücke seine Hand, die auf meinem linken Oberschenkel liegt, während wir die Autobahn Richtung Oberhausen abfahren. Heute ist schon Donnerstag und unser letzter voller Tag gemeinsam in Essen. Da wollte ich unbedingt noch mal mit meinem gesparten Geld nach Oberhausen ins Centro. Der Tag endet für mich mit drei Tüten voller Klamotten. Im Anschluss fahren wir wieder zur Klinik und machen uns im Elternhaus etwas zum Abendessen. Den Abend lassen wir mit einer Serie gemütlich ausklingen, und ich schlafe dabei auf seiner Brust ein. Die halbe Nacht liegen wir so zusammengekuschelt in meinem schmalen Einzelbett, bis es Daniel zu eng wird und er im Dunkeln rüber in sein Bett schlüpft.

Am nächsten Morgen frühstücken wir kurz und gehen dann runter zur Bestrahlung. Nach einer Stunde Verzögerung wird endlich mein Name aufgerufen, und ich gehe in den Keller zu meinem Raum. Zum Glück läuft dann während der Bestrahlung alles wie am Schnürchen, und auch das anschließende und für diese Woche abschließende Arztgespräch ist super. Die einzige sichtbare Nebenwirkung, die sich langsam, aber deutlich zeigt, ist meine rote Stirn. Der Arzt erklärt mir, dass die Rötung von der Bestrahlung kommt, da ich von der Wirbelsäule über den Kopf bis zur

Stirn bestrahlt werde. Jetzt bilde sich langsam diese Art von »Sonnenbrand«. Das stört mich nicht weiter, obwohl es etwas komisch aussieht. Ich creme den Sonnenbrand regelmäßig ein und bin einfach nur froh, dass ich sonst an keinen weiteren Beschwerden leide. Beim Aufklärungsgespräch zur Strahlentherapie wurde von sehr großer Müdigkeit über starke Gliederschmerzen, »Sonnenbrand« an den bestrahlten Stellen bis zur guten alten Übelkeit alles aufgezählt, was als Nebenwirkung auftreten kann. Bin ich froh, dass ich eigentlich fast nichts spüre und nur in den ersten beiden Wochen mit Appetitlosigkeit zu kämpfen hatte! Nach der zweiten erfolgreichen Bestrahlung fahren Daniel und ich mit dem Shuttlebus wieder den steilen Berg der Klinik hoch zum Elternhaus und packen dort unsere Sachen. Dann machen wir uns auf den Heimweg. Gemeinsam – wie schön!

»Das ist mein kleines, aber süßes Zimmer, was sagst du?«, frage ich gespannt meine kleine Schwester Ira.

»Das ist doch super für die Zeit hier!«, antwortet sie ehrlich. Ich freue mich sehr, dass Ira eine Woche ihrer Herbstferien »opfert«, um mit mir hier in Essen zu sein und mich zu begleiten. Sie ist ja jetzt mittlerweile auch gar nicht mehr *so* klein, immerhin 16 Jahre alt und genauso groß wie ich. Wir werden öfter für Zwillinge gehalten. In meinem Kopf stelle ich mir die Zeit hier immer ein bisschen vor wie einen Urlaub oder einen Kurztrip mit Familie und Freunden. Und zwischendrin muss ich halt die Therapie machen. Ich versuche nicht, die Therapie als unwichtig oder als eine Sache zu behandeln, die ich nur nebenbei mache, aber ich möchte das alles hier als mehr sehen als nur eine Therapiephase.

Ich erzähle Ira am Abend, als wir nach dem ersten Tag Bestrahlung im Bett liegen, von meinen Gedanken und wie froh ich bin, dass sie mit mir hier ist.

»Mir geht es genauso, ich bin sehr gespannt und freue mich auf die Zeit mit dir allein hier. Ist ja fast ein bisschen so, als würden wir zusammen in einer WG wohnen, oder?«

»Ja, irgendwie ist das total cool. Wir können machen, was wir wollen, und essen, worauf wir Lust haben. Das müssen wir ausnutzen!«, antworte ich ihr lachend.

Nachdem ich am nächsten Tag die Bestrahlung gut hinter mich gebracht habe, gehen wir nachmittags in ein Einkaufszentrum in der Stadt. Ira hat Geld gespart, damit sie hier ein bisschen mit mir shoppen gehen kann. Inzwischen kenne ich mich in der Innenstadt und auf dem Weg dorthin schon so gut aus, dass ich die Navigations-App nicht mehr brauche. In der Stadt angekommen, laufen wir durch die Einkaufsstraße und danach in das Shoppingcenter. Wir gehen in ein paar Läden, und ich bin Iras Shoppingberaterin. Es macht Spaß, meine Schwester in den neuen Klamotten zu sehen und ihre Schönheit gleichzeitig ein bisschen zu bewundern. Ich habe sie schon immer, selbst als ich noch Haare hatte, um ihr dickes, langes, blondes Haar beneidet. Um nur ein Merkmal zu nennen, das ich im Moment sehnsüchtig beneide. Doch ich weiß, ich darf mich in diesem Punkt nicht so sehr anzweifeln und mich nicht so viel vergleichen. Ich bin in einer Ausnahmesituation. Das bedeutet für mich die Krankheit und das, was sie mit sich bringt, beispielsweise, dass ich diese »Frisur« trage. Ich fühle mich eigentlich sehr wohl und schön mit meiner Glatze und bemerke die Blicke der Menschen in der Öffentlichkeit schon gar nicht mehr, doch dann gibt es immer mal Situationen und Momente, in denen ich meine Haare sehr vermisse. Ohne Haare wird man anders betrachtet und, ich glaube, auch eingeschätzt, viele haben Respekt vor mir oder Mitleid, was ich meist aber gar nicht haben möchte. Klar zeigen einem das fremde Menschen auf der Straße nicht so deutlich, doch man kann es oft aus ihren Blicken herauslesen. Und manchmal, da würde ich gern einfach mal wieder nur *die* Marlene sein, die ich vor dem Krebs war, zumindest, was das Äußerliche angeht. Manchmal möchte ich nur als eine junge Frau gesehen und angeschaut werden und nicht als das Mädchen, das keine Haare hat und vermutlich krebskrank ist. Aber jetzt, als ich mit meiner Schwester unterwegs bin und die Menschen auf der Straße sehen, dass ich ganz normal bin und auch lachen und Spaß haben kann, habe ich das Gefühl, dass sie weniger eindringlich gucken und ich nicht so heraussteche. Einfach, weil ich die Chance habe, auch zu zeigen, dass ich mich trotzdem immer noch ganz normal verhalte und meine Freunde mich auch normal behandeln. Ich bin sicher, dass man das als Fremder sehen kann.

Die weiteren Tage mit meiner Schwester sind sehr schön, wir reden ganz viel, lachen und kochen zusammen. Es ist einfach so angenehm, jemanden so eng Vertrautes hier zu haben, vor dem mir einfach nichts unangenehm ist. Außerdem ist es ein bisschen wie ein gemeinsamer Urlaub oder eine gemeinsame Reise zusammen.

»Ich muss mich mal hinsetzen, mir ist ganz heiß«, sagt Ira mit einer leichten Unsicherheit in der Stimme. Ich muss grinsen.

»Na, das Zugucken war vielleicht doch keine so gute Idee«, sage ich ein bisschen amüsiert.

»Nein, nein, das war okay. Mir ist einfach gerade ein bisschen schlecht und komisch im Magen.«

»Dann setz dich mal und trink einen Schluck«, sage ich aufmunternd zu ihr, mittlerweile ein bisschen besorgt. Meine Schwester hatte noch nie einen Schwächeanfall und ist eigentlich ganz unempfindlich bei Wunden oder Blut oder so was in der Richtung. Deshalb wollte sie auch unbedingt zugucken, wie mein Port angestochen wird. Ihr war offensichtlich nicht klar, dass sie das so umhauen würde.

»Ich halte das schon aus«, versicherte sie mir vorher noch. Jetzt sitzt sie auch auf einem dieser großen Ledersitze, auf denen einem Blut abgenommen, ein Zugang gelegt oder der Port angestochen wird.

»Ist euch auch so heiß?«, fragt sie mich und die Schwester. Wir verneinen, und die Schwester ruft eine weitere Schwester, die sich Ira mal anschauen soll. Mittlerweile haben sich schon kleine Schweißperlen über ihren Lippen gebildet.

»Sie muss die Beine hochlegen«, sagt die Schwester und hält Iras Beine in die Höhe. Eine Minute später kommt die zweite Schwester mit der netten Ärztin wieder. Jetzt mache ich mir wirklich Sorgen.

»Hey, alles gut, entspann dich, es ist alles gut!«, beruhige ich Ira. Sie möchte aufstehen, aber die Ärztin bremst sie sofort aus.

»Du bleibst noch kurz hier sitzen und trinkst das Glas Wasser aus, okay?«, teilt sie Ira eher mit, als dass sie sie fragt.

»Marlene, du kannst dich schon rübersetzen in Raum fünf.«

»Ruh dich noch ein bisschen aus und komm dann einfach nach«, sage ich zu meiner Schwester und streichle mitfühlend ihre Schulter.

Nach 15 Minuten taucht ein blonder Kopf in der Tür auf.

»Na, geht's dir wieder besser?« Ich grinse sie an.

»Jaa«, sagt sie mit einem peinlich berührten Unterton.

»Hätte nicht gedacht, dass du so reagierst. Die waren kurz davor, dir einen Zugang zu legen.«

Ira schaut mich mit großen Augen an:

»Ehrlich? Das hab ich gar nicht so wirklich mitbekommen.«

Wir schauen uns beide an und müssen losprusten.

Der Chemoraum ist heute sehr leer, weshalb Ira bei mir bleiben kann und wir gemeinsam warten, bis die Ärztin mit meiner Chemo kommt.

Unseren letzten Abend nutzen wir noch und gehen ins Kino. Zum Glück laufen dort genug verschiedene und auch immer wieder neue Filme, denn nach den sieben Wochen habe ich alle aktuellen Filme schon geschaut.

»Hallo, Mami!«, begrüße ich sie strahlend, während sie am Hoftor steht, um Ira und mich in Empfang zu nehmen. Nach meiner letzten Bestrahlung heute, die relativ früh war, kamen wir gut aus der Stadt raus, Papa hat uns abgeholt.

Das Wochenende vor meiner siebten und letzten Woche Bestrahlung genieße ich, so sehr ich kann. Ich besuche Daniel und seine Familie und übernachte seit Ewigkeiten endlich mal wieder bei ihm. Am nächsten Morgen wache ich auf, und es ist ein bisschen wie früher, also vor der Diagnose. Einfach ein tolles Gefühl. Ich versuche mich in mich vor einem Jahr zu versetzen. Vermutlich hätte ich mich über die Hausaufgaben beschwert, die ich noch machen muss, oder über die Klausurphase aufgeregt. Damals war alles so schön normal, dieses Normal, das ich so vermisse.

We're living in our own little Hollywood
We're washed up stars

Everything's gon' be good
We got everything we need in our neighborhood
No fancy cars

Everything's gon' be good,

singen wir lauthals den Text unseres Sommersongs 2017 mit. Es ist der Song, den wir bei unseren Roadtrips vor ein paar Wochen so oft gehört haben. Der Song, der uns wahrscheinlich immer an diesen Sommer erinnern wird und den wir immer mitsingen wollen. Tabea und ich haben gerade Lina vom Bahnhof abgeholt. Wir sind total gut drauf und haben allen Grund dazu, denn Lina hat heute ihre praktische Prüfung für den Führerschein bestanden! Ich freue mich sehr, dass sie heute trotz des Prüfungsstresses der Fahrschule und der Klausurphase nach den Herbstferien noch gekommen ist, denn meine letzte Woche hier in Essen möchte ich mit meinen beiden besten Freundinnen noch mal ordentlich zelebrieren. Es ist Mittwochnachmittag und damit kurz vor meiner zweiten Bestrahlung heute. Also fahren wir direkt zum Elternhaus, parken das Auto und bringen Linas Gepäck hoch in mein Zimmer. Danach machen wir uns auch schon auf den Weg runter zum Protonenzentrum. Tabea ist schon seit Sonntag mit mir hier und konnte so heute beim Anstechen des Ports meine Hand halten. Wir hatten zwei schöne Tage zu zweit, aber am schönsten ist es, wenn wir zu dritt vereint sind.

Am Abend quatschen wir einfach nur und stoßen auf Linas bestandene Prüfung an, während wir alle Neuigkeiten und Dinge, die uns beschäftigen, austauschen. Und auch als wir umgezogen und mit geputzten Zähnen in unseren Betten liegen, können wir nicht aufhören, uns zu unterhalten, bis wir irgendwann dabei einschlafen. Ich sogar mitten im Satz ...

Am nächsten Tag fahren wir natürlich, wie ich es mit fast jedem Gast gemacht habe, in die Innenstadt und auf die Shoppingmeile. Wir verbringen dort den Mittag und fahren dann zur zweiten Bestrahlung wieder ins Uniklinikum zum Protonenzentrum. Die Bestrahlung läuft wieder wie am Schnürchen, und ich schlafe, wie schon manches Mal, dabei ein. Ich sage mir selbst einfach: *Ich liege ja sowieso nur rum und habe die Augen geschlossen, wieso dann nicht versuchen zu schlafen?* Und sobald ich mich entspannt habe und nicht mehr zu viel über alle möglichen Dinge nachdenke, funktioniert es.

»Wow, das ist ja mal megacool!« Wir staunen nicht schlecht, als wir im Zuschauerraum des Disney-Musicals »Tarzan« stehen, das gerade in Oberhausen gespielt wird. Wir sind hier, bevor die Show heute Abend startet, und werden hinter der Bühne und den Kulissen herumgeführt. Wie wir dazu kommen? Ich wurde vor etwa zwei Wochen von einer

Pressemitarbeiterin der Produktion angeschrieben und gefragt, ob ich nicht Interesse an der Vorstellung und einem Blick hinter die Kulissen hätte. Sie hatte von mir über Instagram erfahren und sich ganz persönlich für meine Geschichte interessiert. Sie wollte mir etwas Gutes tun, und ich kann gleichzeitig von dem tollen Tag hinter den Kulissen auf Instagram erzählen und Videos drehen, sodass meine Community quasi mit dabei ist. Ich als Musicalfan war natürlich sofort Feuer und Flamme und mir absolut sicher, dass ich das mit Tabea und Lina erleben will.

Ich muss sagen, es ist schon verrückt, wie sich mein Instagram-Account entwickelt hat, seitdem ich über den Krebs berichte und vor allem das Bild von Daniel und mir gepostet habe. Ich bekomme jeden Tag viele tolle und ehrliche Nachrichten. Ich bekomme so viel Liebe von Menschen, die ich gar nicht kenne, und sie geben mir Kraft. Es macht mir solchen Spaß, mit den Menschen, die mir folgen, in Austausch und Kommunikation zu treten. Ich wurde mit der Zeit auch von immer mehr Menschen »entdeckt«. So berichte ich immer mehr über mich und meinen Alltag mit der Therapie, Bestrahlung und Chemo, und meinen Umgang mit dem Krebs, kläre auch auf. Ich habe von Anfang an entschieden, dass ich nicht das arme, kranke, traurige Mädchen sein will – denn das bin ich in meinen Augen nicht –, und das habe ich so immer weiterverfolgt. Irgendwie bin ich ganz automatisch dazu geworden, zu dem Mädchen, das Krebs hat und darüber so offen berichtet und damit so umgeht. Und es freut mich, so gesehen zu werden. Ich bin Marlene, der mitten im Abitur der Krebs einen Strich durch die Rechnung machte, der sie aber keinesfalls daran hindert, das Leben zu genießen und zu leben. Natürlich nach meiner persönlichen Definition. Dazu gehört für mich ganz banal, zu lachen, Freunde zu treffen, mich hübsch zu machen und schön zu kleiden, und auch, mich über kleine, blöde Dinge aufzuregen, denn diese zeigen mir erst, dass ich am Leben bin. Wäre doch schlimm, wenn einem irgendwann alles egal werden würde. Und solange ich ein kleines Problem nicht zu einem großen werden lasse, ist doch alles gut.

Ich schweife ab. Wie auch immer: Wir hatten einen tollen Abend mit einer atemberaubenden Show als krönendem Abschluss. Nach einem traditionellen Eis bei McDonald's machen wir uns müde und glücklich auf den Heimweg.

Ein letztes Mal zur Bestrahlung gehen, ein letztes Mal hier behandelt werden. Ich werde die Mitarbeiter vermissen, vor allem die am Empfang und im Labor. Die waren immer so herzlich zu mir, und ich habe mich immer sehr wohl bei ihnen gefühlt. Während ich langsam die Stufen in den Keller hinuntergehe, erlebe ich jeden Schritt ganz bewusst und versuche, diesen Moment und den Ort in meinem Kopf und Herzen festzuhalten. Es klingt vielleicht merkwürdig, aber jedes Mal, wenn eine Etappe in meinem Leben abgeschlossen ist, bin ich ein bisschen sentimental und schaue etwas wehmütig auf die vergangene Zeit zurück. Das kenne ich schon als Kind, jedes Jahr an Silvester. Irgendwie fand ich es immer ein bisschen traurig, dass das alte Jahr vorbei war. Und irgendwie und absurderweise geht es mir mit meiner Krankheit ein bisschen ähnlich. Natürlich geht es heute nicht wirklich um die Behandlung, die ich vermissen werde, sondern vielmehr um die Menschen, die mich hier begleitet haben, dieses Abenteuer und alles Leben hier. Wer alles an meiner Seite war, damit ich die sieben Wochen niemals allein verbringen musste: angefangen mit Dietmar, gefolgt von meiner Tante Ute, Jule und Paula, meine *Trash Queens*, meiner Mama, dann waren noch mein Onkel Ralf und seine Frau Kerstin zu Besuch und meine Freundin Dana, natürlich mein Liebster, Daniel, meine Schwester Ira und zum krönenden Abschluss Lina und Tabea. Ich bin so gerührt von ihrer bedingungslosen Freundschaft und Liebe und Zuneigung und voller Dankbarkeit. Ohne sie hätte ich die Zeit der Bestrahlung mit Sicherheit nicht so gut überstanden; mit ihnen kommt es mir im Nachhinein vor wie eine anstrengende, aber aufregende Reise. Ja, meine Zeit in Essen war eine Mischung aus Urlaub, Therapie, Städtetrip und Alleinwohnen.

Wenn ich heute zurückblicke auf diese Zeit, dann schieben sich mir hauptsächlich die guten Dinge ins Bewusstsein. Ich weiß zwar, dass es auch nicht so schöne Momente gab, doch die stehen für mich nicht so im Vordergrund wie die guten.

Den allerletzten Tag meiner Bestrahlungstherapie in Essen, den Montag, bestreite ich mit Papa an meiner Seite. Wir haben zusammen angefangen, wir hören zusammen auf. Er war zwar nicht bei meiner ersten Bestrahlung dabei, aber bevor die Therapie überhaupt losging, war er zweimal mit mir in Essen und auch über Nacht. An diesen Tagen wurde nämlich das Polster, das bei der Bestrahlung auf der sogenannten Couch liegt, vermessen und an meinen Körper angepasst, ebenso meine Maske, die während der Bestrahlung meinen Kopf umgibt. Wir haben also letzte Nacht ein letztes Mal in meinem Zimmer im Elternhaus geschlafen und sind heute Morgen ein letztes Mal zur morgendlichen Bestrahlung gegangen und ein letztes Mal mit dem Shuttlebus den Berg hinunter- und wieder hinaufgefahren. Ich habe mein Zimmer aufgeräumt und meine Sachen ein für alle Mal zusammengepackt, sodass wir jetzt pünktlich zur allerletzten Bestrahlung mit dem Auto vor dem Westdeutschen Protonentherapiezentrum parken und ich ein letztes Mal die Treppen hinunter- und die Schritte zu den Maschinen laufe.

Papa und ich haben am Anfang hier in Essen das Vorgespräch zusammen gerockt, und wir rocken heute zusammen das Abschlussgespräch. Mit der Ärztin, deren Namen ich nicht aussprechen kann und der ich immer genau zuhören muss, weil ich sie mit ihrem indischen Akzent sonst nicht verstehe. Sie teilt uns mit, dass meine Strahlentherapie gut verlaufen sei und dass das MRT ergeben habe, dass die Tumorreste so gut wie nicht mehr vorhanden seien. Aber dann:

»Wir haben noch mal einen Spezialisten drüberschauen lassen, und da ist uns dann aufgefallen, dass noch ein minimaler, kaum erkennbarer Rest vorhanden ist.« Ich habe kurz das Gefühl, mir rutscht mein Herz in die Hose, bis sie weiterredet.

»Aber mit der Erhaltungschemotherapie, die Sie jetzt im Anschluss in Ihrer Heimatklinik machen, sollte alles weggehen«, beruhigt sie uns. Und ich muss sagen, so schockiert ich für einen Moment war, so ruhig bin ich jetzt. Ich vertraue meinem Gefühl, dass alles weg- und also gutgehen wird. Ich meine, ich bin so kurz vor dem Ziel, bis jetzt lief wirklich alles nach Plan, wieso sollte es das jetzt nicht mehr? Ich bleibe optimistisch.

Nach dem Gespräch bekommen wir einen Termin für eine Nachsorgeuntersuchung in einem halben Jahr, und dann verabschiede ich mich von dem lieben Team. Als krönenden Abschluss brauche ich natürlich noch ein Foto als Erinnerung für mich und als Post für meine virtuellen Instagram-Freunde. Ich frage also meine Lieblingsmitarbeiter, die mich immer runter zur Bestrahlung geschickt haben, den netten Pfleger, der mir im Labor einmal in der Woche Blut abgenommen hat, und die Schwester, die mich in der ersten Woche zum Elternhaus gefahren hat, als es mir so schlecht ging, ob sie für ein Foto mit mir posieren würden. Sie wollen. Sehr gern sogar. Es entsteht ein sehr herzliches Bild, auf dem wir alle lächeln und das ich auch sofort poste, und ein sehr lustiges Bild, bei dem sie mich auf ihren Armen tragen. Das behalte ich aber nur für mich privat als Erinnerung. Danach verabschieden wir uns. Papa und ich steigen ins Auto ein, und während er den Motor startet und wir langsam vom Parkplatz rollen, blicke ich im Rückfenster so lange auf das Westdeutsche Protonentherapiezentrum, bis es hinter einer Kurve verschwindet. Ich habe eine gefühlt sehr lange, für mich anstrengende und intensive Zeit hier verbracht, die mir viel länger vorkam als sieben Wochen. Ich bin immer noch 18 Jahre alt. Aber es kommt mir vor wie Jahre später.

Ich bin wie ihr

Hallo, Marlene, lange nicht gesehen, wie geht es
dir denn?«, kommt die Stationspsychologin aus
»meiner behandelnden Klinik freudestrahlend
auf mich zu.

»Mir geht es richtig gut, die Pause vom Krankenhaus
hat auf jeden Fall gutgetan«, antworte ich mit einem Lächeln auf den Lippen.

Was soll ich sagen: Die letzten sechs Wochen waren toll,
die Zeit nach der Strahlentherapie zu Hause super, mir ging
es richtig gut, und ich konnte viel unternehmen. Ich habe es
am Anfang fast »vermisst«, im Krankenhaus zu sein und die
gewohnten Menschen um mich herum zu haben. Aber jeden
Tag habe ich ein bisschen mehr das Krankenhaus, den Krebs
und all die Sorgen vergessen, auch wenn ich ab und zu zur
Blutkontrolle zu Besuch kam. Ich habe ganz normale Dinge
gemacht, Freunde getroffen und Spaß gehabt. Ich würde sogar sagen, ich war *unbeschwert* in den letzten sechs Wochen.

Nach der Strahlentherapie Ende Oktober 2017 hatte
ich sechs Wochen Zeit, mich zu erholen, bevor der letzte
lange Teil meiner Therapiephase ansteht: die sogenannte
Erhaltungschemotherapie, auch Langzeittherapie genannt.
Heute, am 4. Dezember 2017, beginnt sie. Ich bin dazu wieder in meiner Heimatklinik auf der Kinderonkologie, wo ich
schon so viel Zeit verbracht habe. Auf meinen MRT-Bildern
sieht man keine Tumorreste mehr, doch ich muss natürlich

trotzdem die komplette Therapie durchziehen. Würde ich jetzt abbrechen, könnte das zu einem Rezidiv, also einem Wiederauftreten der Krankheit, führen. Geplant ist Therapie für die nächsten sechs Monate. Ich bekomme in diesem Zeitraum vier Blöcke Chemo, von denen jeder inklusive Pausen sechs Wochen dauert. 24 Wochen. Unglaublich, wie lange, oder? Die ersten drei Wochen eines Blockes bekomme ich jeweils pro Woche Chemotherapie, bei mir startet sie am Montag. Ich muss aber nur für die erste Chemogabe der ersten Woche über Nacht bleiben, weil es sich dabei um eine 24-Stunden-Chemo handelt, statt sechs bis maximal zwölf Stunden, wie ich es von der Chemophase davor gewohnt bin. Die zwei darauffolgenden Montage bekomme ich ambulant eine Spritze mit der Chemo drin, nicht mal fünfzig Milliliter. Die hole ich mir quasi nur schnell ab. Und den Abschluss des Blocks bilden drei Wochen Pause, in denen ich nur zur regelmäßigen Kontrolle im Krankenhaus vorbeikommen muss.

»Marlene, du kannst kommen!«, ruft Schwester Helene, ich bin endlich an der Reihe. Ich ziehe meinen Pullover aus, damit der Port frei liegt, und lege mich auf die Liege, auf der ich schon so oft lag, dass ich es kaum noch zählen kann. Zum Glück klappt das Anstechen ohne Probleme, und meine Wässerung startet. Etwa anderthalb Stunden später wird dann auch endlich meine 24-Stunden-Chemo eingehängt. Es ist immerhin schon zwanzig Uhr, und das bedeutet, dass ich erst morgen Abend um ungefähr dieselbe Zeit abgeholt werden kann.

»Na dann: frohes Aufs-Klo-Gehen!«, wünsche ich mir selbst.

»Das ist ja wie bei einem Mädelsabend hier bei euch«, stellt Schwester Carina fest, als sie in unser Zimmer kommt. Meine Zimmergenossin Alina, die noch nicht sehr lange hier auf Station ist, und ich sind nämlich nur am Quatschen. Ich stehe ihr gern mit Rat und Tat zur Seite, als Erfahrene von uns beiden, obwohl ich fast drei Jahre jünger bin als sie. So versuche ich ihr Mut zu machen und ihre Fragen zu beantworten. Ich glaube, gerade in der Anfangszeit ist eine Person, die selbst in dem ganzen Wahnsinn drinsteckt, der beste Ansprechpartner, den man haben kann. Weil sie einfach genau weiß, wie man sich fühlt, und so die besten Tipps zum Besserfühlen geben kann. Zudem muss es beruhigend sein, zumindest *eine* Person auf Station etwas besser zu kennen und zu sehen, wie sie mit allem umgeht und die Therapie schafft.

Als ich am Anfang meiner Diagnose diesen Riesenberg von Therapieplan vor mir hatte, dachte ich wirklich, ich würde niemals fertig werden und könnte das nie schaffen. Doch dann begegneten mir hier auf Station jeden Tag Kinder, die teilweise noch nicht mal laufen konnten, die kämpften, Kinder, die spielten und lachten, und das alles trotz Chemo und Haarverlust. Das war eine große Motivation. Auf Station habe ich mich auch mit meiner Glatze von Anfang an wohl und geborgen gefühlt, denn hier ist das die meistgetragene Frisur. Man wird nie angestarrt und kann seine Mütze getrost ab lassen. Bei den meisten meiner Mitpatienten erlebe ich das auch: Sie tragen eine Kopfbedeckung »da draußen«, aber sobald sie die Station betreten, nehmen sie sie ab. Und irgendwie ist diese Gemeinsamkeit schön, sie verbindet, ohne dass man ständig darüber reden muss. Man ist eben nicht die einzige Person mit Glatze, wie man es zu Hause in seinem gewohnten Umfeld meist ist. Es tut gut, sich nicht verstecken zu müssen und einfach so sein zu können, wie man eben gerade in dieser schweren Zeit ist und aussieht.

Und jetzt, wo ich nach langer Zeit wieder hier bin, merke ich erst, wie wohl ich mich hier auf Station fühle und wie sehr ich sie und das herzliche, enge Miteinander vermisst habe, vor allem natürlich im Vergleich zur Erwachsenenstation der Onkologie in Essen. Hier kenne ich alle Schwestern und Ärzte, ja sogar die Putzfrauen und Chemolieferanten. Es ist wie eine eigene kleine Welt oder eine kleine Familie – und das mag ich so sehr.

»Jetzt fehlt nur noch der Liebesfilm, und dann können wir zum Mädelsabend in unserem Zimmer einladen«, sage ich zum Spaß in die Runde, und Alina und Carina kichern.

»Ich kann euch wirklich mal einen Film aus der Videothek ausleihen, wenn ihr mögt«, bietet Carina uns an. Wir sind ganz gerührt. Für mich wird sich das nur nicht mehr lohnen, da ich morgen schon nach Hause gehen kann. Und Alina und ich wollen den Rest des Abends lieber noch nutzen, um ausgiebig zu quatschen und uns auszutauschen.

»Ach, wie schön!«, strahlt Carina mich an. Man sieht in ihren Augen, dass sie sich wirklich von Herzen mit mir freut.

Alina und ich verstehen uns richtig gut, und ich bin sehr froh, mal jemanden in etwa meinem Alter um mich zu haben. Sonst sind die Kinder auf dieser Station meistens zu jung, um etwas von dem zu verstehen, was ich meine und sage, und ich unterhalte mich lieber mit ihren Eltern. Das ist immer sehr nett, aber die sind eben auch nicht meine Altersgruppe.

Zum Abendessen bereite ich mir in der Elternküche meinen Tomaten-Mozzarella-Salat zu. Beim Verlassen der Küche kommt mir eine Frau entgegen. Ich will sie gerade durchlassen, denn mein Chemowagen (Chemo*ständer* kann man den nicht mehr nennen, weil er einfach viel zu groß und wuchtig ist, im Gegensatz zu dem, den ich vorher hatte) nimmt den ganzen Platz von Türrahmen zu Türrahmen ein, da bleibt sie stehen und sagt:

»Bist du Marlene? Ich habe schon so viel von dir gehört!«

»Ehm, ja, also, ich *heiße* Marlene«, antworte ich ein bisschen verwirrt und unsicher, ob wirklich *ich* gemeint bin.

»Die Schwestern haben mir erzählt, dass du so gut und positiv mit allem hier umgehst, und ich wollte fragen, ob du uns auf unserem Zimmer mal besuchen kommen kannst? Wir sind erst seit einer Woche hier, und ich glaube, du könntest meiner Tochter ein bisschen Mut machen, wenn du ihr etwas erzählen würdest«, bittet sie mich.

»Klar, ich komme gern vorbei!«, antworte ich sofort freudig. Wow, das ist mir ja noch nie passiert! Ich finde es sehr cool und mutig von der Mutter, mich einfach anzusprechen und um so etwas Intimes zu bitten. Und ich bin gespannt, was ihre Tochter von mir hält. Ich hoffe einfach, ich kann ihr wirklich helfen und ihr zeigen, dass es gar nicht so schlimm ist hier im Krankenhaus, wie man anfangs befürchtet und alle einem weismachen. Es gibt hier sogar richtig schöne Dinge zu erleben, um die Kinder auf Station aufzuheitern und abzulenken von ihrem relativ tristen und gleichbleibenden Krankenhausalltag. Ich weiß noch, wie in der letzten intensiven Chemophase vor der Bestrahlung einmal eine Frau zu Besuch kam, die ehrenamtlich mit uns älteren Kindern Schmuck gebastelt hat. Ich habe damals Glücksarmbänder für mich und meine Freunde und Familie gemacht. Diese Armbänder habe ich individuell und mit verschiedenen Anhängern gestaltet und all den Menschen geschenkt, die mich in meiner schweren Krankheitsphase unterstützt haben. Meine Oma hat sich so darüber gefreut, dass sie Tränen in den Augen hatte. Sie trägt ihr Glücksarmband bis heute an ihrem Handgelenk.

Ich gehe ganz beseelt zurück auf mein Zimmer und schaue, während ich meinen Salat esse, einen Film auf meinem iPad. Irgendwann fragt mich Alina etwas zögerlich:

»Warst du nicht auch bei diesem Schminkseminar?«

DKMS Life veranstaltet ab und zu Kosmetikseminare für krebskranke Mädchen und Frauen unter dem Motto *»Look good, feel better«*. Sie ist eine Tochter der DKMS (Deutsche Knochenmarkspenderdatei), die schon 1991 in Deutschland gegründet worden ist.

»Stimmt, und das war so was von cool! Ich kann es dir nur empfehlen! Ich habe da so viele tolle Tipps bekommen, um die sichtbaren Spuren der Krankheit in meinem Gesicht zu kaschieren. Irre, wie man sich mit ein bisschen gekonnt aufgetragener Farbe gleich wie ein ganz anderer Mensch fühlt. Also, wie überhaupt einer mal wieder ... Außerdem bekommt man am Ende auch noch eine große Tasche mit Make-up-Produkten geschenkt!«, schwärme ich Alina von diesem Tag vor. Es kam eine ehrenamtliche Kosmetikerin, beauftragt von DKMS Life, auf unsere Station. In einem Raum, der sonst ein Besprechungszimmer der Ärzte ist, hat sie mir zum Beispiel gezeigt, wie ich einen Lidstrich so geschickt setzen kann, dass es nicht so auffällt, dass ich keine Wimpern mehr habe.

Unvermittelt blicke ich in Gedanken zurück auf die schönen Tage hier im Krankenhaus und merke richtig, wie die schlechten Tage dabei immer unbedeutender werden, in den Hintergrund treten. Wobei ich wirklich sagen muss, dass es da auch nicht so viele gegeben hat. Die guten Tage waren bei mir auf jeden Fall in der Überzahl. Und ich danke dem Schicksal von ganzem Herzen dafür.

Nachdem ich meinen Salat gegessen habe, schaue ich skeptisch die drei blauen Kapseln an, die ich nach dem Essen einnehmen soll. Das erste Mal Chemo*tabletten*. Ob ich danach irgendetwas spüren werde? Ich habe vorhin extra noch mal die Schwester gefragt, wie ich die Tabletten am besten einnehmen soll. Sie hat mir geraten, sie von dem Plastikschälchen einfach in meinen Mund zu kippen und nicht mit den Fingern zu berühren.

»Wir tragen ja nicht umsonst Handschuhe, wenn wir sie dort hineinfüllen. Du solltest sie besser aus hygienischen Gründen nicht anfassen.« Also kippe ich mir die Tabletten in den Mund und nehme einen großen Schluck Wasser hinterher. Zum Glück bekomme ich alle auf einmal runter.

Nach dem Essen nehme ich meinen Ständer und laufe den Gang entlang bis zu dem Zimmer von dem Mädchen, Mira heißt es, dessen Mutter mich gebeten hatte, vorbeizukommen. Ich klopfe und werde sehr herzlich empfangen. Die Mutter lässt uns nach ein paar Minuten allein. Mira hat noch ihre langen blonden Haare, und ich kann ihre Angst um den Haarausfall zu einhundert Prozent nachvollziehen. Ach

Mann, die arme Maus! Aber ich bleibe positiv und fröhlich und erzähle ihr von den ganzen schönen Dingen auf Station und dass sie keine Angst vor der Chemo haben müsse. Ich glaube, mein Besuch tut ihr gut, und mein lockerer Umgang mit der Glatze scheint sie ein bisschen zu beruhigen.

Irgendwann am Abend, ich bin wieder auf meinem Zimmer, kommt dann die Schwester noch mal, um nach meiner Chemo zu sehen. Alles ist in Ordnung.

Am nächsten Morgen wache ich vom bekannten Geruch der Brötchen auf – und verziehe gleich das Gesicht. Erwähnte ich schon, dass ich die Dinger nicht mehr sehen beziehungsweise riechen kann? Ich habe vorgesorgt und esse zum Frühstück wieder Cornflakes mit Milch in meiner eigenen Schale. All meine Tipps und Tricks, wie man sich den Krankenhausalltag schöner gestalten kann, halte ich natürlich auch selbst ein: zum Beispiel, dass man sich das Essen von zu Hause mitbringen (lassen) sollte. Natürlich weiß ich, dass nicht bei jedem die Eltern jeden Tag zu Besuch kommen können, aber schon die Fünf-Minuten-Terrine schmeckt besser als das Krankenhausessen. Doch zum Glück muss ich für den Erhaltungsteil meiner Therapie ja nur jeweils eine Nacht bleiben und werde heute Abend schon wieder Selbstgekochtes meiner lieben Eltern essen.

Sobald die Chemo durchgelaufen ist und mein Körper noch ein paar Stunden nachgewässert wurde, erwarte ich meinen persönlichen Chauffeur ins Glück: Heute Abend wird es mein Bruder Pinkus sein, der mich abholt und nach Hause bringt.

In der Hauptrolle: ein Geburtstagskind

*H*appy Birthday, liebe Marlene, *Happy Birthday to you!*«, singt meine Familie für mich, während ich im Türrahmen zur Küche stehe und nicht aufhören kann zu grinsen. Es ist der 11. Dezember, mein 19. Geburtstag. Und wie jedes Jahr liegen ein paar Geschenke auf dem Küchentisch, und die Küche ist geschmückt mit Luftballons und unseren traditionellen *Happy-Birthday-* und Schweinchengirlanden. Es sind alle da an diesem Morgen, um mir zu gratulieren: Papa, Mama, Pinkus, Ira, Aaron, Jan und Erik. Heute Morgen bin ich extra früh aufgestanden, damit alle noch vor Schule oder Arbeit bei meinem Ständchen dabei sind. Ich bin in Schlafsachen durch die Kälte rüber ins Haus gelaufen. Es war mir wichtig, wie an jedem Geburtstagsmorgen auch an diesem drüben bei meiner Familie zu sein. Nachdem meine Eltern und meine Geschwister mich mit einem Stuhl haben hochleben lassen, packe ich meine Geschenke aus, während meine Geschwister schon mal frühstücken. Ich selbst esse lieber in Ruhe, nachdem die »Kleinen« aus dem Haus sind und Pinkus auf der Arbeit ist, wenn ich ganz entspannt mit Papa am Tisch sitzen kann.

»Ja, ihr könnt!«

Papa und ich laufen ein drittes Mal durch den Haupteingang der Klinik, während das Kamerateam uns begleitet.

Zum Glück haben sie nach *dem* Versuch die Eingangsszene endlich im Kasten, und wir fahren mit dem Fahrstuhl in den dritten Stock auf meine Station: die Kinderonkologie. Ich gebe drinnen Bescheid, dass wir jetzt da sind. Etwa zehn Minuten später kann ich das Kamerateam und Papa reinholen. So lange brauchte es, bis alle Patienten und ihre Angehörigen »vorgewarnt« waren. Während das Filmteam im Behandlungszimmer verschwindet, um sich dort bestmöglich zu positionieren, sehe ich auch schon den Chefarzt der Station mit einer Schwester um die Ecke biegen. Ich bin richtig aufgeregt. Heute bekomme ich zum ersten Mal eine ambulante Chemotherapie auf *meiner* Station, *an* meinem Geburtstag, *mit* Kamerateam! Wow, ist das aufregend!

Das Anstechen des Ports funktioniert zum Glück ohne Probleme, und die Chemo ist nur eine große Spritze, ich nenne sie »Chemospritze«, die über meinen Portkatheter einläuft. Die ganze Prozedur dauert nicht mal eine Minute.

»Wir führen noch ein Interview mit deinem Arzt, und dann sind wir auch schon wieder weg«, teilt uns die Aufnahmeleiterin mit. Hoffentlich ist alles gut gelaufen, und sie waren nicht enttäuscht von dem kurzen »Vergnügen«, schließlich ist es ja das, worum es geht.

Nachdem wir im Krankenhaus fertig sind, geht es für Papa und mich nach Hause und für das Kamerateam ins Hotel. Ich ruhe mich noch etwas aus, bevor meine Geburtstagsgäste kommen – und auch wieder das Kamerateam.

»Natürlich gibt es meinen Lieblingskuchen!«, schreie ich fast vor Freude. Als Kind habe ich diesen Kuchen immer auf irgendwelchen Festen oder Flohmärkten gegessen, und ich wusste bis vor zwei Jahren nicht einmal, wie er heißt.

Dann habe ich über eine Bekannte zufällig den Namen erfahren: Fantakuchen. Beim Anblick der Sahne, gefüllt mit Orangen darin, läuft mir das Wasser im Mund zusammen. Zum Glück bin ich eine der Ersten, die ein Stück bekommt – klar, schließlich bin ich es, die Geburtstag hat:

»Lasst es euch schmecken!«, kann ich gerade noch so hervorbringen, bevor die erste randvolle Gabel in meinem Mund verschwindet. Es ist so schön, alle sind da: meine Familie, meine beiden Herzensmädels Lina und Tabea, Daniel mit seiner Familie, sogar Karo, die Freundin von Daniels Bruder, die ich total gern mag, ist mitgekommen. Das Kamerateam filmt nur eine kurze Sequenz, während ich das Geschenk von Lina und Tabea auspacke, und dann verlassen sie auch diesen Moment in meinem Leben. Von draußen filmen sie noch durch die Fenster ins Wohnzimmer hinein, wo wir sitzen und gemütlich Kuchen essen.

Es waren sehr spannende Tage mit dem Filmteam. Ich habe noch nie gesehen, wie so eine Fernsehreportage entsteht, und fand es darum total cool, hautnah dabei sein zu können. Und noch dazu ging es um *mich*! Mich hat nicht nur die Schauspielerei schon immer sehr interessiert, sondern auch die ganze Arbeit am Film *hinter* der Kamera. Doch die vier Tage Dreh, so intime Momente meines Lebens zu zeigen, war auch sehr anstrengend. Natürlich gerade in meiner aktuellen Situation. Irgendwie fühlte ich mich beim Blick durch die Kamera auf die Szenen meines Lebens so, wie ich mich auch oft in der ganzen Phase meines Kampfes gegen den Tumor gefühlt habe: als Beobachter, einer von außen, der sich alles anguckt, aber gar nicht selbst beteiligt ist. Als hätte jemand anderes das Drehbuch zu diesem Teil meines

Lebens geschrieben, und ich wurde gar nicht gefragt. Musste darin aber die Hauptrolle spielen.

Meist gingen die Vorbereitungen des Drehs gegen Vormittag los, und am späten Nachmittag packten wir erst wieder alle unsere Sachen zusammen. Das Filmteam war zusammen mit mir und meiner Mama im Stall, es war dabei, als ich mit Daniel Fotos machte, es hat Interviews mit Daniel und mir geführt und meine Familie mit Fragen gelöchert. Dabei konnte meine Mama ihre Emotionen dann gar nicht mehr zurückhalten, und es kamen ihr die Tränen vor laufender Kamera. Ich weiß: nicht nur vor Trauer über mein und unser Schicksal der letzten Monate, sondern vor allem vor Erleichterung über die erfolgreiche Therapie. Das ist mein persönliches Happy End, ganz ohne Filmteam.

Und heute sitze ich hier, mit meinen Liebsten um mich herum, und wir feiern meinen 19. Geburtstag. Als wäre nie etwas gewesen. Na ja ... Ich versuche das letzte Jahr zu vergessen und konzentriere mich ganz auf den Moment, auf den Moment der Glückseligkeit. Alles ist gerade einfach nur schön, und ich möchte nie, niemals aus diesem Traum aufwachen.

Ich bin Marlene, ich bin immer noch ich, doch ich musste mit gerade mal 18 Jahren auf brutale Weise lernen, dass das Leben endlich ist, dass es schneller vorbei sein kann, als man ahnt. Und zwar nicht »das Leben« allgemein, sondern ganz konkret: meins.

Wenn ich jetzt zurückblicke auf die Zeit vor der Erkrankung, erkenne ich, dass sich einiges verändert hat in meinem Leben, oder dass *ich mich* verändert habe. Allein diesen Moment, diese einzelne Sekunde weiß ich zu schätzen, ich bin für jeden Atemzug und jedes Gefühl in jedem einzelnen davon dankbar. Einatmen – ausatmen – einatmen – ausatmen – glücklich sein – leben.

Nachdem wir uns am Kuchen satt gegessen haben, bleiben die Eltern noch am Tisch sitzen und unterhalten sich, während wir »Kinder« auf der Couch fläzen, rumblödeln und ein paar Erinnerungsfotos machen, die ich später auf Instagram poste. Ich möchte meinen Followern und der ganzen Welt da draußen zeigen: Seht, was für tolle Menschen ich zur Unterstützung hinter mir habe – und ihr seid auch ein Teil davon! Ich bin glücklich, und wie.

Leuchten wie Glühwürmchen

Vergiss die Kamera nicht!«, rufe ich von unten das Treppenhaus hoch, während Daniel sich in seinem Zimmer die Schuhe anzieht. Seine Mama und ich stehen schon im Flur und warten, bis Daniel und Mathias nacheinander die Treppe heruntergeschlurft kommen. Wir haben uns heute dazu entschieden, spazieren zu gehen, und ich bin froh, wieder ganz normal mitgehen zu können. Es ist kalt geworden, nun spürt man doch, dass Winter ist. Verglichen dazu war Weihnachten vor zwei Wochen eher herbstlich. So schnell vergeht das Jahr und vor allem das Weihnachtsfest. Es war wundervoll dieses Jahr, Daniel und ich haben es von vorn bis hinten zusammen verbracht, nach all der Zeit, die uns fehlt. Er war sogar an Heiligabend bei mir und meiner Familie. Daniel weiß, wie wichtig es mir ist, am 24. Dezember abends bei meiner Familie zu sein und gemeinsam mit allen zu essen, Geschenke auszupacken und die Zeit zusammen zu genießen. Papas Kartoffelsalat war wie jedes Jahr das Highlight des Essens und die Eisrolle von Langnese zum Nachtisch unsere beliebte Tradition.

Den ersten Weihnachtsfeiertag waren Daniel und ich dann, wie die Jahre zuvor auch, bei Daniels Familie, aßen mit allen zu Mittag und wollten den ganzen Abend lang Spiele spielen, was ich immer so mag. Doch nach dem Mittagessen klingelte plötzlich mein Telefon, mein Herz setzte einen Atemzug aus, mir wurde sofort flau im Magen: die Klinik.

Ich hatte so sehr darauf gehofft, dass mir das die Feiertage über erspart bleiben würde. Eigentlich war kein Termin zwischen den Feiertagen geplant, sondern der erste Wochentag im Anschluss. Ich wusste, dass meine Blutwerte nicht so gut waren und ich möglicherweise dann gleich eine Transfusion benötigen würde. Das machte mir nun natürlich Sorge. Denn es war meinen Ärzten offenbar doch zu unsicher, bis nach den Feiertagen zu warten. Schöne Bescherung.

»Ja, dann machen wir uns jetzt wohl mal auf den Weg«, antwortete ich sehr leise in den Hörer. Ich war am Boden zerstört, etwas in mir zerbrach. Doch nicht an Weihnachten! Ich hatte es wirklich eine ganze Weile geschafft, die Illusion aufrechtzuerhalten, es sei ein Weihnachtsfest wie alle anderen davor. Ich wollte in diesem Moment jemanden verfluchen.

»Das ist doch jetzt nicht deren Ernst!«, beschwerte ich mich bei Daniel, während ich auf mein Handy starrte und so gar keine Motivation in mir spürte, ins Krankenhaus zu fahren. Aber all der Ärger nützte mir nichts, wir mussten hin. Und das wusste ich auch. Ich war froh, dass ich Daniel an meiner Seite hatte, der entweder nicht so erschüttert war wie ich oder es einfach nur gut überspielte.

»Komm, wir fahren schnell hin und sind zum Abendessen wieder zurück. Dann haben wir doch immer noch genug vom Abend«, versuchte er mir Trost zu spenden.

Auf meiner Station war nicht viel los, es waren eben Feiertage. Mir kam eine Mutter, die ich vom Sehen kenne, entgegen, und ich wünschte ihr frohe Weihnachten. Mir tun die Kinder und Familien so leid, die nicht zu Hause Weihnachten feiern können, sondern hier sein müssen. Und da wurde mir blitzartig und peinlich berührt bewusst, dass mein kurzer Besuch hier wohl nicht *so* schlimm war ... Schwester Carina wartete bereits im Untersuchungszimmer auf mich, um Blutdruck und Temperatur zu messen. Nachdem mir noch von einem Arzt Blut abgenommen worden war, nahmen Daniel und ich im Wartezimmer auf der roten Couch Platz und warteten auf die Ergebnisse. Ich stellte mich schon darauf ein, eine Transfusion zu brauchen, während sich das Ganze ein paar Stunden wie Kaugummi hinzog.

»Ehrlich?! Wir können wieder nach Hause?« Ungläubig schaute ich den Arzt an, der vor uns stand und uns gnädig wegschickte. Ich sollte jedoch wie geplant dringend nach den Feiertagen wiederkommen, gleich morgens, weil ich dann sehr wahrscheinlich eine Bluttransfusion benötigen würde. Meine Werte waren noch immer nicht besonders gut, aber über die Feiertage würde es noch reichen. So schafften Daniel und ich es sogar noch, vor dem Abendessen eine Runde »Siedler« mitzuspielen.

»Stellt euch mal zusammen, dann mache ich ein Foto von euch dreien!«, fordere ich Daniels Mama und ihre beiden Jungs auf, und Daniel gibt mir seine Kamera.

»Lächeln bitte!«

Sie grinsen in die Kamera, und ich schieße ein schönes Mama-Söhne-Foto. Wir laufen durch das kleine Wäldchen, das so idyllisch über Daniels Heimatdorf liegt. Von dort aus kann man fast über die ganze Kleinstadt blicken, die direkt an das Dorf grenzt. Hier hinauf sind Daniel und ich schon vorletztes Jahr an Silvester gewandert. Da sind wir nämlich zu Hause geblieben, weil wir noch in derselben Nacht in den Skiurlaub gefahren sind. Damals wollten wir von hier oben das Feuerwerk aus der Stadt genießen. Und heute spazieren wir wieder hier vorbei und machen ein paar Fotos. Natürlich Daniel auch von mir, damit ich meine treuen Follower mit neuen Glücksmomenten füttern kann.

Ich berichte nämlich immer noch auf Instagram und meinem Blog über mein Leben mit der Krebstherapie und den damit verbundenen Einschränkungen, aber auch über das, was ich mir Stück für Stück zurückhole. Meine Therapie ist zwar noch nicht vorbei, aber in den letzten Zügen. Ich habe sozusagen gerade »Bergfest« in der Erhaltungschemotherapie. Heute ist Sonntag und schon der letzte Tag des zweiten Blocks. Häppchen für Häppchen macht auch einen Kuchen ...

Was meine Internetpräsenz angeht, habe ich mit der Zeit offenbar eine kleine Vorbildfunktion eingenommen, das schreiben mir zumindest viele meiner Follower, weil ich ihnen Mut gäbe. Das Schreiben und Posten ist nicht mehr nur ein Hobby von mir, es ist mittlerweile ein wichtiger Bestandteil meines Alltags geworden. Ich melde mich täglich, nehme meine Community mit ins Krankenhaus oder zu dem, was ich sonst so mache. Ich beschäftige mich damit, zu zeigen, wie ich mich beispielsweise schminke ohne Haare im Gesicht, wie ich in meinen Tag starte, was ich frühstücke, wen ich treffe und welche Serien ich gerade schaue. Außerdem beantworte ich natürlich Fragen und versuche, so gut es geht, Trost zu spenden, weil es leider nicht jedem während der Therapie so gut geht wie mir. Oft höre ich von meinen Eltern und Freunden, wie stark ich doch sei, sie fragen mich, wo ich das alles hernehmen würde. Wenn ich ehrlich bin, habe ich aber doch gar keine andere Wahl. Ich habe mir mein Schicksal nicht ausgesucht, muss aber lernen, das Beste daraus zu machen, mindestens, damit umzugehen. Und genau das tue ich, meiner Meinung nach, so gut es eben geht. Weil ich es muss.

Ich sitze gerade mit meiner Mama in der Küche, als mein Handy klingelt. Allein anhand der Vorwahl erkenne ich: Es ist die Klinik. Frau Dr. Ohm, eine Ärztin, die ich sehr mag, ist am anderen Ende der Leitung:

»Marlene, ich wollte dich doch wegen deiner letzten MRT-Ergebnisse anrufen.«

»Ja, genau ...?«, antworte ich zaghaft. *Oh bitte, bitte lass alles gut sein!*, bete ich innerlich.

»Auf den Bildern ist nichts mehr zu erkennen!«, teilt mir Frau Dr. Ohm fast triumphierend mit. Mama guckt mich mit großen, erwartungsvollen Augen an. Ich erkenne etwas Furcht darin. Als ich plötzlich ein breites Grinsen auf den Lippen habe, hellt auch ihre Miene sich blitzartig auf. Ich bedanke mich bei Frau Dr. Ohm herzlich für den Anruf mit den großartigen Neuigkeiten und verabschiede mich schnell. Dann falle ich sofort in Mamas Arme und fange einfach an zu heulen.

»Es ist kein Tumorrest mehr zu sehen! Ich bin tumorfrei, Mama! Ich bin wieder gesund!«

Meine Gefühle schmeißen eine Party, und ich kann mein Glück kaum fassen. Mama und ich weinen vor Freude und Erleichterung um die Wette.

»Hast du Lust, heute Abend ins Kino zu gehen?« Laras Nachricht ploppt auf meinem Handybildschirm auf. Und *wie* ich Lust habe!

Ein paar Stunden später steht sie in ihrem roten VW Polo vor unserem Hof und wartet auf mich. Ich ziehe ein letztes Mal meine Lippen nach, bevor ich die Treppe hinuntergehe, über den Hof und zu ihr ins Auto einsteige. Sie ist meine längste Schulfreundin, wir kennen uns bereits seit der Grundschule. Wir waren damals oft mit meiner Mama und Ira zusammen ausreiten. Damals hatten wir noch sieben Pferde und allerhand mit ihnen zu tun. Jedenfalls sind Lara und ich nun auf dem Weg ins Kino. Ich bin sehr froh, dass sie mich abholt, obwohl sie ein ganzes Stück von mir entfernt wohnt. Aber anders wäre ich gar nicht ins Kino gekommen, denn ich darf leider noch kein Auto fahren, wegen der möglichen Nachwirkungen der Therapie. Ich könnte Ausfallserscheinungen haben oder zu wenig Kraft oder mein Kreislauf könnte zusammenbrechen. Öffentliche Verkehrsmittel soll ich möglichst auch noch meiden, vor allem, damit ich mich nicht bei anderen Menschen anstecke, die einem in Bus und Bahn ja oft recht nah kommen.

Während der Autofahrt quatschen wir ganz viel, und auch im Kino können wir nicht aufhören zu reden und verstummen erst, als der Film losgeht und es um uns herum zischt:

»Psssst!!!«

Es ist schön, mal wieder hier zu Hause ins Kino zu gehen. Es ist einfach eine der besten Möglichkeiten, einen Abend zu beenden, finde ich.

Nach dem Film, als wir den Saal verlassen, merke ich deutlich, wie meine außergewöhnliche Frisur, also meine schicke Glatze, die Blicke der Leute auf sich zieht. Es stört mich aber mittlerweile überhaupt nicht mehr, stärkt vielmehr mein Selbstbewusstsein. Denn ich bin auf dem Weg der kompletten Genesung. Dadurch, dass ich mich schminke und ganz normale Dinge tue, fragen sich die Leute sicherlich manchmal, ob ich wirklich krank bin oder die Glatze vielleicht aus anderen Gründen trage. Wenn die Menschen sehen, wie ich lache und wie viel Spaß ich habe, hoffe ich, dass sie mich als Person sehen und nicht nur als das komische Mädchen mit der Glatze. Immer wieder bekomme ich natürlich mit, dass die Leute tuscheln, wenn ich einen Raum betrete. Dabei wünsche ich mir viel mehr, dass sie bei Fragen auf mich zugehen und *mit* mir sprechen anstatt *über* mich. Aber ich verstehe, dass es ein schwieriges Thema ist und dass es Mut erfordert, jemanden darauf anzusprechen.

Als wir gerade den Snack-Bereich verlassen, überholen wir ein Pärchen. Im Vorbeigehen höre ich ihn noch sagen:

»Ich find das echt stark, Respekt!«

Ich drehe mich um und weiß: Er meint meine Glatze. Seine Freundin strahlt mich unvermittelt an, und ich bin sehr gerührt. Spontan sage ich:

»Oh, vielen Dank!«

Dann laufen wir weiter, und ich freue mich dabei so sehr über diese sympathischen und freundlichen und auch irgendwie mutigen fremden Menschen, die mir einfach so ganz offen ein Kompliment gemacht haben zu einer sehr ungewöhnlichen Sache.

Im Auto, auf dem Weg raus aus der Stadt und Richtung Autobahn, fällt mir zum ersten Mal bewusst auf, dass es derselbe Weg ist wie zum Uniklinikum. Und so muss ich, während ich hier auf dem Beifahrersitz sitze und auf die von Laternen beleuchtete Straße schaue, an meine Station und meine intensive Zeit dort denken. Mein so ganz anderes Leben. All die Nächte, die ich von dort oben auf die beleuchtete Stadt geblickt habe, in denen ich nicht schlafen konnte, weil meine Gedanken mich nicht haben ruhen lassen. Das Gefühl, dass die Welt da draußen aufregend und voller Leben ist, während für mich da drin, hinter den großen Fenstern und dicken Glasscheiben, die Zeit stehen zu bleiben schien. Plötzlich meine ich die Lichter dieser Krankenhausfenster sogar erkennen zu können ... Sie leuchten wie Glühwürmchen im Dunkel der Nacht. Und da, ganz tief in mir drin, vermisse ich auf einmal das Krankenhaus und seine Geborgenheit, die der Ort mir ein Stück weit geben konnte, diese in sich so abgeschlossene, kleine, überschaubare Welt. Als ich da auf meinem Bett saß und rausschaute auf die nächtliche Stadt, wusste ich: Hier bin ich sicher. Wenn etwas mit mir nicht in Ordnung ist, klingle ich die Schwester an, und sie kümmert sich um mich.

Ich habe viel mehr durchmachen müssen als die meisten Menschen hier unten, und ich weiß darum vielleicht ein *kleines bisschen* mehr, wie wertvoll das Leben ist. Wenn mir das bewusst wurde, genau in diesen Augenblicken auf Station, vermisste ich auf der einen Seite meine Freiheit, schätzte auf der anderen aber umso mehr noch meine Behandlung, die Medizin, meine Station, meine Ärzte und vor allem mein Leben, das in ihrer Hand lag. Und ich wusste: Das kann es noch nicht gewesen sein. Da draußen wartet noch viel mehr auf mich, und ich kehre gesund wieder zurück, raus auf die Straßen!

Während ich an meine Nächte im Krankenhaus denke, wird mir auf einmal mit voller Wucht bewusst, dass ich wahrscheinlich nie wieder so eine erleben werde. Ich bin glücklich und auch ein kleines bisschen wehmütig zugleich. Und ich schicke meine Gedanken und tiefen Wünsche an alle Kinder mit ihren Familien, die in diesem Augenblick, jetzt gerade, dort oben sind und um ihr Leben kämpfen. Die stark sein müssen, obwohl sie sich alles andere als stark fühlen. Und ich hoffe für jeden Einzelnen von ihnen, dass er irgendwann das Krankenhaus und die Zeit darin ganz gesund hinter sich lassen kann, um sein Leben weiterzuleben. Genau wie ich.

So tief gesunken

»Dange, dass du misch abholst«, nuschele ich Daniel zu, während ich an seinem Arm hänge und versuche, einen Fuß vor den anderen zu setzen. Das intravenös gespritzte Fenistil, um eine allergische Reaktion meines Körpers auf das Fremdblut zu vermeiden, hat mich dieses Mal richtig umgehauen, ich bin sofort eingeschlafen. Das war aber nur gut, da ich so die komplette Transfusion verschlafen konnte. Ich benötigte heute leider eine weitere Bluttransfusion, da meine Werte nach dem dritten Block der Erhaltungschemo wieder im Keller sind. Dabei war ich doch mal so stolz, ganz ohne – na, bis auf eine – Blutkonserven klargekommen zu sein.

Als Daniel zwei Stunden später kam, um mich abzuholen, war ich noch immer nicht aufgewacht. Wenn ich ehrlich bin, weiß ich gar nicht mehr, wie ich wach geworden bin, nur dass Daniels Gesicht das Erste war, was ich gesehen habe. Ich bin sehr froh, dass er es heute geschafft hat mich abzuholen, auch wenn ich noch nicht so ganz bei mir bin. Wir fahren nach Hause, und dann passiert nicht mehr viel an diesem Abend. Wir essen noch etwas, und dann schlafe ich ganz schnell in seinen Armen ein. Den Schlaf brauche ich ja offenbar dringend. Daniels Nähe tut mir sehr gut, dieses Gefühl, dass man nicht allein ist und da immer einer auf einen aufpasst, der einen liebt. Das ist eins der schönsten Gefühle der Welt.

Am nächsten Morgen verabschiedet sich Daniel, um in die Uni zu gehen:

»Mach's gut, ich liebe dich!«, sagt er, bevor unser Kuss seine letzten Worte verschlingt.

»Ich liebe dich auch, und viel Spaß in der Uni. Lern fleißig!«, antworte ich, während er in seine Sneaker schlüpft und die Treppe zum Hof hinunterspringt. Während er auf dem Weg zum Hoftor von Igor und Leni, die mal wieder gestreichelt werden wollen, aufgehalten wird, stehe ich lächelnd an meinem Zimmerfenster und schaue mir die Szene an. Manchmal fühle ich mich ein bisschen wie Rapunzel hier oben in meinem Zimmer, wenn ich so aus dem Fenster schaue und die Welt da draußen so erhaben von oben beobachte. Im letzten Jahr aber eher, weil ich eingesperrt war wegen der Krankheit. Ich stehe hier noch eine Weile, beobachte die Hunde, die in der Sonne baden, und verliere mich in meinen Gedanken. Ich muss lernen, bin nur leider total unmotiviert und versuche mich also davor zu drücken. Ich würde lieber noch ein bisschen entspannen und lesen, einfach nichts tun. Mich auf jeden Fall nicht an den Schreibtisch setzen.

Nach fast einem Jahr »Nichtstun« habe ich mich wirklich daran gewöhnt. Vor einem Monat habe ich schon meine erste Abiprüfung nachgeholt: Deutsch-Grundkurs, schriftlich. Die Prüfung war sehr entspannt, ich durfte sie zu Hause im Wohnzimmer unter Aufsicht meiner Lehrerin schreiben, und wegen des Nachteilsausgleichs aufgrund meiner Erkrankung, habe ich eine längere Bearbeitungszeit zugesprochen bekommen. Und extra Zeit für Pausen.

Nun muss ich aber wirklich etwas tun, sonst frisst mich mein schlechtes Gewissen noch auf. Die Lernzettel für mein schriftliches Bioabitur müssen erweitert werden. In meinem Kopf schließe ich ein Abkommen mit meinem Gewissen, um die Nicht-Lernerei zu rechtfertigen: Ich mache jetzt eine Stunde was für Bio, und dann schaue ich eine Folge meiner neuen Serie. Mit diesem Gedanken kann ich mich dann tatsächlich anfreunden und setze mich an den Schreibtisch. Ich hole meine Biounterlagen aus dem Regal rechts neben meinem Schreibtisch und schlage das aktuelle Thema auf: Genetik. Puh, wie ich das hasse! Das muss ich erst mal verstehen. Mir schwirren Sachen im Kopf herum, die ich für die Biolernzettel aufschreiben muss, und dann will ich noch in einem dieser hilfreichen Abivorbereitungsbücher nachlesen, wie der genaue Ablauf der Proteinbiosynthese ist. Ein Haufen Arbeit also, der vor mir liegt.

Ich merke leider, dass ich noch nicht die Ruhe habe, mich zu konzentrieren, eher habe ich Hummeln im Hintern. Bevor ich mich wirklich ganz aufs Lernen konzentriere, nehme ich also mein Handy in die Hand, öffne Instagram und positioniere mich. Ich habe mittlerweile Gefallen daran gefunden, sogenannte Storys zu machen: Dabei spreche ich in mein Handy, während ich mich selbst filme. Ich erzähle den Leuten, die mir folgen, dass Daniel in die Uni gegangen ist und ich für Bio lernen muss.

»Puh, ich habe keine Ahnung, wie ich mir das alles merken soll, ich verstehe es ja schon kaum. Aber ich denke, im Abi wird *ein* Punkt drin sein.« Kichernd beende ich die ersten 15 Sekunden – leider lassen sich nicht mehr am Stück aufnehmen, weshalb ich entweder sehr schnell reden muss, um alles in eine Frequenz zu packen, oder meine Gedanken in mehrere Videos aufteilen muss. Irgendwie bekomme ich an dem Tag dann doch noch ein paar Fakten der Proteinbiosynthese in meinen Kopf und verstehe sogar langsam, was da passiert.

»Schöne Nägel hast du, sind das deine eigenen?«, fragt mich eine Schwester.

»Ja-a«, antworte ich und blicke stolz auf meine langen, lackierten Fingernägel. Ich gehe vom Schwesternzimmer zurück zu meinem Papa, der auf der roten Couch auf mich wartet. Ich war schon unten im ersten Stock bei der netten Dame für den Routine-Fingerpiks, und meine Ergebnisse müssten bereits oben angekommen sein. Doch heute ist relativ viel los, sodass wir sicherlich ein bisschen warten müssen. Ich schaue wieder auf meine Nägel, die für mich in dieser Zeit irgendwie eine sehr wichtige Rolle spielen, denn sie gehören zu den Stellen meines Körpers, die so geblieben sind, wie ich sie kenne. Sie sind stark und wachsen ganz normal, wie immer. Ich bin wirklich froh, dass mir meine Nägel erhalten geblieben sind. Es gibt da ganz andere Geschichten zu hören … Deshalb werde ich wahrscheinlich auch öfter so überschwänglich auf meine schicken Nägel angesprochen. Zumindest im Krankenhauszusammenhang.

Warum ich meine Nägel lackiere? Weil es Spaß macht, sich hübsch zu machen. Und wenn ich schon nicht so viel im Gesicht ausrichten kann, dann eben wenigstens das. Das gibt mir ein Gefühl von Normalität und Weiblichkeit: Wenn ich keine langen Haare haben kann, dann doch wenigstens lange Nägel!

»Vielleicht solltest du dich noch mal bemerkbar machen«, reißt mich Papa aus meinen Gedanken. Wir sitzen, wie so oft, schon wieder so lange hier herum, ohne dass etwas passiert. Also schlendere ich den Gang entlang, trinke etwas beim Wasserspender und hoffe, dass ich bemerkt werde. Nach einer gefühlten Ewigkeit kommt Schwester Carina zu uns ins Wartezimmer und entschuldigt sich, dass wir so lange warten mussten. Sie sagt mir, dass ich gleich dran sei. Carina ist wirklich eine der coolsten Schwestern hier, sie ist immer gut drauf und so unglaublich lieb und für jeden, der sie braucht, da. Dann werde ich von einem Arzt untersucht, der auch meine Blutwerte mit uns bespricht. Es ist alles gut. Und so können Papa und ich wieder nach Hause und meine letzten zwei Wochen Pause genießen, bevor der vierte und letzte Erhaltungsblock beginnt. Der Endspurt.

»OMG, ist das lecker!«, bringe ich nach dem ersten Bissen hervor. Inzwischen ist Wochenende, und Daniel und ich machen uns einen schönen Tag in der Stadt, wir sind in Frankfurt, sitzen in einem kleinen Restaurant in einer Seitenstraße und essen in der Dämmerung. Es ist April und heute recht mild, und wir sind froh, dass wir hier draußen noch einen Platz bekommen haben. Daniel und ich waren heute in der Stadt, haben ein bisschen geshoppt – natürlich zur Sicherheit für mich den Großteil mit Mundschutz –, Fotos gemacht. Heute ist wieder so ein Tag, an dem ich mein Leben einfach nur genieße und glücklich bin, dass ich hier sein darf.

Letztes Wochenende haben wir an einem Event von Blogger4Charity teilgenommen, was sehr bewegend und inspirierend war. Initiiert hat das Natalie, die Begründerin der gleichnamigen Organisation. Natalies Initiative möchte Menschen mit Krebserkrankung unterstützen, ihnen etwas Gutes tun, auf eigens dafür initiierten Events Spenden sammeln und ihnen vor allem einen schönen Tag bereiten, an dem man andere Betroffene kennenlernt und sich austauschen kann. Davon war ich wegen meiner eigenen Geschichte natürlich von der ersten Minute an begeistert. Als Natalie mich dann über Instagram einlud, ihr Projekt mit meiner Community zu unterstützen, habe ich mich irre gefreut und fühlte mich geehrt. Es ist schon erstaunlich, wie viele Wege sich mittlerweile mit meinem gekreuzt haben, wie viele tolle und interessante Menschen ich kennenlernen durfte. Vieles davon ist zustande gekommen, seitdem ich meinen eigenen Blog ins Leben gerufen habe. Mittlerweile habe ich das Gefühl, es entsteht vor allem auf Instagram eine richtige »Krebs-Community«. Immer mehr Betroffene teilen ihre Geschichte mit der Öffentlichkeit, und so lernt man sich dann kennen und hört andere Erfahrungsberichte, was einem selbst immer ein Stück weiterhilft und einen bestärkt, auf dem richtigen Weg zu sein.

Ich bin mehr als angetan von Natalie und ihrer Arbeit und motiviert, sie und ihr Projekt zu unterstützen und noch mehr Menschen auf die Krankheit und einen humanen Umgang damit aufmerksam zu machen. Darum zögerte ich auch nicht, die liebe Elisa anzuschreiben und sie mit ins Boot zu holen. Elisa war eine der Ersten, die ich übers Internet kennengelernt habe, die an derselben Tumorart wie ich leidet. Und dann trafen Elisa und ich uns also endlich auf dem Blogger4Charity-Event, um Spenden zu sammeln. Ich war sehr gespannt, was der Tag alles bringen würde, und freute mich, viele neue Menschen zu treffen und kennenzulernen, die irgendwie dasselbe Schicksal teilen wie ich oder zumindest damit in Berührung sind. Allerdings war ich auch extrem aufgeregt, denn ich war nicht inkognito dort. Nein: Ich musste auf die Bühne! Mein Herz schlug mir bis zum Hals, als es so weit war. Plötzlich stand ich da oben, alle schauten mich an und erwarteten etwas von mir. Von meinem Auftritt wusste Natalie nichts, er sollte eine Überraschung für sie sein. Der Gitarrist gab mir ein Zeichen, und los ging es. Ich war angespannt, aber bereit – und sang die ersten Zeilen von Avril Lavignes *Complicated*. Während ich sang, wurde ich immer ruhiger und sicherer, und spätestens nach dem ersten Refrain spürte ich einfach nur noch Freude und Glücksgefühle. Natalie hatte ich mit meinem Ständchen zu Tränen gerührt. Mein persönliches Highlight war, dass mich ein etwas jüngeres Mädchen angesprochen und mir erzählt hat, dass sie am gleichen Tumor wie ich leide. Natürlich ist *die Tatsache* kein Highlight, aber es ist für mich persönlich, wie gesagt, ganz besonders, jemanden zu treffen, der *genau das Gleiche* durchmacht wie ich, da diese Art Hirntumor in meinem Alter nicht oft vorkommt, in der Regel nämlich bei einer viel jüngeren Altersgruppe. In diesem Augenblick fühlte ich mich so verbunden mit diesem Menschen, den ich gar nicht kenne, und ich wusste, und sie hoffentlich auch: Ich bin nicht allein. Solche Begegnungen machen Mut und geben Kraft, und dafür bin ich den Events dankbar, jedes Mal. An dem Abend fuhr ich regelrecht überwältigt von den ganzen Emotionen und Menschen dort nach Hause und schlief erschöpft und glücklich in Daniels Armen ein.

Ich wähle den Kontakt meiner Station auf meinem Smartphone, es piept ein- bis zweimal, dann meldet sich eine Frauenstimme am anderen Ende.

»Dann komm bitte nicht durch den Eingang, sondern laufe links dran vorbei. Dort findest du eine große Tür, warte dort, du wirst dann abgeholt«, beschreibt sie mir. Wir legen auf.

»Oh Mann, ich hoffe, ich muss nicht bleiben!«, sage ich beunruhigt zu Pinkus, als er mit mir in Richtung Kinderklinik läuft. Ich habe zur Sicherheit meine gepackte Tasche im Auto, falls es anders kommt. Am Krankenhaus angekommen, huscht er kurz in den Eingangsbereich, gibt an der Anmeldung Bescheid, dass wir am verabredeten Treffpunkt warten. Wir gehen am Eingang vorbei und warten vor der besagten Tür.

»Sorry, du musst auf *jeden Fall* bleiben. Ich hab schon oben auf Station angerufen, die machen jetzt ein Zimmer fertig, und dann kannst du gleich hochgehen«, teilt uns die Schwester mit, die uns abholt. Ich bin ein hochansteckender Fall. Nachdem sich meine roten, juckenden Punkte am Rücken vergrößert hatten, habe ich sofort auf Station angerufen und gefragt, was ich machen solle. Die Wahrscheinlichkeit, dass ich ansteckend bin, war mir erst gar nicht bewusst. Spätestens, als ich jetzt die Schwester in einem Schutzkittel sehe, ist es mir aber klar.

Bevor wir auf mein Zimmer können, muss ich auch Schutzkittel, Haube, Mundschutz und Handschuhe anziehen, zu groß ist die Gefahr, dass ich andere Kinder von der Station anstecke.

»Na, du Keimschleuder«, sagt meine Mama zum Spaß und gibt mir liebevoll einen Kuss auf die Wange. Sie zieht ihre Schutzkleidung aus und überreicht mir den Beutel mit Knabbersachen und all dem, was ich ihr aufgetragen habe, mitzubringen. Ich sitze im Bett, während sie sich gegenüber von mir an den Tisch setzt.

»Ich bekomme seit gestern Antibiotikum über meinen Port und hoffe, es wird schnell besser. Zum Glück war das Portanstechen okay und ging ganz schnell«, erzähle ich ihr.

»War ja klar, dass nicht alles einfach rundlaufen kann und ich noch mal irgendwas bekomme!«, schicke ich fatalistisch-humorvoll hinterher. Ich habe eine Gürtelrose, die jetzt hier gut versorgt wird. Nach ein paar Tagen kann ich nach Hause.

»Es ist ja alles nicht so schlimm. Mir geht es sonst gut, ich habe keine großen Schmerzen, es ist auf jeden Fall auszuhalten. Ich ruhe mich jetzt einfach gut aus, und dann geht das hoffentlich ganz schnell weg«, verabschiede ich hoffnungsvoll nach einer Weile meine Mama – und tröste mich auch ein bisschen selbst. Und wieder mal werde ich vom Krebs eingeholt. Gerade war ich endlich ganz gut im Lernen drin und jetzt macht mir mein Körper einen Strich durch die Rechnung.

In meinem Post auf Instagram schreibe ich:

Wie man sieht: Ich bin immer noch hier in meinem Krankenhausbett und genieße das Leben. Die Ironie ist quasi spürbar.

Ich bekomme täglich Besuch von meiner Familie, die mich immer fleißig mit Essen versorgt.

Heute hatte ich das Gefühl, dass meine Gürtelrose langsam zurückgeht, deshalb werde ich sehr wahrscheinlich morgen nach Hause können. Und wenn das doch nicht der Fall sein sollte, dann gucke ich halt *Germany's Next Topmodel*.

Ich sage immer: Gibt Schlimmeres im Leben!
Also, Freunde, bleibt stark, nehmt das Leben nicht zu
ernst und genießt jede Sekunde,
Eure Marlene

Es hagelt regelrecht superliebe und aufmunternde Antworten.
Toll, so viel positive Rückmeldung von den Leuten zu bekommen und zu wissen: Da draußen sind immer Menschen, die
mir zuhören und mich unterstützen, auch wenn ich sie nicht
wirklich kenne. Eine so starke Community hinter sich zu haben, die sich für einen interessiert und für einen da ist, ist einfach ein super Gefühl. Manchmal denke ich, es sind wirklich
virtuelle *Freunde*, Menschen, die mich verstehen. Es ist etwas
anderes als mit meinen Freunden in der »realen Welt«, das
weiß ich, aber trotzdem bin ich sehr froh, so viele Menschen
im Internet »bei mir« zu haben. Anfangs war es für mich etwas befremdlich, meine Krankheit und ein Stück weit auch
mein Privatleben mit dem Internet und dieser unkontrollier-
baren Öffentlichkeit zu teilen, doch inzwischen gehört das für
mich komplett zu meinem Leben dazu. Es macht mir so viel
Spaß, von mir zu erzählen. Vor allem in der Zeit der Therapie,
während der ich sowieso nicht viel machen kann und viel zu
Hause oder im Krankenhaus herumliege, ist mir der Kontakt
zu anderen Menschen so wichtig und eine willkommene und
heilsame Ablenkung vom Therapiewahnsinn.

Fünf Tage später bin ich wieder zu Hause – ohne meine Gürtelrose – und gehe heute Abend mit meinen Freundinnen
Lina und Lara ins Kino. Kollektives Glotzen, das habe ich
wirklich vermisst, und freue mich deshalb sehr auf diesen

Abend. Tabea kann leider nicht dabei sein, wir haben sie Anfang Januar am Flughafen verabschiedet, sie ist für ein halbes Jahr als Au-pair in Australien und schaut sich das Land an. Es war am Anfang total unreal, dass sie einfach weg und nicht mehr dabei ist in unserem Dreiergespann. Das ist es immer noch, und ich vermisse sie. Aber ich freue mich auch sehr für sie und bin gleichzeitig unendlich dankbar, dass sie erst jetzt auf diese wichtige Reise ihres Lebens geht. Ursprünglich hatte sie nämlich vorgehabt, schon im November letzten Jahres, also noch 2017, zu fliegen, hat das Ganze für mich dann aber nach hinten geschoben. Sie hat ihre eigenen Pläne hintenangestellt und konnte so das letzte Jahr für mich da sein. Ich wüsste nicht, was ich ohne sie und Lina gemacht hätte, die beiden waren und sind mir eine Riesenstütze.

Am nächsten Tag klingelt unser Telefon, und Papa geht ran. Als er aufgelegt hat, teilt er mir mit, dass ich morgen zu einer erneuten Blutkontrolle ins Krankenhaus kommen soll, auch die heilende Gürtelrose soll noch mal angeschaut werden. Gesagt, getan! Mein Papa und ich sind pünktlich am Montagvormittag auf Station und warten mal wieder, bis wir drankommen. Zum Glück dürfen wir jetzt wieder ganz normal und offiziell auf Station, weil meine Gürtelrose schon so gut verheilt und also nicht mehr ansteckend ist.

»Marlene, du brauchst leider noch mal eine Bluttransfusion. Wir haben das Blut schon bestellt, und du bekommst dann gleich noch ein Bett«, teilt Schwester Sophie Papa und mir mit, während wir auf der roten Couch sitzen.

»Warum sind denn meine Werte schon wieder so gefallen? Das nimmt ja gar kein Ende«, beschwere ich mich traurig und irgendwie ermattet bei meinem Vater. Erstens kommt es anders, zweitens, als man denkt … Vielleicht sollte ich einfach noch damit warten, meine eigenen Pläne zu machen.

»Zum Glück hast du deinen Rucksack mit deinen Sachen schon mit«, versucht er mich aufzumuntern. Ich nehme mein Handy in die Hand und mache für Instagram ein Video, in dem ich von meinem ungeahnten Plan für heute erzähle. Natürlich sage ich auch dort, wie nervig es ist, dass ich schon wieder im Krankenhaus bleiben muss. Immerhin nur den Tag über. Sobald die Beutel durchgelaufen sind, kann ich wieder abgeholt werden. Wann werde ich wohl endlich anfangen dürfen, selbstbestimmt zu leben?

Ich hole mir Emla-Creme bei den Schwestern ab und versorge damit die Haut über meinem Port. Ich lasse Papa erst gehen, nachdem mein Port sicher angestochen worden ist, denn er muss meine Hand halten. Meine Angst vom verbockten Anfang ist leider nicht weniger geworden, jedes Mal, wenn die Nadel beim ersten Versuch sitzt, atme ich auf. Und sowieso bin ich immer froh, wenn jemand zum Handhalten da ist. Es wird mir gerade heute, gerade *jetzt* wieder so bewusst, wie wichtig es für mich ist, so viele liebe Menschen an meiner Seite zu wissen, die ganze Zeit über. Und gerade wenn die »echte Welt« auch mal beschäftigt ist mit ihrem Leben, ihrem Alltag, also Mama, Papa, meine Geschwister, Daniel, Tabea und Lina und all die anderen, die mir so viel zur Seite stehen, sind da noch so viele Hunderte Menschen vor den Displays und Bildschirmen überall in Deutschland, die mit mir sprechen, mich trösten, aufheitern, Mut machen – und mir auch einfach nur zuhören, wenn ich Schutz und Sicherheit und Freundschaft brauche. Auch mal zu »unchristlichen« Zeiten. Es lebe das Internet! Die virtuelle Welt ist eben ihre eigene *echte* Welt. Und was für eine powervolle.

Im Anschluss wird die Nadel wie immer mit einem Pflaster vor dem Verrutschen gesichert, und der kleine Schlauch daran baumelt an meinem Pullover herunter, der doch heute eigentlich ein ganz einfacher Freizeitpullover hätte sein sollen. Um darin spazieren zu gehen, im Auto herumzucruisen, ins Kino zu gehen ... An den wird – schwupp – dann der Infusionsschlauch gehängt, und so bin ich wieder mal mit einem Beutel Blut verbunden. Zeitgleich auf virtueller Ebene mit meiner Internet-Community, die ich weiter auf dem Laufenden halte. Entgegen meiner Gefühlswelt läuft das gewohnte Prozedere der Bluttransfusion schmerzfrei und ganz unkompliziert ab.

Normalität, bist du das?

Es ist Mitternacht bei angenehmen 26 Grad. Im Hintergrund höre ich die Wellen rauschen und neben mir das ruhige Atmen von Lina und Tabea. Ich sitze in unserem wunderschönen alten, orange-weiß-farbenen VW Camper Van an das Fenster gelehnt und schreibe diese Zeilen. Der Küstenabschnitt, der vor mir liegt, ist irgendwo zwischen Apollo Bay und den Twelve Apostles an der Great Ocean Road in Australien! Wow. Hier wollte ich schon immer mal hin. Und jetzt habe ich mir diesen Traum erfüllt. Das ist mein Geschenk. Nicht nur für den Abschluss der Schule, auch – vor allem – als Abschied vom Kranksein, vom Krebs.

Ich durchlebe mit den Zeilen, die ich auf meinem Blaumetallic-Laptop, passend zur Farbe des nächtlichen Wassers, schreibe, alles ein kleines bisschen noch mal.

»Kannst du mich bitte schnell fotografieren?«, frage ich meinen Papa ganz nervös, während wir kurz im Untersuchungszimmer alleingelassen werden. »Ich setze mich auf die Liege, und du stellst dich schräg gegenüber an die Wand.«

Ich halte mein selbst gebasteltes Schild in den Händen und strahle die Rückseite meines Handys an. Auf dem Schild steht: »Letzte Chemo«.

Eine Viertelstunde später kommt meine Ärztin Dr. Greif, die ich ja seit Beginn meiner Therapie kenne, mit einer meiner liebsten Schwestern, Ina, im Schlepptau herein.

Ich lege mich auf der Liege auf den Rücken und schaue zu meinem Papa hinüber, der mit meinem Handy in der Hand an der Wand lehnt und mir zuzwinkert. Ich habe ein aufgeregtes Lächeln auf den Lippen. Während ich hier liege und neben mir die Ärztin und die Schwester alles vorbereiten, spule ich die letzten Monate vor meinem inneren Auge ab. Ich weiß, ich werde wahrscheinlich so schnell nicht wieder hier sein. Hoffentlich. Zumindest nicht zur Chemotherapie. Durch meinen Körper strömen plötzlich starke, kribbelige Glücksgefühle. Doch ganz hinten, ganz unten, irgendwo versteckt sich tatsächlich etwas Wehmut. Ich versuche jetzt alles und jede Sekunde in mir aufzunehmen und zu speichern, damit ich mich immer wieder in meinem Leben an das hier erinnern kann.

Es ist der Tag, der Moment, auf den ich seit Anfang der Therapie hingefiebert und hingearbeitet habe. Heute ist es endlich so weit. Wenn ich ehrlich bin, kann ich selbst kaum glauben, was ich alles durchgemacht habe. Gerade kommt mir alles so einfach vor. Ist halt so gelaufen, eins nach dem anderen. Obwohl das natürlich nicht stimmt. Ich bin einmal mehr so froh und dankbar, dass ich da nie allein durchmusste, ich hatte *immer* jemanden an meiner Seite: meine Familie, Daniel, meine Mädels und Freunde und nicht zuletzt meine riesige Internet-Community, die faszinierenderweise rund um die Uhr für mich da war.

Ich schaue an die Decke des Untersuchungszimmers und kann nicht anders, als weiterzulächeln. Ich lächle, weil ich glücklich bin, glücklich und dankbar. Dankbar für mein Leben und glücklich, weil es so schön ist und weil ich heute hier liege.

»Na, du Grinsebacke!« Unter ihrem blonden Pony lächelt mich Ina an.

»Die allerletzte Chemo kann einen doch nur zum Grinsen bringen«, antworte ich, ganz kribbelig vor Freude. Ina drückt meine Hand.

»Bist du bereit, Marlene?«, fragt mich meine Ärztin.

»Oh ja!« Ich nicke und atme noch einmal tief durch.

Ich versuche mich zu entspannen, meine rechte Hand liegt wie immer unter meinem Hintern, damit ich sie nicht anspanne, ich halte die Luft an. Ich schaue weiter an die Decke und nehme jede Sekunde, die gerade verstreicht, in mir auf und zu einhundert Prozent wahr. Ein kurzer Piks, dann sitzt die Nadel, und ich kann wieder durchatmen. So viele Male gepikst und noch immer bin ich bei jedem Mal ein kleines bisschen angespannt. Ich schaue auf die rechte Seite meines Brustkorbs, wo die Nadel im Port steckt.

»Oh, mega! Da ist sie ja schon«, bringe ich hervor und kichere erleichtert.

Und schon läuft meine *letzte* Chemotherapie in mich hinein. Natürlich muss ich für mich auch ein Foto von der letzten Chemospritze machen. Ich bin sprachlos und verfolge die Flüssigkeit, die aus der Spritze den Schlauch zu meinem Port entlangwandert. Es ist wie ein kleiner Countdown. Und dann erreicht sie die Nadel und verschwindet in meinem Körper, und es fühlt sich an, als wäre sie über die Ziellinie eines Wettrennens gelaufen. Zehn Sekunden später ist die gesamte Flüssigkeit aus der Spritze in mich eingelaufen. Die Nadel bleibt noch drin, denn ich bekomme noch eine Bluttransfusion. Meine Werte sind schon wieder im Keller. Zum Ende der Erhaltungstherapie hin scheint das jedoch ganz normal und kein Grund zur Beunruhigung zu sein. Nach über einem Jahr Therapie ist der Körper verständlicherweise total ausgelaugt und braucht eben etwas Hilfe von »außen«. Ich bekomme noch mal die »volle Dröhnung«, bevor ich allem hier den Rücken kehren darf ... Wobei, die ein oder andere Bluttransfusion wird es über die nächsten Wochen wohl noch geben müssen, bis ich wieder ganz auf dem Damm bin.

Aaaaber: Heute ist tatsächlich der letzte Tag meiner langen Therapiephase! So ganz realisieren kann ich noch nicht: Das eben war meine allerletzte Chemotherapie, für *immer*. Wenn alles gut läuft natürlich, aber davon gehe ich jetzt erst einmal aus. Das war's also: keine Chemo mehr, keine Übelkeit oder Appetitlosigkeit mehr, bald kein Mundschutz mehr und last, but not least: Meine Haare können wieder wachsen!

Nach der Chemo ziehe ich mir etwas über und begebe mich wieder zurück auf die Couch, wo ich mein Foto mit dem Schild bearbeite und es sofort auf Instagram poste. Ich werde dann online auch entsprechend gefeiert. Oh, wie mich das freut!

Papa ist wieder nach Hause gefahren, er braucht ja nicht mit mir zu warten, bis meine Blutkonserven eingelaufen sind. Ich habe auch extra mein Tablet und meine großen Kopfhörer dabei, um mich gut zu beschäftigen. Die haben mich in der Zeit hier im Krankenhaus wirklich ein ums andere Mal vor der Langeweile gerettet. Nach kurzer Zeit bekomme ich ein Bett in einem ambulanten Vierbettzimmer zugeteilt. Kurz darauf kommt Ina mit einem Ständer herein, an dem zwei rote Bluttransfusionsbeutel hängen, um mich anzuschließen.

Nach vier Stunden Transfusion linst mein Bruder durch die Tür, um mich abzuholen. Er strahlt. Wie sich das für diesen besonderen Tag gehört. Ich würde sagen, ich habe meine letzte Chemo mit einem ganzen Tag im Krankenhaus noch mal richtig zelebriert.

Etwa eine Woche später, es ist Vormittag, sind Mama, Papa und ich wieder auf Station, ich habe meine offizielle Abschlussuntersuchung und das Abschlussgespräch bei Frau Dr. Greif. Wir sind im selben Besprechungszimmer, in dem uns damals zu Beginn auch alle wichtigen Infos zur Chemotherapie und ihrem Verlauf mitgeteilt worden waren. Es ist ein ganz leichtes und sehr schönes Gefühl, heute zusammen mit Mama und Papa an meiner Seite wiederzukommen. Wie wir begonnen haben. Ich fühle mich richtig ein bisschen beflügelt von meinem Glück. Ich bin tumorfrei – krebsfrei –, und mein Leben kann weitergehen.

Wir sitzen also erwartungsfroh am Tisch, gegenüber von meiner Ärztin, und sie erklärt uns, wie es in Zukunft für mich weitergehen wird:

»Marlene, wir werden über die nächsten ein bis zwei Jahre im Drei-Monats-Rhythmus ein MRT von deinem Kopf machen und eines von deiner Wirbelsäule.«

Damit kann ich auf jeden Fall leben, denke ich. Ich nicke und lächle.

»Und wann kommt mein Port raus?«, frage ich eifrig.

»Den lassen wir drin, bis sich deine Blutwerte und also dein Körper ganz erholt haben. Dann kannst du auch den kleinen Eingriff, um den Port herauszuholen, gut verwinden«, erklärt mir Frau Dr. Greif optimistisch. Mama und Papa werden auch noch ihre Fragen los. Am Ende bekommen wir einen Brief und dazu noch meine aktuellen Blutwerte in die Hand gedrückt, und dann dürfen wir tatsächlich nach Hause. Überschwänglich verabschiede ich mich von Frau Dr. Greif, ich falle ihr einfach in die Arme. Mama und Papa machen es mir nach. Wir müssen alle miteinander lachen.

Die nächsten Wochen verlaufen irgendwie ähnlich – und dann auch wieder gar nicht. Denn der große Unterschied ist: Ich bekomme keine Chemotherapie mehr! Dafür noch etliche Bluttransfusionen, denn mein Körper ist, passend zum Ende der Therapie, wirklich am Ende seiner Kräfte. Für mich heißt das: Ich muss meinem Körper Zeit geben, um wieder fit zu werden. Nichts überstürzen. Ich mache kleine Workouts zu Hause.

»Welche Farbe möchtest du denn?«, fragt mich Christina, die Sozialarbeiterin der Station, sechs Wochen später. Ich entscheide mich für Hellblau mit ein bisschen Glitzer, wenn man genauer hinschaut: Ich darf endlich meinen Handabdruck auf der Stationswand hinterlassen, zwischen all den anderen. Immer wenn ein Patient oder eine Patientin den Port rausbekommt, wird als »Meilenstein« der Handabdruck hinterlassen und der Name mit Datum daruntergeschrieben. Die ersten fünf bis sechs Meter der Wand auf Station sind voll mit bunten Handabdrücken. Meist sind sie sehr viel kleiner als meiner – die jüngsten Patienten hier sind nicht mal ein Jahr alt. Ich presse meine rechte Hand, die voll blauer Farbe ist, gegen die weiße Wand. Papa, der mich heute begleitet, muss das Ganze natürlich mit meiner Handy-Kamera festhalten, damit ich es später mit meiner Community teilen kann und für mich ein Andenken habe.

Danach heißt es für mich: umziehen und ab ins Bett, denn ich werde runter in den OP-Bereich der Kinderklinik gebracht. Heute wird mein Port endlich entfernt! Der Eingriff ist wirklich nur ein kleiner und dauert etwa zehn Minuten. Ich erwache etwas matschig in einem ambulanten Vierbettzimmer auf Station. Ich blinzele ein paar Mal und erkenne dann langsam, wo ich bin. Als ich wieder richtig zu mir gekommen bin, bemerke ich eine kleine Dose auf meinem Nachttisch. *Da muss er wohl drin sein,* denke ich. Mein Port. Ich greife nach der Dose und drehe sie auf – und da liegt er: Das ist wirklich das Ding, das rechts unter meinem Schlüsselbein unter meiner Haut saß, wegen dem ich öfter mal Tränen vergossen habe und das mich trotzdem in meiner Therapie so sehr unterstützt hat. Ich nehme den Port behutsam heraus und drehe ihn in meinen Händen, spüre das Metall und seine runde Form und kann kaum glauben, was heutzutage alles möglich ist.

Während ich hier so sitze und meinen treuen Begleiter betrachte, fällt mir ein Stein vom Herzen, denn ich weiß: Das war ein großer Schritt, um das alles hier langsam, aber bestimmt hinter mir zu lassen. Ich kann mit einem gesunden Körper und ganz vielen neuen Erfahrungen in meine Zukunft starten. Mann, ich hab richtig Bock, wieder zu leben!

Ich bin überglücklich und kann einfach immer noch nicht realisieren, dass der Riesenberg Therapie, Chemo- und Strahlentherapie, tatsächlich geschafft ist und hinter mir liegt. Er ragt im Nachhinein gar nicht so riesenhoch hinter mir auf, wie ich anfangs geglaubt habe, irgendwie. Ich erinnere mich noch, wie ich mich vor 14 Monaten verzweifelt gefragt habe, wie ich das alles schaffen solle. Doch wir haben uns Etappenziele gesetzt. Jeder einzelne der insgesamt zwölf Chemoblöcke, jede Sitzung der 70 Bestrahlungen und der dazugehörigen noch mal fünf Chemotherapien und die abschließende Erhaltungschemotherapie war ein kleines Teilziel, ein Teil des großen Ganzen. Diese kleinen, wenn auch vielen Ziele zu sehen, war wirklich viel einfacher, als an das eine große zu glauben und genug Mut und Hoffnung dafür aufzubringen.

Und ja, es waren *wir*, denn ich bin diesen Weg nicht allein gegangen. Ich hatte immer und zu jeder Zeit die beste Unterstützung, die ich mir nur hätte wünschen können. Zuallererst natürlich durch meine Familie und meine engsten Freunde. Ich habe aber auch ungeahnt über die sozialen Medien, über Instagram, meinen Blog und YouTube, sooo viel Zuspruch und Herzlichkeit erfahren. Selbst der kürzeste Kommentar unter einem Foto, ein Daumen hoch, das kleinste »Gute Besserung« auf meinem Handy, all diese Menschen, die immer an mich gedacht haben und mein Schicksal geteilt haben, haben mir so viel bedeutet und mir wirklich dabei geholfen, gesund zu werden. Mit all diesen Menschen bin ich den Weg gegangen, sind *wir* ihn gemeinsam gegangen. Manchmal kann ich sogar so weit gehen und dem Krebs »Danke« sagen: »Danke, dass ich durch dich so viele tolle Menschen kennenlernen durfte!«

Hier, am anderen Ende der Welt, mit meinen besten Freundinnen auf einem Campingplatz, nur zwei Minuten Fußweg zum Strand, blicke ich auf eine Zeit zurück, die schwer war, die aber erstaunlicherweise auch schöne Seiten an sich hatte. Oftmals traue ich mich nicht, etwas Gutes über diese Zeit zu sagen. Schließlich hatte ich Krebs! Und ich stand so nahe am Abgrund, dass ein Schritt zu weit vielleicht das Ende bedeutet hätte. Mein Ende. Über solch eine schreckliche, umwälzende Zeit etwas Positives zu sagen, kommt mir absurd vor. Außerdem habe ich auch Sorge, dass mich Menschen, die in einer ähnlichen Situation waren oder sind, verurteilen. Denn ich weiß: Nicht jede Krankheitsgeschichte verläuft so »problemlos« wie meine. Es war vielleicht alles nur Zufall, ich hatte vielleicht einfach nur Glück. Glück, dass ich die Behandlungen so gut vertragen habe, dass ich kaum Nebenwirkungen spürte. Ich weiß aber, wie schlecht es anderen ergeht, wie stark andere kämpfen müssen. Natürlich hatte ich auch schwere Momente. Doch die sehe ich selbst nicht als solche, wenn ich heute auf sie zurückblicke.

Papa fasst es so zusammen:

»Marlene, du hattest eine harte Zeit und eine sehr starke Therapie. Du bist durch schmerzhafte Momente gegangen, und das darfst du nicht vergessen. Du hast gelitten und geweint, doch du hast heute die Stärke, nicht nur diese dunklen Tage zu sehen.«

»Fühl dich nicht kleiner und verstecke dich nicht vor den Gefühlen, weil es dir heute gut geht und du auch in der Krankheit sehr schöne Momente erlebt hast«, fügt Mama hinzu.

Ich höre oft, dass es viel an mir selbst, an meinem Blickwinkel auf die Dinge und meiner positiven Einstellung zur Krankheit liegt, dass ich die Therapie so gut vertragen habe. Aber ich weiß, dass es auch anders laufen kann. Ich habe so viele tolle Menschen kennengelernt oder verfolge sie täglich in sozialen Netzwerken, die eine ähnliche Einstellung wie ich haben. Doch ihnen passiert so viel Negatives. Wieso ist das so, wieso ist diese Welt so unfair? Und da empfinde ich mein eigenes Schicksal plötzlich als viel weniger hart. Obwohl ich doch einen Hirntumor hatte.

Ich habe den Krebs überlebt, mein Abitur nachgeholt, mit einem Schnitt, den ich so nicht geplant und niemals erwartet habe, und jeder Menge neuer Erfahrungen im Gepäck. Ich darf mein Leben wieder weiterleben. Ich fühle mich frei, so frei wie nie zuvor, und überglücklich!

Ich bin zwanzig Jahre alt, meine Hobbys sind immer noch: Reiten, Singen, Schauspielern, Fotos machen und mit meinen Freunden ins Kino gehen, ich höre gern Deutsch-Pop und House-Musik und schwärme für Tage ohne Verpflichtungen. Ich bin zwanzig Jahre alt, das Leben geht weiter, ich bin erwachsen geworden.

Es ist der 24. Januar 2019: Es sind zwar nun bald zwei Jahre vergangen, aber es fühlt sich so an, als wären es viel mehr. Ich bin zwanzig Jahre alt, aber manchmal kommt es mir so vor, als wäre ich viel, viel älter. Weil ich schon viele Hochs und Tiefs des Lebens erfahren habe in einer Intensität, die ich heute kaum noch fassen kann: richtige Todesangst, tiefe Einsamkeit, das Annehmen von Unterstützung und selbstloser Liebe, unfassbare Erleichterung und Freude. Glück. Immer wieder Glück. Selbst in den schmerzhaftesten und einsamsten und hoffnungslosesten Momenten die Gewissheit: Ich bin nicht allein. Niemals. Zu keiner Uhrzeit. Wirklich nicht. (Danke, Internet!)

Ich bin zwanzig Jahre alt, und ich habe all das kennengelernt und weiß ohne die Krankheit: Das ist pures Glück.

Nachwort

Jetzt sitze ich hier, fast zwei Jahre nachdem ich MEIN Buch raus in die Welt gelassen habe. Und fast so ähnlich wie damals, als ich damit begonnen habe, meine Geschichte aufzuschreiben, weiß ich wieder mal nicht, wie und wo ich anfangen soll. Es ist einfach verrückt, wie schnell die Zeit vergeht und wie schnell man in sein altes neues Leben und in die, von mir immer wieder betonte, »Normalität« findet, die ich während der Therapie so sehr vermisst habe.

Das Jahr 2019 war wie ein Neuanfang für mich, es startete mit einer Reise ans andere Ende der Welt, nach Australien. Danach gründete ich mit meinem großen Bruder eine kleine Geschwister-WG. Zur selben Zeit stellte ich mein Buch fertig und begann zum Wintersemester ein Studium. Am ersten Oktober 2019 war es dann endlich so weit und mein Buch ging raus in die Welt. Das Verrückte: es stand nach nicht mal einer Woche schon auf der Spiegel Bestsellerliste! Damit habe ich nie im Leben gerechnet und das war auch nie mein Ziel. Nach der Veröffentlichung begann eine sehr aufregende Zeit. Ich bekam sehr viel tolles Feedback und Nachrichten, vor allem von meiner Community auf Instagram, die mich schon durch die Zeit der Krankheit begleitet und unterstützt hat. Das alles war überwältigend für mich. Plötzlich konnte jeder in eine Buchhandlung gehen und sich meine

Geschichte kaufen, meine persönlichen, und teilweise auch privaten Gedanken lesen. Es war ein kurzes Gefühl von Panik, das aber von Freude und positiver Rückmeldung direkt abgelöst wurde. Ich hätte niemals gedacht, dass mein Buch so viele Menschen erreichen und ihnen so gut gefallen würde. Ich, Marlene, hatte doch einfach nur meine Geschichte und meine Erlebnisse auf Papier gebracht. Ich bin bis heute fassungslos und überwältigt, niemals hätte ich gedacht, dass ich ein Buch schreiben würde.

Es folgten Berichte in großen Zeitungen, online Rezensionen, Interviews im Radio oder im Fernsehen. Ich wurde in Sendungen eingeladen, die ich sonst selbst sah, ich war beispielsweise im Frühstücksfernsehen und in der NDR Talkshow zu Gast, was ich niemals vergessen werde. Ich saß mit Berühmtheiten in einer entspannten Runde und danach feierten wir noch das 50-jährige Jubiläum der Sendung. Während des ganzen Trubels um mein Buch versuchte ich eine ganz normale Studentin zu sein und meine Community weiterhin mit in mein Leben zu nehmen, was mir zum Glück ganz gut gelang.

Mittlerweile bin ich seit drei Jahren krebsfrei und überglücklich darüber. Ich bin 22 Jahre alt und werde in einigen Monaten 23. Ich wohne in meiner zweiten WG, studiere im vierten Semester und mache viele Dinge, die mir Spaß bereiten. Ich habe Hobbys wiederentdeckt und merke, wie sich mein Körper Schritt für Schritt erholt. Dem Krankenhaus statte ich mittlerweile auch nur noch zwei Mal im Jahr einen Besuch ab.

Bis heute kommt mir die Zeit von damals oftmals vor wie ein Film. Betrachte ich mich heute von außen, würde ich vermutlich nicht annehmen, was ich alles durchgemacht habe, und tatsächlich vergesse ich das oft selbst im Alltag. Ich denke aber, es ist vollkommen okay so. Es ist okay, Abstand zu gewinnen, den Krebs hinter sich zu lassen und sich aufs Leben zu konzentrieren, auf die zweite Chance, die man sich erkämpft hat. Mir hat 2019 der Arzt im Protonentherapiezentrum gesagt »Frau Bierwirth, Sie sind eine gesunde, junge Frau und Sie können die Krankheit hinter sich lassen«. Seine Worte haben mich auf eine gewisse Weise wachgerüttelt, denn er hatte recht. Ich muss mich nicht ständig mit dem Thema auseinandersetzen, ich bin gesund, jung und mir stehen alle Türen dieser Welt offen!

Ja, ich habe eine einschneidende Erfahrung machen müssen und ein trauriges und hartes Erlebnis durchgemacht, aber trotzdem bringt es nichts, ewig daran hängenzubleiben und sich zu verkriechen.

Es geht doch auch darum, schöne Dinge und Gefühle zuzulassen, das Leben zu genießen, zu lachen und sich zu freuen. Traurige und aussichtslos scheinende Zeiten werden immer wieder kommen, doch auch sie gehören dazu und zeigen uns, dass wir am Leben sind. Aus den schwierigen Phasen können wir lernen und es beim nächsten Mal besser oder zumindest anders machen. Wie habe ich immer gesagt? Nach jedem Tief kann nur ein Hoch kommen. Nach jedem Regen kommt auch wieder Sonne.

Ich will ehrlich sein, ich habe oft Sehnsucht nach meinem alten Leben, nach dem »Davor« und ich weiß unbeschwerte

Dinge von damals heute viel mehr zu schätzen. Ich denke aber, das gehört zum Erwachsenwerden dazu und zum Leben nach dem Krebs. Zu meinem heutigen Leben zählen deshalb ebenso die schweren Momente und die, in denen ich auch mal wütend und traurig bin. Umso mehr ich mich vom Krebs entferne, desto mehr realisiere und merke ich, dass ich aufgrund meiner Halbglatze fragende, interessierte und verwirrte Blicke auf mich ziehe. Ich bin sauer auf den Krebs, dass er mir einen, mir sehr wichtigen Teil, ein Stück meiner »Normalität«, genommen hat und auch nicht wiedergeben kann. Doch, obwohl das Gefühl der Traurigkeit und der Frustration über meine Haarsituation immer wieder in mir hochkommt, bin ich dankbar, dass ich leben darf.

Ich habe für mich beschlossen, dass es okay ist, kurz mal die ganze Welt zu verfluchen, denn es ist einfach unfair. Es ist unfair, dass ich Krebs bekommen habe und dass man mir das bis heute noch ansieht. Wieso sollte ich mich nicht darüber ärgern dürfen? Doch ich weiß, es ist auch unglaublich stark heute hier zu stehen, zu leben und der Welt da draußen zu zeigen, dass ich es geschafft habe. Und ich habe beschlossen, dass das viel mehr Wert ist. Das Leben ist dafür da, um gelebt zu werden, sich Herausforderungen zu stellen, sich aber den Spaß nicht nehmen zu lassen und niemals zu vergessen, wie froh man sein kann, am Leben zu sein!

Vergesst niemals: das Leben ist schön!

Eure Marlene ☺

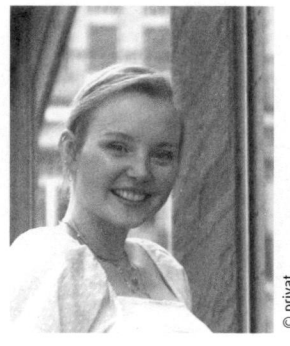
© privat

Marlene Bierwirth

Marlene Bierwirth wohnt in Mittelhessen. Sie reist gerne, ist mit ihren Freunden oder Familie unterwegs, reitet, singt im Chor und liebt es, ins Kino zu gehen. Mit 18 Jahren bekam sie die Diagnose »metastasiertes Medulloblastom« – ein bösartiger Hirntumor. Nach einem Jahr Chemotherapie und Bestrahlung ist sie heute tumorfrei mit guter Prognose, dass es auch so bleibt. Sie studiert Erziehungswissenschaften und Kunst und hat viele Pläne für die Zukunft.

Dominik Bloh
Unter Palmen aus Stahl
Die Geschichte eines Straßenjungen
Mit Fotos, 184 Seiten (ab 14), Gulliver TB 81256

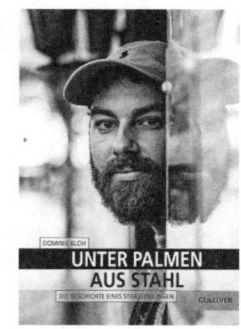

Dominik Bloh war noch ein Teenager, als seine
Geschichte auf den Straßen Hamburgs begann.
Seine Kindheit war geprägt von Lügen, Gewalt
und Drogen. Mit 15 sind Gangster seine Idole,
mit 16 wirft ihn die psychisch kranke Mutter
aus der Wohnung. Es folgt der freie Fall in die
Obdachlosigkeit: nicht wissen, wohin, ständig in
Bewegung sein, Hunger, Kälte und Einsamkeit.
Trotz allem versucht er, ein Maß an Normalität
aufrechtzuerhalten. Zwischen Schule, Hip-Hop,
Basketballplatz und dem Überlebenskampf auf
der Straße.

Lea-Lina Oppermann
Fürchtet uns, wir sind die Zukunft
Roman, 294 Seiten (ab 14), Beltz & Gelberg 75580
Ebenfalls als E-Book erhältlich (75581)

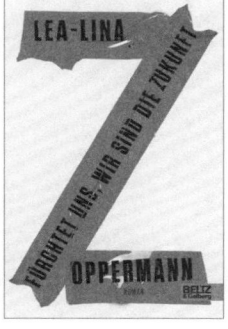

Als der Klavierstudent Theo auf die
charismatische Aida trifft, stürzt sein Weltbild in
sich zusammen. Aida kämpft mit der ZUKUNFT
gegen die Machtstrukturen an der Akademie.
Die Studenten prangern Missstände an, wollen
wachrütteln und das Leben feiern. Fasziniert
lässt sich Theo von Aidas feurigen Reden
mitreißen und folgt den waghalsigen Aktionen
der ZUKUNFT. Bis er etwas Ungeheuerliches
erfährt ...

GULLIVER   www.beltz.de
Beltz & Gelberg, Postfach 10 01 54, 69441 Weinheim